高等学校医学检验技术专业教材

卫生理化检验

主编　王菊香　王珍　王雪玲

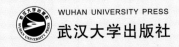

武汉大学出版社

图书在版编目（CIP）数据

卫生理化检验/王菊香，王珍，王雪玲主编.—武汉:武汉大学出版社，
2019.8(2022.8 重印)

ISBN 978-7-307-21029-5

Ⅰ.卫…　Ⅱ.①王…　②王…　③王…　Ⅲ.卫生检验—医学院校
—教材　Ⅳ.R115

中国版本图书馆 CIP 数据核字(2019)第 132339 号

责任编辑:胡　艳　　责任校对:李孟潇　　版式设计:马　佳

出版发行:**武汉大学出版社**　（430072　武昌　珞珈山）
　　　　（电子邮箱:cbs22@whu.edu.cn 网址:www.wdp.com.cn）
印刷:武汉图物印刷有限公司
开本:787×1092　1/16　印张:20　字数:484 千字　　插页:1
版次:2019 年 8 月第 1 版　　2022 年 8 月第 3 次印刷
ISBN 978-7-307-21029-5　　定价:45.00 元

编 委 会

主　编　王菊香　王　珍　王雪玲
副主编　刘　畅　廖　刚　秦　冰
编　者　(按姓氏笔画排序)
　　　　王奇志(河北工程大学)
　　　　王　珍(河北工程大学)
　　　　王菊香(河北工程大学)
　　　　王雪玲(河北工程大学)
　　　　玉王宁(河北工程大学)
　　　　刘　畅(石家庄工商职业学院)
　　　　李　娜(邯郸市明仁医院)
　　　　张新国(河北工程大学)
　　　　秦　冰(河北工程大学)
　　　　廖　刚(中国人民解放军中部战区总医院)

前　言

随着人类社会文明程度的提高，人们对生活、生命质量的要求也在不断地提高。对人类健康影响最直接、最主要的因素就是人类的生存环境，即自然环境和社会环境。其中，富含营养、安全卫生、色香味形俱佳的食品，清洁安全的空气和饮用水，健康、舒适、高效的劳动和工作场所，以及其他相关的生活环境等，都是人们正常生活所必需的基本条件，这些与我们生活息息相关的自然环境因素就是卫生理化检验技术的研究对象。

卫生理化检验技术是运用物理学、化学及物理化学的基础理论和方法，分析与人类生活质量、健康因素密切相关的物质的物理指标和所含化学物质种类和数量的一门技术性学科，通过卫生理化检验，可以阐明外界环境中各种物理、化学因素与人体健康的关系及对人体健康影响的程度，为制定保护环境、预防疾病的措施和卫生标准提供基本依据；还可运用检验的结果判断检验对象与相应卫生标准符合的程度，评价各种卫生措施的效果。所以，卫生理化检验属于预防医学的范畴，是卫生学的主要研究方法之一，是开展卫生工作和环境保护工作的一项重要手段，是整个卫生检验工作的一个重要方面，也是医学检验专业的一门专业课。

根据研究领域的不同，卫生理化检验可分为营养和食品卫生检验、环境卫生检验、劳动卫生检验等分支。营养与食品卫生检验的研究对象是食品，其主要任务是对食品中与营养和卫生质量有关的化学物质的检验，可为人们食用富含营养、安全卫生的食品提供保证。环境卫生检验以环境中的大气、水、土壤和水体底质、公共场所、居住场所、化妆品等为主要对象，研究其卫生质量，主要检测其中对人类有害的各种物理、化学因素的状态、种类和含量，以监测和保护环境。劳动卫生检验主要研究劳动环境中有关化学物质种类和含量及对人体的影响，重点是劳动环境中有毒有害物质和生物材料中的毒物、毒物的代谢产物及其引起的生化效应强度的测定，可为识别、评价、控制职业性有害因素和职业病防治提供科学依据。根据样品的种类不同，卫生理化检验又可分为食品检验、水质检验、空气检验、土壤检验、化妆品检验、生物材料检验等。

卫生理化检验是在人类与疾病斗争的过程中逐渐形成和发展起来的。很久以前，就有人将光亮的银簪插入食物中观察它是否变黑，以试验其中是否含毒，这是一种毒物快速鉴定方法，可见，人类很早就在应用卫生理化检验技术。19 世纪以来，随着生产的大工业化，一方面，生产力得到了迅速发展，带来了科学技术发展和经济繁荣；另一方面，大量的工业"三废"也造成了工业污染和生态环境破坏，导致疾病流行。人口的过度增长，使资源过度开采，尤其是不科学开采利用，也造成生活环境的污染和破坏，这些问题的解决，迫切需要卫生学家准确阐明空气、水、土壤、住宅等生活环境对人体健康和疾病的影响问题，于是实验卫生学应运而生。随着分析化学等相关学科和新技术的发展，卫生理化检验技术逐步发展成为系统的学科。

为了强化卫生管理和监督，我国制定了一系列卫生法律、法规和卫生标准。卫生理化检验主要依据的法律、法规有：1991年颁布的《中华人民共和国大气污染防治法》；2009年2月28日全国人大常委会批准通过、2009年6月1日起施行的《中华人民共和国食品安全法》；1984年施行的《中华人民共和国水污染防治法》；2000年国务院发布实施的《中华人民共和国水污染防治法实施细则》；1987年国务院发布实施的《公共场所卫生管理条例》，1991年卫生部又发布了《公共场所卫生管理条例实施细则》；1989年国务院发布实施的《化妆品卫生监督条例》，以及1991年颁布的《化妆品卫生监督条例实施细则》。这些卫生法律和法规，以国家强制性的法律条文来保障公民的生命健康权，对一切危害公共卫生和人体健康的行为都制定了明确的裁量标准，并依法使其受到惩处。这些法律法规在使用过程中会不断修订和完善。

在卫生行政执法活动中，常用的基本方法和手段是卫生监督和卫生监测。卫生监督是对管理对象执行卫生法律法规状况进行卫生学评价，发现违法行为并进行行政处罚。评价和处罚的技术依据就是国家和卫生行政部门颁布实施的一系列卫生标准，如与《公共场所卫生管理条例》和《公共场所卫生管理条例实施细则》相配套的一系列公共场所卫生标准，各类食品卫生标准，以及《生活饮用水卫生标准》《环境空气质量标准》《室内空气质量标准》《工作场所空气中有毒物质容许浓度》《我国生物检测指标和职业接触生物限值》《化妆品卫生标准》《化妆品卫生规范》(含检验方法)等。卫生标准具有法律约束性。实施卫生标准的前提和基础是保证监测结果准确、可靠和可比，这就要求使用规范的标准化的监测方法——标准检验方法，如《食品卫生检验方法(理化部分)》《工作场所空气有毒物质测定》《生活饮用水卫生标准》中规定的生活饮用水检验方法，卫生部推荐的生物材料检验方法一览表等，以约束卫生执法活动。

卫生理化检验技术与物理学、化学和卫生学等基础课程有密切关系。应用卫生学，可以知道针对一个样品需要做哪些检验项目，了解每一个项目的卫生学意义以及如何根据检验结果对检验样品进行卫生学评价。应用物理学、化学原理，可以帮助理解检验方法的原理以及操作方法。只有具备了这些基础理论知识，才能更好地指导实践，这是学好本课程的基础。

卫生理化检验是实践性很强的课程，同时帮助学生养成良好的职业技能和职业习惯，因此，必须重视实验课的操作练习，养成按照规范严格操作的习惯，仔细观察实验现象，如实做好实验记录，独立完成实验报告，并能够控制检验质量，这是学好本课程的关键。

卫生理化检验是一项政策性很强，既复杂又细致的工作。不论是在制定卫生标准的科学研究和进行卫生立法的工作中，还是在实施常规监测、维护法律和卫生标准的过程中，检验工作者都必须以严肃认真的态度和严谨的方法进行工作。在学习和工作中，要养成实事求是的科学态度和严谨细致的工作作风，并不断学习，以提高基础理论和基本知识，不断改进实验方法和技术。

参加本书编写的各位编委具有多年教学或临床工作经验，大家不辞辛苦，分工合作，共同完成了本书的编写工作。主编王菊香负责全书大纲的拟定和统稿工作，并编写了部分章节内容，其他主编和副主编协助统稿和校稿工作，并编写了部分章节内容，具体分工见各章节后署名。

　　本书可供高等院校医学检验技术专业教学使用，也适合疾病预防控制工作、职业病预防控制工作以及环境保护工作等参考使用。

　　由于编者水平有限及编写时间较紧迫，书中难免存在疏漏或错误之处，敬请使用本教材的师生和读者批评指正。

王菊香　王珍　王雪玲

2019 年 8 月

目　　录

第一章　卫生理化检验技术概述

卫生理化检验全过程包括样品的采集、样品分析前处理、样品分析和报告检测结果四个步骤，其中每一个环节都可影响分析数据的质量。以监督和鉴定样品质量为目的的监督检测和鉴定检测，检验工作者对检测的全过程负责；对委托者自带检品送检的委托检测，检测结果仅对送检样品负责，而不对检品来源负责。

第一节　样品采集

卫生理化检验通常是从待分析的整体中抽取一部分进行检验，将检验结果作为这一整体的检验结论。从总体中抽出的作为总体代表的一部分，称为样品。从整体中抽出样品的过程，称为样品采集，即采样。例如，要分析一条河流的水质状况，只能从其中选取出极少部分进行分析，来说明整条河流的水质状况。一般说来，部分与整体是有差异的，该差异即为采样误差。好的样品采集方案和采样技术可以使采样误差尽可能降低。

一、样品采集的原则

样品采集的基本原则是代表性。根据分析目的不同，代表性原则的含义不同。

一般情况下，要用样品说明一个整体的性质时，用均匀性或随机性来保证代表性。如从一个仓库中采集部分粮食进行分析，来说明该仓库存放的粮食是否符合食品卫生标准。样品采集时，首先要考虑仓库粮食的空间分布，依据均匀或随机的原则，从该仓库的不同空间采集出规定数量的样品(大样)，再将采集的这部分样品混合均匀，用四分法多次缩量分取出供分析用的样品(小样)。

有时，则需要用典型性来保证代表性。如发生食物中毒时的毒物快速鉴定，要选取可疑毒物特征最明显的部位采集样品进行分析，而不应将样品混匀后再采样。又如劳动卫生监测中，要了解某作业中有害物质对劳动者的实际危害，只能在该作业工作地点的呼吸带设采样点，若在车间均匀布点监测，则其分析结果达不到分析目的。

二、样品采集的过程

一般样品采集可分为制定方案、实施采集、样品保存与送检三个步骤。由于卫生理化检验样品复杂多样，这里只对采样做原则性说明，详细内容以及进行质量控制时样品采集的特殊要求，将在相应章节中详细叙述。

(一)制定样品采集方案

对于监督监测和鉴定监测，采样时，必须掌握周密调查、亲自动手、详细记录的原则，即卫生监督或卫生监测人员要亲临采样现场，进行周密细致的卫生学调查，充分熟悉样品的有关背景，据实记录调查所得到的印象或问题，根据记录，制定样品采集方案。未经过卫生监督或监测人员采集的样品，检验部门应该拒绝接收。

制定样品采集方案时，首先要考虑检验目的要求。如对工作场所空气的监测，有不同采样目的要求，为了解有害物质的主要发生源，或有害物质的污染范围，或估计工人实际接触有害物质的水平等。其次要考虑样品特点。如不同水体，海域、河流、湖泊、水库、工业废水、生活污水等，其污染物种类、数量、水文及其净化规律等各不相同。另外，样品采集方案还要符合所选择的检验方法。采集方案应包括测定项目、采样点、采样时间、采样频率、采样器、采样数量、采样质量保证措施、采样人员分工、交通工具以及安全保证措施等。

(二)样品采集方法

由于检验目的、样品的种类、存在状态、待测成分的理化性质、采样现场情况以及所用检验方法等不同，样品采集方法也各不相同，将在后续的相应章节中介绍。

样品采集的数量由检验项目的多少及所用检验方法的检测限、被测物质的浓度、所测指标的国家标准等因素来决定。如果被测物质的浓度很低，检测方法的检出限也很低，当采样量少时，将不能进行检验或出现假阴性结果。样品采集的数量除应满足分析需要外，还要留有供复检和上级部门鉴定使用的量。国家对样品数量有规定的，应按规定采样。

(三)样品送检与保存

采集后样品中的各种组成均有可能发生改变，有些成分还会迅速改变，而无法保持其原有的状态和性质，所以样品在采集后应尽快送检，对特别容易变化的成分，只能在现场测定或现场固定后带回实验室分析，避免在样品保存的过程中由于其性质发生改变而影响测定结果。

样品在运输和保存期间，引起被分析组分浓度发生改变的主要因素有：①物理因素：如光照易使空气中的二氧化硫氧化成三氧化硫，温度变化引起挥发，静置或振动可影响沉淀的吸附等，均可使组分含量发生改变。②化学因素：样品中的许多组分之间可发生各种化学反应，例如水样中的溶解氧将二价铁离子氧化成三价铁，致使三种组分的含量同时发生改变，导致测定误差。③生物因素：样品在保存期间，细菌及其他生物体的新陈代谢会消耗样品中的某些组分，也可产生一些新的组分，经过采样操作可使样品表面的微生物进入样品内部，从而改变其组成。特别是废水、食品等样品，受生物因素的影响较大。因此，样品在采集和保存过程中应特别注意：

(1)合理选择采样工具和容器，其材质应不与样品的组分发生反应(吸附样品成分或将其材质成分溶入样品中)，并保持采样工具和容器的清洁，避免污染样品，所用容器应容易清洗、密封、开启。

(2)对样品容器进行密封，避免日晒，防止因受潮、挥发等因素使样品成分损失，防止样品受到环境的污染。

(3)通常使用低温冷藏的方法以降低酶的活性、微生物生长繁殖速度和化学反应速度，防止样品腐败变质。

（4）必要时，可加入适量不影响测定并可以延长保存期的试剂，如抑菌剂等。

（5）如实填写采样记录。采样记录可为计算测定结果提供数据，对分析、评价、应用测定结果、检查测定误差、监控采样过程等都有重要意义。在记录时，一定要实事求是，不应凭记忆、经验进行填写。

第二节　样品分析前的常用处理方法

由于卫生理化检验的样品组成复杂，通常干扰组分与被测组分同时存在，影响测定结果，或是样品形态不适合直接分析操作，有些样品中待测组分含量太少，直接分析达不到分析方法检测限，因此，在分析前必须进行适当处理，以消除干扰成分，浓缩待测成分，并使其形态适合分析操作要求。样品前处理的效果，往往是决定分析成败的关键。

样品前处理的方法很多，应根据样品种类、待分离成分的性质、检验方法等进行选择，并配合使用。选择样品前处理方法的原则是：①被测组分与干扰组分分离完全，被测组分在处理中不得受到损失；②处理过程中不得引入被测组分或干扰组分；③经处理的样品适合后续分析方法；④尽可能不用或少用试剂；⑤安全、简便、快速、高效，环境污染少。

一、有机质破坏法

有机质破坏法，是将样品进行长时间的高温处理，或同时与强氧化剂和催化剂作用，彻底破坏有机化合物的分子结构，所含的碳、氢、氧元素生成二氧化碳和水逸去，将其他元素释放出来，以简单无机离子的形式存在，供后续测定。有机质破坏法分为干灰化（dry ashing）法和湿消化（wet digestion）法两大类，常应用于食品、土壤、生物材料、化妆品以及污染严重的水样等样品中无机元素的测定。

（一）干灰化法

干灰化法，又称灰化法或灼烧法。将样品放在坩埚中，低温电炉加热使样品脱水炭化，再经500~600℃高温灼烧，其中的有机化合物在高温下与氧作用生成二氧化碳、水和其他气体逸去，化学结构被破坏，被测成分以盐类或氧化物的无机形式留于灰分中，用盐酸溶解后供测定用。

样品灰化操作时，应首先进行低温炭化。将样品置坩埚中，在普通电炉上加热（约300℃），使样品脱水炭化。液体样品或水分较多的样品炭化时，应先小火加热或置于水浴上蒸至近干涸，再逐渐加大火力，避免样品受热过急，使液体溅出，造成被测组分丢失。

炭化至无烟后，移至高温电炉中，在尽可能低的温度下（一般为500~600℃）灰化一定时间。炭化的样品在高温下与空气中的氧作用，碳被氧气氧化成二氧化碳逸去，灰化完全的样品为无黑色炭粒的无色或灰白色粉末。温度过低，延长灰化时间，而当温度超过600℃时，钾、钙、氯等元素易挥发损失造成误差，磷酸盐也熔化凝结成固形物，包裹炭粒而不易氧化，所以灰化温度不得超过600℃。另外，高温灼烧使坩埚材料结构改变，形成微小空穴，将某些被测成分吸留于空穴中很难溶出，致使测定的回收率降低。通常灰化

温度为 $500 \sim 550℃$、$2h$，或 $600℃$、$0.5h$。在规定的灰化温度和时间内，如样品仍不能完全灰化，可待坩埚冷却后加入适量酸或水并搅动，以使灰分溶解，将低熔点灰分包裹的炭粒释放出来，再继续灰化，这样可缩短灰化时间。加酸还可以改变盐的组成形式，如加硫酸，可使易挥发的氯化铅、氯化镉转变成难挥发的硫酸盐；加硝酸，可提高灰分的溶解度。但酸不可加得过多，否则产生的酸雾会损害高温炉。

灰白色粉末状灼烧残渣是样品残留的无机盐类或氧化物，可用稀盐酸溶解后过滤，滤液定容后供测定用。绝大多数盐酸盐的溶解度较高（在常见的盐酸盐中，只有氯化银不溶），因此选用盐酸做溶剂。尽管硝酸盐的溶解度也高，但由于硝酸是氧化性的酸，残留的硝酸会对后续测定不利，所以一般不用硝酸做溶剂。

由于灰化法可以不加或加入很少的试剂，故很少引入杂质，试剂空白值较低。样品灼烧后，灰分的质量、体积都很小，可以通过加大取样量，以提高检出率和降低实验误差。灰化法操作简便，不需要操作人员一直看守，可以节省人力，适用于批量样品的测定。灰化法适用范围广，可用于许多痕量元素的分析。但是，灰化法在敞口容器中进行，加热温度高，容易造成被测组分挥发损失。现代低温灰化技术的应用，使灰化温度降至 $200℃$ 以下，大大减少了元素的损失。将样品放在低温灰化炉中，将炉内抽成真空，并通入氧气，用射频照射使氧气活化，在低于 $150℃$ 温度下可将有机物全部灰化。但低温灰化炉价格较贵，目前难以普及推广。

在样品中加入助灰化剂，往往可以加速有机物氧化，并可防止某些被测组分挥发和吸留。例如，氢氧化钾可使样品中的碘形成难挥发的碘化钾；灰化含砷样品时，加入氧化镁和硝酸镁，能使砷转变成不挥发的焦砷酸镁（$Mg_2As_2O_7$），氧化镁还起衬垫坩埚材料的作用，减少样品与坩埚的接触和吸留。常用的助灰化剂有碳酸钠、氢氧化钠（钾）、氧化镁、氧化钙、硝酸镁、磷酸盐及硝酸、硫酸、过氧化氢等，应根据样品特性进行选择。

（二）湿消化法

湿消化法，简称消化法，是在强酸性和一定温度条件下，有时还要加入催化剂，样品中的有机化合物被强氧化剂氧化，其化学结构被破坏，将待测元素释放出来，形成不易挥发的无机化合物，做进一步分析。湿消化法与灰化法相比，反应在溶液中进行，操作温度较低，减少了待测组分挥发散失的机会，因此湿法的应用非常广泛。样品消化时可以使用一种氧化剂，也可以几种混合使用，根据所用氧化剂不同，湿消化法有很多种。

1. 几种常用的消化方法

（1）硫酸高温催化法。硫酸受热分解释放出氧气：$2H_2SO_4 \xrightarrow{\triangle} O_2 + 2SO_2 + 2H_2O$，从而浓硫酸具有一定的氧化能力。浓硫酸具有强烈的脱水作用，可使样品中有机物炭化，其结构被破坏。但硫酸的氧化能力较弱，不如硝酸和高氯酸氧化能力强，消化液炭化变黑后不能立即被氧化成二氧化碳，而是保持较长的炭化阶段。为此，常加入硫酸钾或硫酸钠，与硫酸反应生成硫酸氢钾（钠），可以将消化液的沸点提高到 $400℃$（浓硫酸沸点是 $338℃$），同时加入适量硫酸铜或硫酸汞作为催化剂，缩短消化时间。用凯氏定氮法测定食品中蛋白质含量时，就是用此法进行消化的。消化后蛋白质中的氮转变成硫酸铵留在消化液中，不会进一步氧化成氮氧化物损失。

硫酸与碱土金属形成的盐类在水中的溶解度较小，故该法不宜做碱土金属分析样品的消化。

（2）硝酸硫酸法。向盛有样品的凯氏烧瓶（Kjeldahl flask，图1-1）中加数毫升硝酸，混匀，放置片刻，先用小火加热使样品溶化，放冷。此时，消化液为黄色，这是因为硝酸不稳定，加热及光照会分解。

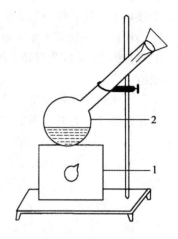

$$4HNO_3 \xrightarrow{\triangle} 2H_2O+4NO_2\uparrow+2[O]$$

NO_2还可以进一步分解为NO和O_2。产生的新生态氧原子的氧化能力很强，有机化合物中的C、H、N、S等可被氧化生成CO_2、H_2O、NO_2、SO_2等。虽然硝酸氧化能力很强，该法中主要由硝酸提供氧化能力，但是由于它的沸点较低（121.8℃），氧化能力不持久，需加浓硫酸（沸点338℃）提高消化液温度，以保持硝酸的氧化能力。硝酸溶化样品后，放冷，加入适量浓硫酸，渐渐加强火力，开始消化，保持消化体系处于微沸状态。此时液体呈黄色，气体呈现二氧化氮的棕红色。如加热过程中发现瓶内溶液颜色变深（表示开始炭化），且无棕色气体时，须立即停止加热，待瓶稍冷，再补加数毫升硝酸，继续加热。如此反复操作至瓶内容物无色或仅带微黄色时，取下漏斗，继续加热至发生三氧化硫的浓厚白烟。放冷，终止消化。

1—电炉；2—凯氏烧瓶
图1-1　敞口消化法

液体中剩余的硝酸及消化过程中产生的氮氧化物都有较强的氧化性，会影响后续测定。因此，应设法去除，称为"脱硝"。加水25mL及饱和草酸铵溶液25mL，煮沸，直至产生三氧化硫白烟。草酸铵具还原性，可与氧化性物质作用，达到脱硝的目的。

$$(NH_4)_2C_2O_4+2HNO_3+H_2SO_4 \Longleftrightarrow (NH_4)_2SO_4+2NO_2\uparrow+2CO_2\uparrow+2H_2O$$

除使用还原剂草酸铵外，还可以使用草酸或硫酸肼饱和液脱硝。此外，加水也可脱硝。在消化后期，硫酸浓度逐渐增高，当浓度增高至一定程度（>57.5%）时，硫酸与氮氧化物反应生成稳定的亚硝基硫酸。

$$N_2O_3+2H_2SO_4 \Longleftrightarrow 2HSO_4NO+2H_2O$$

加水之后，该化学平衡向左方移动，在加热的条件下，氮氧化物逸去，达到脱硝的目的。由于含有硫酸，该法不宜做碱土金属分析样品的消化。

（3）硝酸高氯酸法。先在样品中加数毫升浓硝酸，小心加热至大量有机物反应完，剧烈反应停止后，放冷，加入适量高氯酸继续加热消化；也可以用一定比例混合的硝酸高氯酸混合酸浸泡过夜后再加热消化，或小火加热待大量泡沫消失后，再提高温度，直至消化完全。

此法氧化能力强，反应速度快，炭化过程不明显，且消化温度较低，挥发损失少。但由于这两种酸加热都容易挥发，故当温度高、时间长时，容易烧干，并可能引起残余物燃烧或爆炸。这时可改用硝酸-硫酸-高氯酸法。

需要注意的是，冷的高氯酸没有氧化作用，而在受热时可分解产生氧和氯：

$$4HClO_4 \xrightarrow{\triangle} 7O_2+2Cl_2+2H_2O$$

所以，热的高氯酸是一种强氧化剂，其氧化能力较硝酸和硫酸强，几乎可以分解所有有机物。高氯酸沸点适中(203℃)，氧化能力较持久。由于高氯酸的氧化能力强，在高温下接触某些还原性强的物质，如酒精、甘油、脂肪、糖类等，因反应剧烈有发生爆炸的危险。所以，一般不单独使用高氯酸处理样品，而是用硝酸和高氯酸混合酸。消化过程应随时补加硝酸(当棕色气体开始减少时，取下样瓶，放冷，加硝酸)，始终保持消化液中有硝酸。

本法适用于钙含量大的样品，而对还原性强的样品，如酒精、甘油、脂肪、糖类，及大量磷酸盐存在时，则不宜采用。

(4)硝酸-硫酸-高氯酸法。此法开始时用硝酸硫酸法，待加热至瓶内容物开始炭化时，取下放冷，补加硝酸高氯酸(3+1)混合酸数毫升，继续加热至高氯酸完全分解后(绿色气体减少，开始出现三氧化硫白烟)，如瓶内容物仍未完全破坏，再补加少量混合酸，加热至瓶内容物无色，以后操作按硝酸硫酸法脱硝。此法由于加入了沸点较高的硫酸，不会出现高氯酸与样品直接接触而发生燃烧和爆炸的危险。

(5)硫酸过氧化氢法。向盛样品瓶中加入数毫升硫酸，缓缓加热，待反应消失出现黑色炭化现象，逐滴加入过氧化氢溶液，至溶液无色澄明，加热至产生白色三氧化硫白烟，放冷，加水适量稀释，冷却后移入量瓶供测定。

(6)冷消化法。将样品和适量酸、氧化剂(如高锰酸钾)混合均匀后，于室温或37~0℃电热箱内，放置过夜。移入量瓶定容后测定。

2. 消化的操作方法

根据消化的具体操作不同，操作方法有敞口消化法、回流消化法、冷消化法和高压密封罐消化法等。

(1)敞口消化法。这是最常用的消化操作方法，通常在凯氏烧瓶或硬质锥形瓶中进行消化。凯氏烧瓶是一种底部为梨形具有长颈的硬质烧瓶(图1-1)。长的瓶颈可防止消化液溅失，并起冷却回流的作用，减少酸的挥发损失。在瓶口插一只小漏斗，也可起回流的作用。但长颈会造成加样品时样品黏在内壁上，造成消化不完全，引起测定误差。有些样品可以改用硬质三角烧瓶。

操作时，在凯氏烧瓶中加入样品和消化液，将瓶倾斜呈约45度，用电炉、电热板加热，并时时转动凯氏烧瓶，以使黏在瓶壁上的样品冲下，直至消化完全为止。该法的缺点在于反复补加氧化剂，如硝酸、高氯酸等，因此，消耗酸量大，并且杂质带入多，花费时间长。此外，酸分解后产生的大量有害气体排放在空气中，污染环境和损害操作者的健康，故需在通风橱内进行。

(2)回流消化法。测定含有挥发性成分的样品时，可以在回流消化装置中进行。在圆底烧瓶上连接冷凝器，可使挥发性成分随同酸雾冷凝流回反应瓶内，以避免被测成分的挥发损失，同时也可防止烧干，见图1-2。

(3)高压密封消化罐法。该法是在加压下对样品进行湿法破坏。国产密封高压罐由耐腐蚀、耐压(1MPa)、耐高温(250℃)的

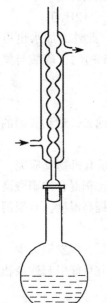

图1-2 回流消化法

聚四氟乙烯材料加工制成，壁厚，容量约 50mL。采用不锈钢外套，并有防爆结构，使用安全。使用时，将样品(1g 以下)与 30% 过氧化氢约 4mL 和一滴硝酸一起放入罐内，拧紧上盖密封后，设定最大工作压力(如 0.5MPa)。置于 150℃ 电热干燥箱中 2h 或经改装的(增加防腐及抽气系统)微波炉中 20~30min，自然冷却至室温，摇匀，开盖，取出溶液进行测定。

高压密封罐法可以避免样品污染及挥发散失；而且在一定压力下反应，对有机质分解迅速彻底；由于加入试剂量少，所以空白值低。但设备价格较昂贵，消化过程不能直接观察，有时发生容器泄漏或样品分解不完全的现象，所以每次使用前要仔细检查消化罐的质量(变形情况)，密封操作时不可过松或过紧，加样量、加试剂量以及加热温度时间都应先做预试，以保证样品有机质破坏彻底。

3. 消化操作的注意事项

湿法消化有机物的方法各具其特点，在消化不同的样品或测定不同的项目时，操作步骤可能略有变动。选择酸和氧化剂的种类和用量可根据消化难易程度灵活掌握。操作过程中，应注意以下几点。

(1)硫酸、硝酸、高氯酸加热分解时，会产生刺激性有害气体，因此，湿法破坏有机质的操作应在通风良好的通风橱中进行。

(2)热浓硫酸对有机物有强烈的脱水作用而使其炭化，有助于有机物分解。但是炭化阶段保持时间长，某些金属元素如 Hg、Pb、As 等容易被还原后挥散损失，如发生炭化时，As_2O_5 可被还原为 As_2O_3，在 193℃ 升华。而且炭化时会在样品表面形成炭化层，使进一步消化困难。所以，消化过程中要保持消化液中有氧化能力更强的硝酸、高氯酸或其他氧化剂存在。

(3)冷的高氯酸没有氧化能力，受热后，是一种氧化能力超过硫酸、硝酸的强氧化剂，几乎能分解所有有机物，可以缩短样品彻底消化的时间。它在高温下直接接触某些还原性较强的物质，如酒精、甘油、脂肪、糖类以及次磷酸及其盐等，因反应剧烈有发生爆炸的可能，故一般不单独使用高氯酸。无水高氯酸容易爆炸，消化时切忌烧干。

(4)消化有机质耗用酸及氧化剂的量较大，可能给测定带入较多的干扰，所以，消化所用试剂纯度一般为分析纯及以上，并应做空白试验。

(5)使用的玻璃器皿应质优清洁，以免容器污染引起干扰。消化瓶内应加玻璃珠或碎瓷片，以防止暴沸。加热火力应集中于瓶底部，瓶颈部位应保持较低温度，以冷凝酸雾，减少被测组分的挥发损失。火力应能够控制，以防止消化液发泡冲出，还可加入不影响测定的消泡剂，如辛醇、液体石蜡等。如果反应过于猛烈，也可将消化瓶内容物在室温下浸泡过夜，次日再加热消化。

二、溶剂提取法

溶剂提取法，是利用物质在互不相溶的溶剂中的溶解度不同而进行分离的方法。被提取的样品可以是固体、半固体，也可以是液体。用液体溶剂浸泡固体样品以提取其中的成分，习惯上称为浸取、浸提或浸渍(固-液萃取)；用液体溶剂提取与它互不相溶或部分相溶的液体样品中的成分，称为萃取(液-液萃取)。用超临界流体进行的萃取，称为超临界流体萃取。

为了适应不同状态的样品并提高回收率，固-液萃取法可以采用不同的操作方式。

（1）振荡浸渍法：将样品切碎，放在合适的溶剂系统中浸渍，振荡一定时间，从样品中提取待测成分。振荡浸渍法操作简单，但回收率较低。

（2）捣碎法：将切碎的样品放入高速组织捣碎机中，加入溶剂匀浆一定时间，提取待测成分。此法回收率较高，但杂质溶出也较多。

（3）索氏提取法：将一定量样品装入脱脂滤纸袋中，放入索氏提取器中，加入适当溶剂加热回流，将待测成分提取出来。此法提取完全，回收率较高。

（4）超声波提取：将样品粉碎、混匀后，加入适当的溶剂，在超声波提取器中提取一定时间，超声波可使样品中待测物迅速溶入提取溶剂中。此法简便，提取效率高。

萃取，是指在恒温恒压下，利用溶质在互不相溶的两种溶剂中溶解度的不同，含有溶质的溶液与萃取剂一起振摇，溶质在两种溶剂中溶解达到平衡，静置分层，溶质以一定的浓度比溶解（分配）在两相中，从而分离。

萃取依据的是分配定律。分配定律表明：在恒温恒压下，当某一溶质在两种互不混溶的溶剂中分配达到平衡时，则该溶质在两相中的活度之比为一定值，如果浓度很稀时，可用浓度代替活度。如用有机溶剂从水溶液中萃取某成分时，通常把被萃取物在有机相中的浓度 $C_有$ 与在水相中的浓度 $C_水$（如果被萃取物有多种存在形式，则 C 为总浓度）之比，称为分配比 D，表示为

$$D = \frac{C_有}{C_水}$$

分配比是溶质的性质，表示了溶质在两种性质不同的溶剂中的溶解度大小。D 越大，被萃取组分进入有机相中的量就越多；反之，若希望被萃取组分绝大部分留在水层，则应选择对被萃取组分溶解度小有机溶剂，使 D 越小越好。

通常用萃取百分率（E）来表示对某组分的萃取效率，即

$$E = \frac{被萃取物质在有机相中的总量}{被萃取物质的总量} \times 100\%$$

设两相的体积分别为 $V_有$ 和 $V_水$，则萃取百分率为

$$E = \frac{C_有 V_有}{C_有 V_有 + C_水 V_水} \times 100\%$$

分子分母同除以 $C_水 V_有$，则有

$$E = \frac{D}{D + V_水/V_有} \times 100\%$$

可以看出，分配比越大，萃取百分率越大。因为一定组分，萃取条件一定时，D 为定值，增加萃取次数，可以提高萃取百分率。因此，当分配比不大，一次萃取不能满足分离要求时，可采取连续萃取的办法，以提高萃取率。连续萃取结果计算方法如下：设在 $V_水$（mL）溶液中含有 m_0（g）被萃取物，用 $V_有$（mL）萃取剂萃取一次，若留在溶液中未被萃取的物质为 m_1（g），则萃取到有机相中的量为 $m_0 - m_1$（g）。

$$D = \frac{C_有}{C_水} = \frac{(m_0 - m_1)/V_有}{m_1/V_水}$$

$$m_1 = m_0 \left(\frac{V_\text{水}}{DV_\text{有} + V_\text{水}} \right)$$

如果再用 $V_\text{有}(\text{mL})$ 萃取剂进行第二次萃取，剩在溶液中未被萃取的物质为 $m_2(\text{g})$，则

$$m_2 = m_1 \left(\frac{V_\text{水}}{DV_\text{有} + V_\text{水}} \right)$$

$$= m_0 \left(\frac{V_\text{水}}{DV_\text{有} + V_\text{水}} \right)^2$$

如果每次用 $V_\text{有}(\text{mL})$ 萃取剂进行萃取，经 n 次萃取后，水相中剩余的溶质量 m_n 为

$$m_n = m_0 \left(\frac{V_\text{水}}{DV_\text{有} + V_\text{水}} \right)^n$$

式中，m_n 为经过 n 次萃取后，水相中剩余的溶质量；m_0 为萃取前水相中溶质量；n 为萃取次数。

由此可见，选择分配比合适的有机溶剂，增加萃取次数和萃取时使用有机溶剂的体积，均可提高萃取效果。用同样体积的萃取溶剂，分多次萃取要比一次萃取的效率高，但必须注意，萃取次数过多，会加大工作量和增加操作误差。一般的萃取操作中，每次萃取使用有机溶剂的体积大致与被萃取溶液体积相等或为其一半，萃取 3~4 次即可。

影响萃取效果的因素很多，应注意选择萃取条件。

(1)选择合适的合螯剂。极性化合物易溶于极性溶剂中，而非极性化合物易溶于非极性溶剂中，这一规律称为"相似相溶"原则。许多无机化合物在水溶液中受水分子极性的作用，电离成为带电荷的亲水性离子，并进一步结合成为水合离子，而易溶于水中。为了从水溶液中萃取金属离子，就必须设法脱去水合离子周围的水分子，并中和所带的电荷，使之变成极性很弱可溶于有机溶剂的化合物，将亲水性的离子变为疏水性的化合物。为此，常加入某种试剂，使之与被萃取的金属离子作用，生成一种不带电荷的易溶于有机溶剂的分子，然后用有机溶剂萃取。例如，Pb^{2+} 是亲水性的，如果在氨性溶液中加入二硫腙试剂生成疏水性的二硫腙铅螯合物分子，成为亲有机溶剂的疏水性化合物，即可用 CCl_4 或 $CHCl_3$ 萃取。

所选择的合螯剂与被萃取的金属离子生成的螯合物越稳定，则萃取率越高。此外，螯合剂必须具有一定的亲水基团，易溶于水，才能与金属离子生成螯合物。但亲水基团过多，生成的螯合物反而不易被萃取到有机相中，因此，要求螯合剂的亲水基团要少，疏水基团要多。EDTA 虽然与许多金属离子能生成螯合物，但因它的亲水基团太多，不能被有机溶剂所萃取，故不能用做萃取螯合剂。常用的萃取螯合剂有二硫腙、二乙氨基二硫代甲酸钠、邻二氮菲和丁二酮肟等。

(2)选择萃取溶剂。被萃取物在萃取溶剂中的溶解度越大，则萃取效率越高。在大多数情况下，应注意采用惰性萃取溶剂，防止含氧的活性溶剂可能产生副反应而发生干扰。萃取溶剂与水的密度差要大、黏度要小，则便于分层，有利于操作进行。此外，还要考虑挥发性要小，毒性要小，且不易燃烧等。常用的萃取溶剂有 CCl_4、$CHCl_3$、CH_2Cl_2、苯、甲苯、乙醚、石油醚和正己烷等。

(3)调节溶液的酸度。溶液的酸度对分配比影响很大，往往是物质彼此间分离的关键。因此，应根据不同的被萃取物控制适宜的酸度。如以二硫腙螯合剂、用 CCl_4 从不同

酸度的溶液中萃取 Pb^{2+}、Zn^{2+}、Hg^{2+} 时，萃取 Zn^{2+} 的最适宜的 pH 值范围为 6.5～10，溶液的 pH 值太低，难以生成 $Zn(HDz)_2$ 螯合物；pH 值太高，则会生成 ZnO_2^{2-}，这都将降低萃取效率。而萃取 Pb^{2+} 的最适宜的 pH 范围为 8.5～11。如果将 Hg^{2+} 和其他金属离子分离，可控制溶液 pH 为 1.0，Hg^{2+} 可以被有机相定量地萃取，其他离子仍留在溶液中。又如萃取苯甲酸钠或糖精钠时，应在酸性情况下使其成为疏水性的苯甲酸、糖精而溶于乙醚中。

（4）使用掩蔽剂。为了提高分离效果，还可以在水相中加入一种水溶性络合剂，或称掩蔽剂，它可以使欲分离的杂质生成稳定的水溶性的不可萃取的络合物而留在水相。相反，选择合适的条件，也可使某些或所有的干扰物质进入有机相，而使所需要的物质留在水相。常用的掩蔽剂有硫氰酸盐、酒石酸盐、柠檬酸盐、氰化物、氟化物以及氨羧络合剂（如 EDTA）等。

（5）进行氧化还原处理。这也是提高萃取选择性的重要途径。例如用二硫腙-CCl_4 萃取测铅时，为了防止高价金属离子或氧化剂对二硫腙的氧化作用，使其失去络合能力，可采用加入盐酸羟胺等还原剂将高价金属离子或氧化剂还原。

（6）利用反萃取。反萃取是指把已萃取的物质用适当试剂改变萃取条件，使之从有机相中重新分离出来的过程。其目的是为了去除与被萃取物共同进入有机相的干扰杂质。反萃取条件的选择完全与萃取条件相反，要求被萃取物的分配比很小，使之能从有机相中完全转入水相。例如对二硫腙试剂的提纯，溶解二硫腙于 $CHCl_3$ 或 CCl_4 中，过滤除去不溶物，移入分液漏斗中，加入氨水（1+99）连续提取，此时二硫腙进入氨溶液中。合并氨溶液用稀盐酸酸化，至二硫腙沉淀析出。将沉淀的二硫腙再用 $CHCl_3$ 提取。通过萃取和反萃取，将杂质除去，以提纯二硫腙试剂。另外，洗涤也可看做一种反萃取过程，主要是为了去除与被萃取物共同进入有机相的杂质，以提高被萃取物的纯度。

萃取操作在分液漏斗中进行。取一定量的被萃取溶液于分液漏斗中，调节适宜的酸度，加入适当的萃取剂和试剂，充分振荡（注意：由于振荡产热，有机溶剂气化，应及时打开上口排气，防止瓶塞冲出），使溶解达到平衡。静置分层，打开上口的玻璃塞，再将分液漏斗活塞缓缓旋开，使下层转入另一容器中，使两相分离。再用新的萃取剂萃取。萃取次数取决于分配比，一般为 3～4 次。将萃取液合并转移至容量瓶，定容后备用。上层溶液应从上口倒出。

萃取时，注意防止出现"乳化"现象。乳化现象会使分层困难，难以分离。一般地讲，当萃取溶剂黏度大以及两相的界面张力与密度相差小时，都会使分层速度减慢，出现乳浊现象。克服的办法有：①增大萃取溶剂用量；②加入无碍萃取的电解质；③改变溶液酸度；④振荡不宜过于激烈，尽量不用往复振摇、颠倒振摇，而用回旋振摇的混匀方法；⑤较长时间的放置或采用过滤等。

固相微萃取技术是基于色谱原理的分离技术。利用涂有色谱固定液或吸附剂的熔融石英纤维来萃取和浓缩试样中待测组分，然后利用气相色谱仪进样器的高温，高效液相色谱仪或毛细管电泳的流动相将萃取的组分从固相涂层上解吸下来进行分析。固相微萃取装置类似于微量注射器，由手柄和萃取头两部分组成（见图1-3）。萃取头是一根长度为 0.5～1.5cm、直径为 0.05～1mm，涂有色谱固定液或吸附剂的熔融石英纤维。萃取头接在空心不锈钢针上，不锈钢针管用于保护石英纤维不被折断，石英纤维头在不锈钢管内可伸缩，需要时可推动手柄，使石英纤维从针管内伸出。固相微萃取操作通常分为两步：第一步，先将针头插入装有试样的带隔膜塞的固相微萃取专用容器中，推出石英纤维通过其表面的高分子固相涂层，对样品中有机分子进行萃取和预富集，可以在试样瓶中加入无机盐、衍生剂或调节试样的 pH 值，还可进行加热或磁力搅拌；第二步，将石英纤维收回不锈钢针管内，由试样容器中取出，立即将针头插入色谱进样器中，再推出石英纤维完成热解吸或溶剂解吸，同时进行色谱分析。对于气体与液体中组分的分离，可将石英纤维直接插入试样中进行萃取，对于试样中具有挥发性组分的分离，可采用顶空萃取法。影响固相微萃取灵敏度的主要因素有涂层的种类、待测物质的性质、基质的种类，以及试样的加热、搅拌、衍生化、pH 值和盐浓度等。其中，涂层的种类、厚度对待测物的萃取量和平衡时间有重要的影响。

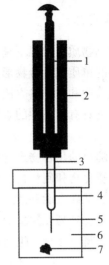

1—推进杆；2—注射器外套；
3—可移动注射针头；4—不锈钢管；
5—萃取头；6—样品瓶；7—样品
图 1-3　固相微萃取装置

与传统分离富集方法相比，固相微萃取具有几乎不使用溶剂、成本低、操作简单、效率高、选择性好等优点，是一种较理想的新型样品预处理技术。固相微萃取可与 GC、HPLC 或 CE 等仪器联用，使样品萃取、富集和进样合而为一，从而大大提高了样品前处理、分析速度和方法的灵敏度。

超临界流体萃取是近年来发展的样品前处理技术。超临界流体是指处于临界压力和临界温度以上状态的流体，临界温度是指该物质处于无论多么高的压力之下都不能被液化的最低温度，与之对应的压力称为临界压力。超临界流体的理化性质介于气态和液态之间，其密度较大，接近液体密度，故可用做溶剂溶解其他物质；而其黏度较小，与气态接近，故在超临界流体中，溶质的扩散系数比在液态中大，传质速度较快。但溶质的扩散系数比在气态中小。另外，超临界流体的表面张力小，很容易渗透进入固体样品内部，提取效率高。一种流体溶解溶质的能力与其密度存在一定关系，密度越大，溶解力越大。在超临界流体状态物质的密度随外加的压力呈现显著的变化，改变加在流动相上的压力，使它们的溶解能力连续地发生变化，这叫程序升压。用这种方法可以将样品中不同组分按其溶解度的大小依次萃取。当温度发生变化时，超临界流体的密度和溶质的蒸汽压也随之改变，萃取效率也发生变化。

最常用的超临界溶剂为 CO_2，其临界值较低，化学性质稳定，不易与溶质发生化学反应，无臭、无毒、沸点低，易于从萃取后的组分中除去，并适用于对热不稳定化合物的萃取。但 CO_2 是非极性分子，不宜用于极性化合物的萃取。极性化合物的萃取通常采用 NH_3 或氧化亚氮作萃取剂。但 NH_3 化学性质活泼，会腐蚀仪器设备，而氧化亚氮有毒，故二者均使用较少。

20 世纪 80 年代末发展起来的液膜萃取技术，结合了液-液萃取法的选择性富集和透析技术可有效除去干扰组分的特点，具有富集效率高、操作简便、易于实现自动化等特点，此处不再详述。

三、挥发法

利用被测物质在常温下具有的挥发性，使其与无挥发性的干扰杂质分离。被分离的元素以低沸点的单质或化合物形式存在，是获得气化挥发的必要条件。为了得到挥发性的单质气体，最简便和常用的方法是借助氧化还原反应。例如样品中的汞盐被氯化亚锡还原，成为在常温下具有挥发性的汞原子，同不挥发性杂质分离，若导入测汞仪，即可进行定量测定。

利用低沸点的化合物进行挥发分离常用的方法，是将欲分离的物质转化成氢化物。例如砷化物、磷化物和硫化物等的分离，即是在样品溶液中加酸，使生成砷化氢、磷化氢和硫化氢逸出。又如，能够形成氢化物的元素氰、锑、铋、锡、锗、硒等，即利用锌与酸作用得到的新生态氢与元素反应，生成可挥发的氢化物。当有氢气共存或通入氮气时，则气化挥发更快。将氢化物发生与原子吸收光谱法连用，比溶液直接雾化检测灵敏度可提高几个数量级。

四、蒸馏法

蒸馏法，是利用液体中各组分挥发性的不同，以分离液体混合物的方法。将液体混合物加热沸腾，在所生成的蒸汽中比原液中含有较多的易挥发组分，而在剩余的混合液中则含有较多的难挥发组分，使各组分得到部分乃至完全分离。

若被测组分具有挥发性，或经处理后能转变成挥发性物质，则可以将样品或样品处理液进行蒸馏，使被测组分挥发得更快、更完全，将蒸馏出来的被测组分收集在馏出液中，而无挥发性的干扰成分则滞留在蒸馏瓶中，从而使被测组分与干扰组分分离。

蒸馏的方法主要有常压蒸馏(简单蒸馏，见图 1-4)、减压蒸馏(见图 1-5)和水蒸气蒸馏(见图 1-6)等方法。

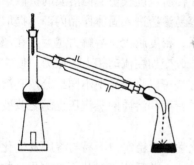

图 1-4　常压蒸馏装置

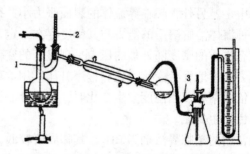

1—毛细管；2—温度计；3—抽气口
图 1-5　减压蒸馏装置

直接蒸馏法是将样品溶液置于蒸馏烧瓶中，热源直接加热烧瓶使挥发性组分馏出并收集，蒸馏系统与大气相通。直接加热蒸馏，会使某些易分解的高沸点组分发生分解，或样品受热不均匀而造成局部炭化。减压蒸馏，可以降低沸点，避免分解。减压蒸馏须在接收瓶处接抽真空装置和压力计，系统处于密闭状态，并在低于大气压力下进行蒸馏。

采用水蒸气蒸馏法，也可以降低沸点。水蒸气蒸馏法是将水蒸气通入不溶或难溶于水

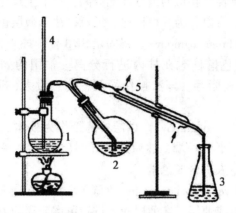

1—水蒸气发生瓶；2—样品蒸馏瓶；3—吸收瓶；4—安全管；5—冷凝管

图1-6　水蒸气蒸馏装置

但有一定挥发性有机物质（100℃时其蒸汽压至少为10mmHg柱）中，有机物可在低于100℃的温度下，随水蒸气一起蒸馏出来。两种互不相溶的液体混合物的蒸汽压，等于两液体单独存在时的蒸汽压之和。当组成混合物的两液体的蒸汽压之和等于大气压力时，混合物就开始沸腾。互不相溶的液体混合物的沸点，要比每种物质单独存在时的沸点低，而且比100℃低。水蒸气同时也是蒸馏的热源。

五、顶空法

顶空法适用于具有挥发性的被测成分。顶空分析法常与气相色谱法连用。顶空法有静态顶空分析和动态顶空分析两种方法。

①静态顶空法装置见图1-7。将复杂的样品置于密闭系统中，保持恒温状态，经一定时间达到挥发溶解平衡后，用注射器抽取上层的气相，进气相色谱仪测定气相中被测成分的含量，再间接获得样品中被测物质含量。静态顶空法使复杂的提取分离净化过程一次完成，简化了样品前处理操作，装置简单，方法比较成熟，应用广泛，但其灵敏度较低。

②动态顶空分析是向样品中不断通入氮气，挥发性成分随氮气逸出，并被收集于吸附柱中，经加热解吸或溶剂溶解后进行分析。动态顶空法操作复杂，但灵敏度高，可以测定痕量低沸点组分。

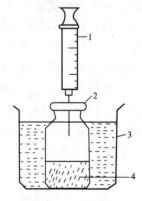

1—注射器；2—密封垫；

3—水浴；4—样品

图1-7　静态顶空分析装置

六、色谱分离法

色谱分离法（chromatographic separation），是利用物质在流动相与固定相两相间的分配系数（即达到分配平衡时固定相中组分浓度与流动相中组分浓度的比值）的差异，当两相相互接触并作相对运动时，组分在两相间进行多次分配，分配系数大的组分迁移速度慢，反之则迁移速度快，利用差速迁移从而实现各组分的分离。该

13

方法分离效率高，能使多种性质相似的组分彼此分离，是卫生理化检验中一类重要的分离方法。根据操作方式不同，可以分为柱色谱法、纸色谱法和薄层色谱法等。

(1)柱色谱法(column chromatography)。将固定相填装于柱管内制成色谱分离柱，流动相携带被分离组分流过色谱柱时在柱内进行分离。常用的固定相有硅胶、氧化铝、硅镁吸附剂以及离子交换树脂等。该法操作简便，柱容量大，适用于微量成分的分离和纯化。

(2)纸色谱法(paper chromatography)。以层析滤纸作为载体，滤纸上吸附的水作为固定相。将样品液点在层析滤纸的一端，然后用展开剂(流动相)展开，达到分离目的。例如纸色谱法分离鉴定食品中人工合成色素。

(3)薄层色谱法(thin layer chromatography，TLC)。薄层色谱法是将固定相均匀地涂铺于玻璃、塑料或金属板上形成薄层，在薄层板上进行色谱分离的方法。将待测的样品液点在薄层板一端，并在展开剂中将样品展开，使待测组分与样品中的其他组分分离。例如用薄层色谱法分离后用荧光法检测食品中黄曲霉毒素 B_1。

(4)超临界流体色谱法。该法是利用高度压缩的气体做流动相的色谱方法。前已述及，超临界流体的理化性质介于气态和液态之间，这种特性决定了超临界流体色谱特别适用于分析高分子量、热不稳定的复杂混合物。比如毛细管气相色谱的分离能力是很大的，可以分离复杂的混合物。但如果样品是高分子、热不稳定的，不能进入气相，则不能用气相色谱来分析。常用的 SFC 流动相，如二氧化碳的临界温度不高，可以在温和的条件下分析。所以在分析高分子的、热不稳定的样品时，SFC 比气相色谱优越。而由于液相中溶质扩散系数最小，要使最佳流速在合理的范围之内，必须选用固定相颗粒极小的填充柱或内径极小的毛细柱，而液体的黏度又大，在这些柱子上，为了达到最佳流速，需使用高压。流动相压强的增高是有限度的，所以液相色谱柱一般不长，使得总的柱效不高。相应的，一次分离能分开的组分有限。相比之下，毛细柱 SFC(C-SFC))可以利用比较长的柱子，以比较高的分析速度达到对比较多的组分的分离。综合来看，SFC 对于生物医学样品那样的高分子的、热不稳定的复杂混合物的分析有可能比 GC 和 LC 要更好些。用程序升压的方法可以增大色谱过程的分离能力和分析速度，可以一次分离多种组分。

在气相色谱中，无论用什么流动相，对溶质不表现什么选择性，只能选用不同固定相达到不同的选择性。在 LC 中相反，有很多选择性极不相同的溶剂可以选择。对 SFC 来说，情况介于两者之间，可以选用不同的流动相，从非极性的氖、二氧化碳一直到(理论上讲)非常极性的氨，还可以在非极性的流动相中添加各种极性添加剂。这对于解决一些分析问题很有意义。

SFC 可以利用几乎所有能用在 GC 和 LC 中的检测器，一般化合物经 SFC 分离后进入质谱仪分析没有什么困难。

七、透析法

透析法，是利用透析膜(也叫半透膜)允许直径较小的分子透过，而将大分子阻留的原理进行分离的方法。透析膜是一种带微孔的薄膜，为了达到较好的分离效果，应根据分离成分的分子直径大小，选择合适孔径的透析膜。常用的透析膜是玻璃纸膜(醋酸纤维薄膜)，还有羊皮纸膜、火棉胶膜、动物膀胱、肠衣等。

进行透析操作时，将样品放入由透析膜制成的袋中，扎好袋口，悬于盛有适当溶剂的容器中，可通过透析膜的直径较小的组分分子便可进入溶剂中，样品中的大分子组分则存留在透析袋中，从而使两者分离。为了加速透析，可以搅拌或适当加热溶剂。如果一次透析不能完全分离，可更换溶剂，多次透析，然后根据需要对处理过的样品或透析液进行分析。

八、离子交换法

离子交换法，是以离子交换树脂为固体交换剂，当样品溶液流过离子交换树脂时，利用离子交换树脂对不同离子具有不同的亲和力，亲和力强的离子交换到树脂上，而树脂上对测定无干扰的氢氧根离子或氢离子进入溶液中，达到分离目的的方法。分离对象为离子型化合物。

离子交换树脂是一类高分子聚合物，具有网状立体结构的骨架。一般树脂以苯乙烯为单体，二乙烯苯为交联剂聚合而成。树脂的骨架部分一般很稳定，与酸、碱、一般有机溶剂和较弱的氧化剂都不反应，也不溶于流动相中。在网状结构的骨架上有许多可以被交换的活性基团。根据可以被交换的活性基团不同，离子交换树脂可以分成阳离子交换树脂和阴离子交换树脂两大类。

1. 阳离子交换树脂

阳离子交换树脂是指含有酸性基团的树脂，酸性基团上的 H^+ 可以和溶液中的阳离子发生交换作用，如磺酸基($-SO_3H$)、羧基($-COOH$)和酚羟基($-OH$)等就是这种酸性基团。因为磺酸是较强的酸，因此含磺酸基的树脂为强酸型阳离子交换树脂，以 $R-SO_3H$ 表示。含酚羟基的阳离子交换树脂为弱酸型。强酸型阳离子交换树脂在酸性、碱性和中性溶液中均可使用，交换反应速度快，与无机和有机阳离子都可以交换，因而应用较广。弱酸型阳离子交换树脂的交换能力受外界酸度的影响较大，羧基在 pH>4、酚羟基在 pH>9.5 时才具有离子交换能力，因此其应用受到一定的限制，但选择性较好，可用来分离不同强度的有机碱。

阳离子交换树脂的交换反应为

$$nR-SO_3H + M^{n+} \rightleftharpoons (R-SO_3)nM + nH^+$$

反应式中，M^{n+} 为金属离子，当样品溶液进入树脂柱，金属离子与树脂中的氢离子交换，金属离子进入树脂网状结构中，氢离子进入溶液。由于交换反应是可逆过程，已经交换的树脂，如果以适当的酸溶液处理，反应逆向进行，则树脂又恢复原状，这一过程称为再生或洗脱过程。经再生的树脂可重复使用。

2. 阴离子交换树脂

阴离子交换树脂，是指含有碱性基团的树脂，碱性基团上的 OH^- 可与溶液中的阴离子发生交换反应。如含有季铵基($-N(CH_3)_3^+$)的树脂为强碱型阴离子交换树脂，含有伯胺基($-NH_2$)、仲胺基($-NHCH_3$)、叔胺基($-N(CH_3)_2$)的树脂为弱碱型阴离子交换树脂。这些树脂在使用前于水中浸泡溶胀水合，即分别成为 $R-N(CH_3)_3^+OH^-$、$R-NH_3^+OH^-$、$R-NH_2(CH_3)^+OH^-$ 和 $R-NH(CH_3)_2^+OH^-$。其中的 OH^- 能与其他阴离子(例如 Cl^-)发生交换。交换反应为：

$$R-NH(CH_3)_2^+OH^- + Cl^- \rightleftharpoons R-NH(CH_3)_2^+Cl^- + OH^-$$

交换前的树脂称 OH^- 型阴离子交换树脂，交换后则转变为 Cl^- 型阴离子交换树脂。后者经适当浓度的碱溶液处理，可以使之再生。

离子交换树脂的性能用交联度和交换容量表示。树脂中交联剂的含量称为交联度（degree of cross-linking），通常以重量百分比表示。一般树脂以苯乙烯为单体、二乙烯苯为交联剂聚合而成。二乙烯苯在原料中所占重量百分比即为交联度。交联度与树脂的孔隙大小有关，交联度大，形成的网状结构紧密，网眼小，对于离子进出树脂有阻碍作用，交换速度慢，甚至使体积较大的离子根本不能进入树脂颗粒内部，因而选择性好。一般只要不影响分离，以采用交联度较高的树脂为好。一般交联度为 $1\% \sim 6\%$。阳离子交换树脂常用 8% 交联度，阴离子交换树脂常用 4% 交联度。

树脂的交换容量（exchange capacity）取决于网状结构内所含有的酸性或碱性基团的数目。理论交换容量是指每克干树脂所含有酸性或碱性基团的数目。实际交换容量是指在实验条件下每克干树脂真正参加交换反应的酸碱基团的数目，它表示树脂交换能力大小。实际交换容量往往低于理论交换容量，差别取决于树脂的结构与组成。交联度和溶液的 pH 值都影响交换容量。因此，应在实际操作条件下用酸碱滴定法测定较为准确，以 mmol/g 或 mmol/mL 为单位。树脂的交换容量一般为 $1 \sim 10$ mmol/g。

离子交换树脂对不同离子选择性可用平衡常数说明。离子交换反应的通式为

$$RA^+ + B^+ \Longleftrightarrow RB^+ + A^+$$

当反应达到平衡时，平衡常数为

$$K_{B/A} = \frac{[B^+]_S [A^+]_m}{[A^+]_S [B^+]_m} = \frac{K_B}{K_A}$$

式中，$[A^+]_S$、$[B^+]_S$ 分别代表树脂（固定相）中 A^+、B^+ 离子浓度；$[A^+]_m$、$[B^+]_m$ 分别代表水溶液（流动相）中 A^+、B^+ 离子浓度。树脂的填充状况和各离子的强度一定时，$K_{B/A}$ 为常数。平衡常数 $K_{B/A}$ 的意义为树脂对 A^+、B^+ 两种离子的相对选择系数。当 $K_{B/A} > 1$ 时，说明树脂对 B 比 A 有更大的亲和力。$K_{B/A}$ 也是 B、A 两种离子在两相中分配系数（K_B、K_A）的比值。

树脂对离子选择性大小通常与离子的电荷及离子的质量有关。在离子浓度相同的情况下，优先选择具有较高电荷的离子，如阳离子交换树脂对不同电荷数的阳离子的选择次序如下：$Th^{4+} > Fe^{3+} > Ca^{2+} > Na^+$；对同价离子的亲和力，随着原子量增大而增大，例如碱金属和碱土金属的交换亲和力的改变顺序如下：$Li^+ < H^+ < Na^+ < NH_4^+ < K^+ < Rb^+ < Cs^+$，$Mg^{2+} < Ca^{2+} < Sr^{2+} < Ba^{2+}$。

离子交换法无需特殊设备，操作简便，而且通过再生可反复使用，因而获得广泛应用。如可代替蒸馏水用的去离子水即用该法制备。其方法是：将天然水先通过氢型阳离子交换树脂柱，再通过氢氧型阴离子交换树脂柱，天然水中含有的 K^+、Na^+、Mg^{2+}、Ca^{2+} 等阳离子，以及 Cl^-、Br^-、SO_4^{2-}、CO_3^{2-} 等阴离子，分别吸附在阳、阴离子交换树脂上，流出液即为"去离子水"。为提高去离子水的质量，可将多个阴、阳离子交换柱串联使用。

除了以上介绍的方法外，分离方法还很多，如改变干扰物质的状态。测定空气中氧化氮时，对于二氧化硫的干扰，可加入过量的过氧化氢，使其氧化成无干扰的三氧化硫。可通过控制溶液的 pH 值消除干扰。如二硫腙可与 20 多种金属离子起配位反应，通过控制溶液的 pH 值，大部分离子可被分别测定。还可以在采样时分离干扰。如测定空气中二硫

化炭时，若同时存在硫化氢，则有干扰，可于采样的吸收管前接一个装有醋酸铅棉花的硫化氢过滤管，把硫化氢过滤除去。此外，还可以采用泡沫浮选法、共沉淀法等。有时，稀释样品使干扰物浓度降低，也可以达到消除干扰的目的。对于复杂样品，可综合利用以上各法。

综上所述，样品前处理是一项重要而繁杂的工作。近年来，随着分析仪器和分析技术的发展，有些分析项目可以不经前处理或者只需简单的提取净化后，就可以直接使用仪器进行测定。但是这需要性能好、价值昂贵的仪器设备，能测定的项目数也有限，很难普及。目前我国广大基层卫生检验人员，仍以使用经典的样品前处理方法为主，同时也在积极探索改进经典样品前处理的方法，已取得了很好的效果。

第三节　卫生理化检验常用方法

卫生理化检验常用的分析方法有感官检查法、物理检查法、化学分析法和物理化学分析法。

一、感官检查法

感官检查法，就是依靠检验者的感觉器官，即视觉、嗅觉、味觉、触觉和听觉，鉴定被测样品的外部特征，如外观、颜色、气味、滋味、弹性和声响等。有些样品还要借助放大镜、显微镜、紫外光灯等工具来进行检查。感官检查简单易行，可在短时间内对大量样品做出判断。通过感官检查，可以初步鉴别样品有无异常，并可为进一步检验提供线索。所以，感官检查往往是卫生理化检验首先使用的检验方法，甚至是必不可少的检验项目。如我国《食品卫生法》规定，"食品应当无毒、无害，符合应当有的营养要求，具有相应的色、香、味等感官性状"。因此，食品卫生检验内容必须包括"安全、营养、感官"要求，可见感官检查在食品卫生理化检验中是必不可少的。如果食品的感官性状不符合卫生标准或已经发生明显的腐败变质现象，可不必再进行理化检验，直接判为不符合标准。

感官检查法有一定的主观性，易受检验者喜恶的影响，故最好采用群检的方式，即将样品编号，由较多的人进行感觉评分，最后得出各个样品的感官检查结果。对某些要求很高的感官检查，如食品的"风味"和"口感"，则必须由训练有素的专业人员来进行。首先，要求检验人员身体健康，无感觉器官疾患，感觉敏锐度一般，无偏食习惯和特殊嗜好，不吸烟，检验人员必须保持良好的精神状态和情绪。其次，要求检验场所温度适宜，干燥通风，有充足的光线，周围无异常和浓烈的气味影响，环境安静，座位舒适，使检验人员保持情绪正常，精力集中。另外，在检验过程中要防止感觉器官的过度疲劳，要有必要的间歇时间，或适当漱口，闭目休息。当样品较多时，要安排好检查程序，先淡后浓，先清后烈，保持感觉判断的正确性。当有数人同时进行检查时，不要先发表自己的看法或进行讨论，应记录下来，避免相互影响。食品的感官检查指标，在国家食品卫生标准中都有明确的规定，可按规定进行。水的臭和味也是用感官检查法。

二、物理检查法

物理检查法，是利用特定的物理仪器测定被检物质的物理性状，如温度、湿度、风速、气压等，并可根据样品的某些物理性质，如相对密度、熔点、折光率、旋光度等与被测组分之间的关系，从测得的物理性质数据推算样品中组分含量的方法。如测定水体的电导率数值，可以反映杂质(主要是无机物)含量水平，以评价水体的污染程度。

三、化学分析法

以化学反应为基础的检验方法，称为化学分析法。可分为定性分析和定量分析。

(一)定性分析

定性分析的目的在于检查样品中是否存在某一种或某些组分。定性分析常借助被检物特异的化学反应，通过对反应现象(特殊的气味、颜色、沉淀等)的识别对样品进行定性分析。定性分析时，必须注意反应条件，否则结果不可靠。为了获得可靠的检验结果，应同时做空白对照试验和阳性对照试验，并采用两种以上方法进行确证，如进行化学性食物中毒快速检验，则需做预试验和确证试验。

在卫生理化检验中，定性分析常用于毒物分析和某些组成不明的备检物分析，如化学性食物中毒快速检验和劳动环境空气中有毒物质的快速测定，对某一方法在应用时的干扰物不明确时，经定性分析后，以便于定量分析时采取必要的分离掩蔽措施。

(二)定量分析

定量分析是测定样品中被测组分的含量，是化学分析的主要内容，包括质量分析和容量分析。质量分析是将被测组分转化成一定的称量形式并与样品基体分离，称量被测组分的质量，计算被测组分在样品中的含量。本法操作麻烦、费时，但准确度较高。根据分离方法不同，质量分析包括挥发法、萃取法、沉淀法、吸附阻留法，在卫生理化检验中均有应用，如用挥发法测定食品水分、灰分，用萃取法测定食品中脂肪含量和废水中石油含量，用滤膜重量(吸附阻留)法测定空气中粉尘的含量。容量分析包括酸碱滴定法、氧化还原滴定法、沉淀滴定法、配合滴定法等，在卫生理化检验中均有应用。如酸碱滴定法测定酱油总酸和氨基酸态氮含量、斐林滴定法测定食品还原糖含量、银盐法(摩尔法)测定水中的氯化物或食品中的食盐含量、乙二胺四乙酸二钠(EDTA-2Na)测定水的总硬度等。

除定性分析和定量分析外，在卫生理化检验中有时只关注被检样品的某种组分是否符合卫生标准，而不必知道具体含量。此时，可采用限度检查法。限度检查是根据卫生标准配制一个标准溶液，与相同取样量的样品溶液在相同条件下进行实验，将两者的测定结果进行比较，判断样品是否符合卫生标准。如砷斑法测定砷化物。限度检查对于鉴定批量样品是否符合卫生标准非常方便。

化学分析法是卫生理化检验的基础，许多样品的预处理和检验均采用化学方法，而且，仪器分析法的原理大多也是以化学分析为基础的。因此，化学分析法仍然是卫生理化检验中基本和重要的方法。化学分析法多用于常量分析。

四、物理化学分析法

物理化学分析法，也称为仪器分析法，是利用被测物质或其化学反应物的物理或物理化学特性，如光学性质、电化学性质等，应用仪器测量以计算被测组分含量的方法。该方法具有操作简便、快速、灵敏度高等特点，适用于微量、痕量组分分析。

卫生理化检验中涉及的物理化学分析法有：①光学分析法，主要有紫外-可见分光光度法、原子光谱法、荧光光度法等；②色谱分析法，主要有气相色谱法、液相色谱法、高效液相色谱法和离子色谱法等；③电化学分析法，主要有电位分析法、极谱法、电导分析法等；④各种联用技术，气相色谱法、液相色谱法与光谱法和质谱法联用，等离子发射光谱与质谱法联用等。

物理化学分析法需要比较贵重的仪器，技术要求也比较高，代表着卫生理化检验技术的发展方向。

通常每一个待分析的样品有多种检验方法可供选择，选择检验方法应遵循以下原则：

(1)首选国家标准方法，尚无国家标准分析方法的，可选用行业统一分析方法或行业规范，如采用经过验证的国际标准化组织(ISO)、美国 EPA 和日本 JIS 方法体系等其他等效分析方法，其检出限、准确度和精密度应能达到质控要求；也可采用经过验证的新方法，其检出限、准确度和精密度不得低于常规分析方法。

(2)方法的灵敏度或最低检出浓度应满足卫生标准所规定的最高允许浓度。

(3)选用的方法应适用于被检样品的性状。根据被测成分含量范围选择分析方法，减少稀释或浓缩。

(4)尽量避免使用危害人体健康或污染环境的试剂和方法。

(5)耗费低、节约人力和时间，要结合本地和本单位的实际选择分析方法。

第四节　检验结果的表示方法

在卫生理化检验中，对于通用的物理指标，均按统一规定的国际单位制的单位名称表示，如温度(℃)、气压(Pa 或 kPa)、电导率(S/cm 或 μS/cm)等。其他一些指标则按其特定的要求表示，如 pH 值、比移值等均为数字。检测结果的数字通常与相对应的卫生标准的位数相同或多一位。不同检测对象，由于样品状态、检验项目与要求各异，检验结果的表示方法各有不同。

水质检验结果中，除通用的物理指标按统一规定的国际单位制的单位名称表示外，一些物理指标则按其特定的单位表示，如色度、浑浊度用规定的度表示，臭和味以性质与强度等级表示。毒理学指标和绝大多数化学指标以 mg/L 表示，即每升水中含某物质的毫克数。

食品检验实验数据的计量单位应该与食品卫生标准规定的单位相吻合。我国目前使用的食品卫生标准单位有以下几种形式：

(1)百分含量(%)：每百克(或每百毫升)样品中含被测物质的克数或毫克数。如酱油中食盐的含量(以 NaCl 计)，100mL 中不得低于 15g。蛋白、脂肪、水分、碳水化合物等以 g/100g 表示，挥发性盐基氮则以 mg/100g 表示。

(2)千分含量(‰)：每千克(或每升)样品中所含被测物质的克数。大多数卫生指标以此表示。

(3)百万分含量(ppm)：每千克(或每升)样品中含被测物质的毫克数，或每克(每毫升)中所含的微克数，如蒸馏酒中铅的含量(以 Pb 计)，1L 中不得超过 1mg；冷饮类食品

19

中砷含量(以砷计)，1kg 中不得超过 1mg。

(4)十亿分含量(ppb)：每千克(或每升)样品中含被测物质的微克数。如花生及其制品中，黄曲霉毒素 B1 的含量，1kg 中不得超过 20μg。

有些检测项目的测定结果用与其测定内容吻合的单位表示。如食用植物油的"过氧化值"，用单位质量样品中含有的氧化性物质将碘化钾氧化成单质碘的物质的量 $[b(1/2 I_2)/mmol]$ 表示，b 表示摩尔质量浓度。还有些检测项目的测定结果规定用某种化合物的量表示，但实际存在形式不一定是该物质，如国际通用的硬度规定以 $1mg\ CaCO_3/L$ 为一度，但是溶解于水中的钙和镁并非均以 $CaCO_3$ 形式存在。

大气与车间空气中大多数有害物质的含量用 mg/m^3 表示，即标准状态下，$1m^3$ 空气中含被测组分毫克数。有些检测项目有其特定的表示方法，如大气灰尘自然沉降量以吨/(平方千米·月)表示等。

生物材料的检验结果因样品不同而各有规定。如尿为 mg/L 或 mg/24h，血为 mg/100mL 或 mg/100g，毛发、指甲为 μg/g，粪便为 g/100g，等等。

第五节　检验质量控制

卫生理化检验的对象成分复杂，有些样品有明显的实时性，检验结果易受多种因素的影响，因而质量保证和质量控制是卫生理化检验重要的技术工作和管理工作，它对提高检验质量，保证结果的准确、可靠，起着极为重要的作用。

卫生理化检验的质量保证是整个检验过程的全面质量管理。其内容包括：采样、样品前处理、贮存、运输、实验室供应、仪器设备、器皿的选择与校准，以及试剂、溶剂和基准物质的选用，统一测定方法，质量控制程序，数据的记录和整理，各类人员的要求和技术培训，实验室的环境条件(温度、湿度、压力、风速、清洁度)和安全，文件编写(含检验报告)、指南和手册等。

卫生理化检验质量控制是检验质量保证的一个部分。质量控制实质上就是将分析误差控制在容许限度以内，以保证检测数据在给定的置信水平内达到质量要求。检验质量控制包括实验室内部质量控制(intralaboratorial quality control)和实验室间质量(interlaboratorial quality control)控制两部分。

一、实验室内部质量控制

实验室内部质量控制是实验室人员对检验质量进行自我控制，主要反映检验质量的稳定性，是保证检验结果可靠和实验室间检验结果有可比性的基础和关键工作。实验室内质量控制包括检验方法的选择与评价和实施常规检验质量控制。方法评价主要是对方法的精密度、准确度进行测定和评价，旨在了解实验室对检验方法的适应情况以及操作人员的技能情况。检验质量控制则是通过质量控制图或其他方法，监控检验方法的稳定性，以便及时发现异常，找出发生异常的原因，采取相应的纠正措施，保证分析结果在正常范围内。

(一)检验方法评价

在实验室某一检验工作开始前，首先根据检验目的和要求，选择适宜的检验方法，一般都要选用国家标准方法或国内外公认的方法，这样有利于检验结果间的相互比较。选定了分析方法后，检验人员应在本实验室的环境、条件、操作水平下反复多次进行实验操作，以正确掌握分析方法，达到熟练应用的目的，并进行一系列的基本实验，包括空白实验值的测定、检出限的计算、标准曲线的绘制、方法的精密度、准确度评价及干扰因素测定和绘制质量控制图。

1. 空白实验值

空白实验值的大小及重复性，直接影响分析方法的检出限和精密度，在一定程度上反映实验室的基本状况和分析人员的技术水平，如纯水的质量、试剂的纯度、试液的质量、玻璃器皿的洁净度、仪器的灵敏度及稳定性、实验室内的环境污染状况，以及分析人员的操作水平和经验等。

空白实验就是用纯水代替样品，其他分析过程同样品完全一致，测定出结果。一般空白实验应每天平行测定双份，连续测定 6~7 批，计算测定结果的标准偏差，并由此计算其检出限。若检出限高于方法给出的规定值，则要找出原因，加以纠正，然后重新测定，直至完全合格。对于空白实验值的控制，要求平行双样测定结果的相对误差值 R 不大于50%，平行双样测定结果的相对误差值按下式计算：

$$R = \frac{x_i - x_i'}{(x_i + x_i')/2} \times 100\% \tag{1-1}$$

2. 检出限

检出限(limit of detection)是指对某一特定的分析方法，在给定的置信水平内，可以从试样中定性检出待测物质的最小浓度或量。所用分析方法不同，检出限的计算方法也不相同。

(1)《全球环境监测系统水监测操作指南》规定的计算方法：给定置信水平为95%时，样品测定值与不含待测物质的样品测定值有显著性差异即为检出限 L。其计算公式与空白测定次数有关，若测定次数大于 20，检出限为 4.6 空白平行测定(批内)标准偏差；若测定次数小于20，则为 $2\sqrt{2t_f s_{wb}}$，其中 s_{wb} 为空白平行测定(批内)标准偏差，t_f 为显著性水平为 0.05(单侧)自由度为 f 的 t 值。

(2)国际理论和应用化学联合会(International Union of Pure and Applied Chemistry, IUPAC)对检出限的规定如下：

①对于各种光学分析法，可测量的最小分析信号 x_L 为

$$x_L = \bar{x}_b + k s_b \tag{1-2}$$

式中，$\bar{x}_b$ 为空白多次测量的平均值；s_b 为空白多次测量的标准偏差；k 为根据一定置信水平确定的系数。

与 $x_L - \bar{x}_b$ 即 $k s_b$ 相应的浓度或量，即为检出限 L：

$$L = \frac{x_L - \bar{x}_b}{S} = \frac{k s_b}{S}$$

式中，S 为方法的灵敏度，即校准曲线的斜率；IUPAC 推荐光学分析法中 $k = 3$，由于低浓度水平测量的误差可能不是正态分布，且空白测定的次数有限，因此 $k = 3$ 相应的置信水平大约为 90%。

②气相色谱分析法的检出限，是指检测器恰能产生与噪声相区别的响应信号时所需进

入色谱柱的物质的最小量。一般认为，恰能分辨的响应信号的最小量应是噪声的两倍，即取 $k=2$。

③离子选择电极法，是以校准曲线直线部分的延长线与通过空白电位且平行于浓度轴的直线相交时其交点所对应的浓度值为检出限。

3. 方法精密度评价

精密度，是指在受控条件下，用同一分析方法重复多次分析均匀样品所得测定值的一致程度。精密度反映了分析方法或测量系统随机误差的大小，可用测定数据的离散程度来描述，常用标准偏差和相对标准偏差（变异系数）来表示。

测定分析方法精密度时，分别取4个浓度的样品：一个低浓度（接近方法的最低检出浓度），两个中等浓度，一个高浓度（接近方法的上限）。一天或间隔一天以上将每个浓度测定一次，每种溶液均作平行双样，共重复测定7次，分别计算出各浓度的测定平均值、标准差、变异系数。其精密度用试验浓度和标准差表示，或以试验浓度和变异系数表示。如某实验室测定某河水中磷含量的数据见表1-1。

表 1-1　　　　　　　　　　某河水中磷的测定数据（磷）　　　　　　　（单位：mg/L）

样品	低浓度	中等浓度	中等浓度	高浓度
1	0.05	0.10	0.48	0.62
2	0.06	0.10	0.48	0.62
3	0.06	0.10	0.49	0.62
4	0.06	0.11	0.18	0.63
5	0.06	0.11	0.48	0.62
6	0.06	0.11	0.48	0.62
7	0.06	—	—	0.622
平均值	0.059	0.105	0.482	0.621
标准差	0.004	0.005	0.004	0.004
变异系数(%)	6.8	4.8	0.8	0.6

精密度表示：某实验室用某法测磷，当水样浓度为 0.06～0.62mg/L 时，标准差是 ±0.004mg/L。浓度为 0.06mg/L 时变异系数是 6.8%，浓度为 0.62mg/L 时变异系数是 0.6%。

分析结果的精密度与样品中待测物质浓度水平有关，因此，应取两个或两个以上不同浓度水平的样品进行分析方法精密度的检查。为使测得的精密度更符合实际，要求每天或隔一天以上测一次，测定6~7次，以使所得结果随着时间的变化有重复性。标准偏差的可靠程度受测量次数的影响，因此，对标准偏差做较好估计时，需要足够多的测量次数。以分析标准溶液的办法了解分析方法的精密度，这与分析实际样品的精密度可能存在一定的差异，故应同时测定样品和加标样品，通过比较样品、加标样品与标准溶液测定结果的标准偏差，判断样品中是否存在影响测定精密度的干扰物质，并确定有无消除干扰物质的必要。

4. 方法准确度评价

准确度,是指测定值(平均值或单次测量值)与真值之间的相符程度。它是反映分析方法或测定系统存在的系统误差和随机误差的综合指标。

通常用以下三种方法检验或评价方法的准确度:

①用标准物质作对照实验法。将标准物质与试样在完全相同的条件下进行平行测定,将测定结果与给出的保证值比较,若其绝对误差或相对误差符合方法规定要求,则说明方法和测定过程无系统误差。

②加标回收实验。如果对试样组成不完全清楚,或没有适合的标准物质时,则实验室常用加标回收实验的方法进行准确度检验。取完全相同的两份试样,向其中一份中加入一定量被测组分的标准物质溶液,在完全相同的条件下同时进行测定,根据测定结果计算回收率:

$$回收率(P) = \frac{加标样品测定值 - 样品测定值}{加入标准物的量} \times 100\%$$

回收率随测定对象及所用分析方法的不同要求而各不相同。所得结果可按方法规定的水平进行判断,或在质量控制图中检验,二者都无依据时,可按 95%~105% 的域限做判断。超出此域限的,再按测定结果标准偏差、自由度、给定的置信限和加标量计算可接受限 P,计算公式如下:

$$P_{下限} = 0.95 - \frac{t(n', P) s_p}{D}, \quad P_{上限} = 0.95 + \frac{t(n', P) s_p / \sqrt{n}}{D}$$

式中,$t(n', P)$ 为自由度为 n',概率为 P 的 t 值,s_p 为加标回收量的标准偏差,D 为加标量。

加标回收率与试样的浓度及加入量有关,所以一般取高、中、低三种浓度的标准溶液加到试样溶液中,每个浓度重复测定 6~7 次,取测定结果的平均值。

在进行加标回收率测定时,应注意:加入标准的量应与待测物浓度水平相近为宜,不得超过试样含量的 3 倍,一般是 0.5~2 倍,并且不能超过线性范围测定上限的 90%。加标物的浓度宜较高、体积应较小,一般不超过原始试样体积的 1%。加入标准物质的形态应尽量与试样中待测物的形态一致,否则其可靠性会受影响。

③用不同方法进行对照实验。通常认为,不同分析方法具有相同的不确定性的可能极小。当对同一样品用不同的分析方法测定并获得一致的测定结果时,则可认为所选方法具有良好的准确度。

综上所述,在进行检验方法评价时,取试剂空白、标准溶液、样品溶液和加标样品溶液,每天分析一批,共做 6~7 批,每批按随机顺序,每个溶液同时取 2 份进行平行双样测定。由测定结果对分析误差、精密度和准确度进行预评价。

通过以上实验,确认分析方法的精密度、准确度合格后,即可运用于常规样品的检验工作。

(二)方法精密度和准确度的控制

当完成方法精密度和准确度的评价后,所选的检验方法可用于常规检验工作。然而,由于许多因素，如标准溶液、温度、试剂、操作人员等不断变化，还需要经常地监视检验过程中可能出现的误差，以保证检验结果的准确性。监督的方法有核对校准曲线、重复测定样品与加标样品、对照分析和质量控制图等，最简便的方法就是应用质量控制图。

质量控制图是根据检验结果之间存在变异，且这种变异符合正态分布的原理绘制的。质量控制图主要反映检验质量的稳定性，可以发现检验过程中的异常现象。

绘制质量控制图的一般步骤如下：

1. 收集测定数据

首先选择适当的标准物质或质量控制样品用所选方法和与样品相同操作步骤进行分析测定，按所选质控图的要求积累数据。用以建立质量控制图的质量控制样品，多选用标准物质(溶液)，也可以自制，如自制质控水样。选用的质控样在组成和待测物浓度上应力求与实际样品相近。由于质控图是用以连续地反映分析工作质量的，为尽可能多地覆盖不同条件下的数据变化情况，一般要求至少要积累质控样品重复检验的 20 组数据，这些数据应当是一段时间的积累，不应在同一天测出，而是每天测定一次，每次均做平行测定，而且质控样品应放入常规样品中按相同的方法测定，这样数据具有代表性。

2. 选择并计算统计量

根据所选质控图的需要，由所收集的数据计算样本的平均值、极差、标准差等统计量。

3. 绘制质控图

以纵坐标表示测定结果(统计量值)，以横坐标表示测定时间或顺序，在坐标纸上将各统计量准确地标注在相应的位置，以统计量的平均值为中心线，同时绘出上、下控制限，上、下警告限和上、下辅助线。如均数标准差控制图中，$\bar{x} \pm s$(或 $\bar{x} \pm s_{\bar{x}}$) 为辅助线，$\bar{x} \pm 2s$(或 $\bar{x} \pm 2s_{\bar{x}}$) 为警告线(95% 可信度)，$\bar{x} \pm 3s$(或 $\bar{x} \pm 3s_{\bar{x}}$) 为控制线(99% 可信度)。将各原始数据按测定顺序点在图的相应位置上，用直线连接各点。

控制图质量评价：①绘制控制图时的测定条件应和测定常规样品的条件相同；②图中各点应在中心线两侧随机排列，落在上下辅助线范围的数据点应约占总数的 68%，如果少于 50%，则认为数据分布不合理，此图不可靠；③测定结果中有超出控制限者，应予剔除，如剔除过多，其数据点少于 20 个时，则应补充新的测定数据，重新计算各参数并绘制控制图，保证落在控制限内的数据不少于 20 个；④连续 7 个数据点位于中心线的同一侧，或 7 点是处于连续上升或下降的趋势，表示所得数据失控，此图不适用。同样，17 点中有 14 点，20 点中有 16 点位于中心线的同一侧，亦表示所得数据失控；⑤频频出现相邻 3 个点中 2 个点接近控制限时，也表示工作质量有异常。此时应查明原因，并补充不少于 5 个数据，重新计算和绘图；⑥所有点都集中在中心线附近，也判断为异常。出现以上数据分布不合理或数据失控的情况时，应查明原因，加以纠正后测定更多数据，重新绘制控制图。

控制图绘成后，应标明实验室名称、测定项目、分析方法、浓度或浓度范围、实验温度、压力、控制指标、操作和审核人员以及绘制日期等。

在控制图的使用过程中，还应通过控制样品的测定，积累更多的合格数据。例如，每增加 20 个数据为一个单元，与原来的数据一起重新计算参数，绘制新的控制图，不断提高控制图的准确度和灵敏度，直到中心限和控制限的位置基本稳定。

在常规样品分析过程中，每分析一批样品插入一个"质控样"，与样品平行进行测定。通过对质控样品测定结果的检查来考核该批样品分析结果的质量。如果"质控样"测量值落在警告限内，说明测定结果准确可靠；如果测定值落在警告限外、控制限内，表示测定结果可以接受，质量仍在控制中，但同时提示分析结果开始变劣，可能存在失控倾向，应进行初步检查，并采取相应的校正措施，但结果仍可保留；如果测量值超出控制限，则表示测定过程失控，应找出原因加以纠正，并重新测定该批全部样品。

质控图有多种类型，包括单值控制图、均数-标准差控制图、空白实验值控制图、回收率控制图、均值-极差控制图等。

均数-标准差控制图组成包括：中心线，测定的总平均值 $\bar{\bar{x}}$；上下控制限 $\bar{\bar{x}} \pm 3s$；上下警告限 $\bar{\bar{x}} \pm 2s$；上下辅助线 $\bar{\bar{x}} \pm s$；每次平行测定结果 $\bar{x}_i = \dfrac{x_i + x_i'}{2}$；总平均值 $\bar{\bar{x}} = \dfrac{\sum \bar{x}_i}{n}$；标准差 $s = \sqrt{\dfrac{\sum \bar{x}_i^2 - \dfrac{\left(\sum \bar{x}_i\right)^2}{n}}{n-1}}$；每次平行测定极差 $R_i = |x_i - x_i'|$；平均极差：$\bar{R} = \dfrac{\sum R_i}{n}$。

例如，用某法测定 SO_2 标准气体，20 个平行样的测定结果见表 1-2。

表 1-2 　　　　　　　　　　 SO_2 标准气体平行样测定结果 $(\bar{x}_i)$ 　　　　　（单位：mg/m^3）

序　号	测定结果	序　号	测定结果
1	0.25	11	0.21
2	0.23	12	0.25
3	0.24	13	0.24
4	0.26	14	0.30
5	0.24	15	0.26
6	0.22	16	0.27
7	0.26	17	0.23
8	0.29	18	0.25
9	0.26	19	0.26
10	0.23	20	0.25

平均值
$$\bar{\bar{x}} = \frac{\sum \bar{x}_i}{n} = 0.25$$

标准差
$$s = \sqrt{\frac{\sum \bar{x}_i^2 - \dfrac{\left(\sum \bar{x}_i\right)^2}{n}}{n-1}} = 0.02$$

根据以上数据作图，如图 1-8 所示。

均数 - 极差 $(\bar{x} - R)$ 控制图是由均数部分和极差部分组成的控制图，能同时观察到均数与极差的变化和变化趋势。均数部分是对准确度的控制，极差部分是对精密度的控制。

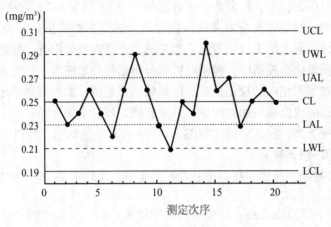

图 1-8 均数标准差控制图

制作 $\bar{x}$ – R 控制图需要至少 20 对控制样品的测定数据，而每对控制样品的测定数据应是至少两次平行测定的结果。

均数控制图组成包括：中心线；$\bar{\bar{x}}$；上、下控制限 $\bar{\bar{x}} \pm A_2\bar{R}$；上、下警告限 $\bar{\bar{x}} \pm \frac{2}{3}A_2\bar{R}$；上、下辅助限 $\bar{\bar{x}} \pm \frac{1}{3}A_2\bar{R}$。

极差控制图组成：中心线 $\bar{R}$；上控制限 $D_4\bar{R}$；上警告限 $R + \frac{2}{3}(D_4\bar{R} - \bar{R})$；上辅助限 $R + \frac{1}{3}(D_4\bar{R} - \bar{R})$；下控制限 $D_3\bar{R}$。上列各式中的系数 A_2、D_3、D_4 可从表 1-3 中查出。

表 1-3   绘制均数–极差控制图系数

每次测定平行样个数 n	A_2	D_3	D_4
2	1.88	0	3.27
3	1.02	0	2.58
4	0.73	0	2.28
5	0.58	0	2.12
6	0.48	0	2.00
7	0.42	0.076	1.92
8	0.37	0.136	1.86
9	0.34	0.184	1.82
10	0.31	0.223	1.78

例如，用某法测定控制样品中某物质的含量（mg/m³）。20 对样品，每对样品重复测定两次，测定结果见表 1-4。绘制均数极差控制图。

表 1-4 绘制均数极差控制图数据

序号	测定结果		$\bar{x}_i$	R_i	序号	测定结果		$\bar{x}_i$	R_i
	x_i	x'_i				x_i	x'_i		
1	0.501	0.491	0.496	0.010	11	0.518	0.514	0.516	0.004
2	0.490	0.490	0.490	0.000	12	0.500	0.512	0.506	0.012
3	0.485	0.482	0.484	0.003	13	0.513	0.503	0.508	0.010
4	0.520	0.512	0.516	0.008	14	0.512	0.497	0.504	0.015
5	0.500	0.490	0.495	0.010	15	0.502	0.500	0.501	0.002
6	0.510	0.488	0.499	0.022	16	0.506	0.510	0.508	0.004
7	0.505	0.500	0.502	0.005	17	0.485	0.503	0.494	0.018
8	0.475	0.493	0.484	0.018	18	0.484	0.487	0.486	0.003
9	0.500	0.515	0.508	0.015	19	0.512	0.495	0.504	0.017
10	0.498	0.501	0.500	0.003	20	0.509	0.500	0.504	0.009

计算结果如下：

总平均值：
$$\bar{\bar{x}} = \frac{\sum \bar{x}_i}{n} = 0.500$$

平均极差：
$$\bar{R} = \frac{\sum R_i}{n} = 0.009$$

由计算结果按组成内容绘制均数极差控制图如图 1-9 所示。

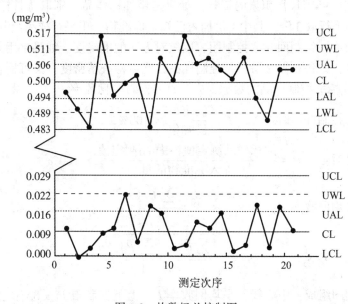

图 1-9 均数极差控制图

$\bar{x} - R$ 控制图是根据一个基本假设，即每一方法中各种条件都存在变异而制定的。也就是说，由于环境、条件、操作的影响，平行测定时，两个平行样间也一定会有差异，而且这种差异不小于该方法最小检出限量的一半。从计算公式中也可看出，若样品平行测定结果间无差异，即 $R = 0$，则上下控制限和上下警告限都等于 $\bar{\bar{x}}$，绘图时，几条线都并在一起，这样的 $\bar{\bar{x}} - R$ 图实际上是不存在的。

当均数极差控制图绘成之后，在日常检验工作中使用时，要求将几份未知样品与一对控制样品同时测定(一般认为控制样品的量应占未知样品量的 10% ~ 20% 为宜)，计算控制样品的 $\bar{x}$ 和 R，点在控制图上。若二者之一超出控制限(不包括 R 图部分的下控制限)，即认为失控，则要停止实验，找出原因，并予以校正。此外，若连续 7 次测定控制样品，所得结果的平均值都落在 $\bar{x}$ 中心线的一侧，或 7 次连续上升或下降，或连续 11 次测定有 10 次在一侧者等，即便是都没有超出控制限，也表明实验中已产生了系统误差，应引起注意并及时采取校正措施。

$\bar{\bar{x}} - R$ 图可同时控制分析方法的批间和批内精密度。其中，$\bar{\bar{x}}$ 图对均数的变化灵敏，有时可由此看出漂移和变化趋势。R 图可监视操作的变化。故 $\bar{\bar{x}} - R$ 图灵敏度比单纯的 $\bar{\bar{x}}$ 图或 R 图为高，但是不适用于平行测定 R 值极小的分析方法。

在使用 $\bar{\bar{x}} - R$ 图时，R 值愈小愈好，故 R 图部分没有下警告限，但仍有下控制限。在使用此控制图的过程中，若 R 值稳步下降逐次变小，以至于接近下控制限，则表明测定的精密度已有所提高。原质量控制图已失去作用，此时应采用新的测定值，重新计算 $\bar{\bar{x}}$、R 和各相应的统计量，并改绘新的 $\bar{\bar{x}} - R$ 图。同时还要注意，一个控制图并不一劳永逸，当改进了方法或变换了试剂后，应重新建立控制图。

对于一些成分复杂而且多变的样品，仅用 $\bar{\bar{x}} - S$ 或 $\bar{\bar{x}} - R$ 控制图不易控制样品中多种干扰分析方法的因素。若同时使用回收率控制图效果会较理想。

回收率控制图可用日常积累的资料。如果是用加标样品，则取每日样品数的 10% ~ 20%，每种样品平行取 3 份，其中 1 份加入已知量标准物，用平行样品绘制 $\bar{x} - R$ 图；用加标样品计算回收率，绘制回收率控制图，以核对方法的准确度。如果是用人工合成的标准样作为控制样品，则每日做 2 份平行控制样品，既可检查精密度，又可检查准确度。收集 20 个加标样品或标准控制样品的数据，先计算各次百分回收率 P。

标准样作为控制样品时：
$$P = \frac{测定值}{已知值} \times 100\%$$

用加标样品时：
$$P = \frac{加标样品测定值 - 样品测定值}{加入标准物的量} \times 100\%$$

而后计算平均回收率 $\bar{P}$：
$$\bar{P} = \frac{\sum P}{n}$$

回收率的标准差 S_p：
$$S_p = \sqrt{\frac{\sum P^2 - (\sum P)^2 / n}{n - 1}}$$

回收率控制图组成：中心线，平均回收率 $\bar{P}$；上下控制限 $\bar{P} \pm 3S_p$；上下警告限 $\bar{P} \pm 2S_p$；上下辅助线 $\bar{P} \pm S_p$

例如，用某法测定水中磷酸盐含量，根据表 1-5 中的测定数据作回收率控制图。

表 1-5　　　　　　　　　　　　　　　磷酸盐测定结果

序号	已知值(mg/L)	测定值(mg/L)	回收率 P(%)
1	0.34	0.33	97
2	0.34	0.34	100
3	0.40	0.40	100
4	0.49	0.49	100
5	0.49	0.49	100
6	0.49	0.63	129
7	0.50	0.47	94
8	0.50	0.53	106
9	0.50	0.56	112
10	0.52	0.65	113
11	0.66	0.70	106
12	0.66	0.60	91
13	0.67	0.65	97
14	0.68	0.65	96
15	0.83	0.80	96
16	0.98	0.75	77
17	1.30	1.20	92
18	1.30	1.30	100
19	1.60	1.70	106
20	2.30	2.30	100
21	2.30	2.40	104
22	3.30	3.30	100
23	4.90	4.60	94

由表中数据计算：

$$\bar{P} = \frac{\sum P}{n} = 100.4$$

$$S_p = 9.70$$

由计算结果作回收率控制图如图 1-10 所示。

测定回收率时应该注意：①标准品的形态应与待测物的形态相同，标准品的浓度约为待测物浓度的 100 倍，加入标准品溶液的体积约为样品溶液体积的 1%；②加标量不能过大，一般为待测物含量的 0.5~2 倍，加标后的总量不超过方法测定上限的 90%。

一般来说，百分回收率不会随样品浓度增加而增加，但在较大浓度范围内使用同一个回收率控制图时要特别注意，在一个分析方法适用的浓度范围内，对中、高浓度水平，加标回收率受浓度波动的影响很小，即对中、高浓度水平，可使用统一的控制图。对某些项目，低浓度时，则需分别绘制不同浓度范围的回收率控。

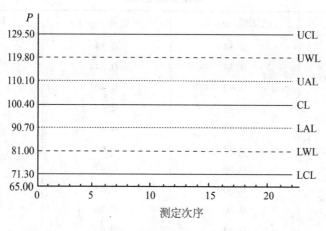

图 1-10 回收率控制图

二、实验室间质量控制

为了检查各实验室是否存在系统误差，发现实验室内部不易核查的误差来源，保证各实验室之间分析结果的可比性，需要上级监测机构及中心实验室对其所属的各实验室的分析质量进行考核，称为实验室间检验质量控制。接受考核的是内部质量控制合格的实验室。

进行实验室间检验质量控制具体操作程序如下：

1. 建立工作机构

为保证实验室间质量控制顺利进行，通常由上级主管部门的实验室或专门组织的专家技术组负责方案设计、组织协调和贯彻执行。

2. 制定计划方案

根据实验室间质量控制的目的和要求，制订切实可行的工作计划，包括实施范围、参加单位、考核项目、分析方法、考核方式、标准、数据报表和结果评定等。

考核项目一般以常规项目为主。为减少各实验室的系统误差，使所得数据有可比性，应使用统一规定的分析方法，通常首选国家或部门所规定的标准分析方法。

3. 标准溶液校准及样品的分发与保存

给各参加实验室发放标准物质（包括标准溶液等）、质控样品及统一的考核样品。各实验室应首先用标准溶液对本实验室的基准溶液进行对比分析，用 t 检验法检验是否有显著性差异，以发现和消除系统误差。

我国生产的标准物质分为两个等级，即一级标准物质和二级标准物质。一级标准物质由国家计量行政部门批准、颁布并授权生产，其特性量值使用绝对量值法，或两种以上不同原理的准确可靠的方法，或多个实验室（8个以上）用准确可靠的方法协同确定，定值的准确度具有国内最高水平，每一种出证的特性量值都附有给定置信水平的不确定度，均匀性保证在定值的精度以内，且稳定性在一年以上，具有规定的包装形式。一级标准物质具有国家统一编号的标准物质证书。二级标准物质的特性量值通过与一级标准物质直接比对或用其他准确可靠的方法测试而获得，准确度和均匀性能满足一般测量的需要，稳定性在半年以上，经有关主管部门审查批准，报国家计量局备案。

质量控制样品应逐级分发。一级标准物质由国家指定的权威机构分发给省、自治区、直辖市的主管中心实验室，二级标准物质由各省、自治区、直辖市的主管中心实验室分发给各实验室作为质量考核的基准。当标准样品系列不够完备而有特殊用途时，各省、直辖市、自治区在具备合格实验室和合格分析人员的条件下，可自行配制所需的统一样品，分发给所属的网、站，供质量控制活动使用。各级标准样品或统一样品均应在规定的条件下保存，凡是超过稳定期、失去保存条件、开封使用后无法或没有及时恢复原封装而不能继续保存者，都应报废。

4. 考核样品的测试

按选定的方法及规定的期限对考核样品进行测试，按设计好的考核样品测定结果报告表上报测定结果。一般要求报出平行三份空白实验值和平行两份考核样品测定值。

5. 结果评价

由主管机构对上报的测试结果进行统计处理，并做出质量评价，最后将结果返回各实验室，以检查是否存在系统误差，并查找原因，加以纠正。评价考核结果常用的方法有相对误差法、均值置信范围法等。

(1)相对误差法：将考核样品的保证值视为真值，求出各参加实验室测定结果的相对误差。按所选用方法的允许误差评价测定结果的质量。由于允许误差不仅与所用分析方法有关，且受待测物浓度水平的影响，因此选定合理的允许差范围是至关重要的。

(2)均值置信范围法：将考核样品的保证值(中心值及不确定度)中的不确定度适当展宽后，用以评价各实验室的测定结果。展宽的幅度应根据所测项目的实际情况做出相应决定。如待测物的稳定情况、浓度水平、所用方法的繁简难易等。通常用统一分析方法室内标准偏差的 2 倍或 3 倍值为评价范围。

6. 实验室误差检验

在实验室间起支配作用的误差，通常称为系统误差。实验室之间是否存在系统误差，其大小、方向以及对分析结果的可比性是否有显著性影响，可通过不定期地对各实验室进行误差检验，以便发现问题，及时采取措施予以纠正。常用的误差检验方法是双样图法。

双样图法又称尤登(Youden)试验法。它基于两个基本假设：①所有实验室的室内随机误差基本相同；②任何一个实验室在分析两个成分极为相似的样品时，其系统误差基本相同。应该说，对于内部质量控制合格的实验室，上述基本假设是合理的。在此基础上，就可用两份相似样品的测定结果来估计存在的随机误差和系统误差。

绘制双样图方法是：① 选择 5 个以上实验室；② 将两份组成相同但浓度不同(相差约 5%) 的质控样品 x 和 y 同时分发给各实验室；③ 各实验室用统一方法对样品进行单次测定，并在规定的日期内上报测定结果 x_i、y_i；④ 计算各实验室测定结果的平均值 $\bar{x}$、$\bar{y}$，并在直角坐标系中画出 $x = \bar{x}$ 和 $y = \bar{y}$ 的两条线；⑤ 将各实验室的测定结果(x_i、y_i) 点在图中相应的位置，即可得双样图(如图 1-11 所示)。

如果各实验间不存在系统误差，则根据随机误差分布的特点，各实验室的测定值应随机分布在其平均值两侧，即大致形成一个以$(\bar{x}、\bar{y})$为中心的圆，如图1-11(a)所示。如果各实验室间存在系统误差，则对两相似样品的测定值均偏高或偏低，各点主要分布在"++""--"两个区域内，形成一个与横轴方向约成45°角倾斜的椭圆，如图1-11(b)所示。椭圆的长轴和短轴之间的差值越大，系统误差的越大。根据各点到斜线的距离，可以估计各实验室随机误差大小。

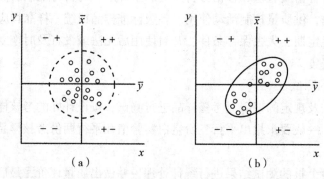

图1-11 双样图

☞ **思 考 题**

1. 概念题

有机质破坏　干灰化法　湿消化法　固相微萃取技术

2. 简答题

(1)简述硝酸硫酸法破坏有机质的原理。

(2)简述硫酸高温催化法破坏有机质的原理。

(3)炭化有助于有机质破坏，为什么消化过程中不能长时间保持炭化阶段？

(4)超临界流体的特点是什么？超临界流体用作色谱分离流动相有何优势？

(5)卫生理化检验常用分析方法有哪些？

(6)什么是检验质量控制？实验室内部检验质量控制常用方法有哪些？说明各种质控图的用途。

(7)如何进行实验室间检验质量控制？

(王　珍、张新国)

第二章 水质理化检验

第一节 水质理化检验的任务和意义

水是人类宝贵的自然资源和重要的环境因素之一，是人体的重要组成成分。成人每日生理需水为 2~3L，以满足人体内一切生理活动，如体温调节、营养输送及废弃物排泄等需要。由于水是一种极好的溶媒，故天然水中含有多种杂质，除可溶物质外，还有不溶解的悬浮物质、胶体和生物等。水及其中杂质所表现出来的共同特征，称为水质。衡量水中杂质含量的具体尺度，称为水质指标。由于天然水中含有多种可溶解和不溶解的杂质，所以水质指标数目很多，但目前尚无统计数字，将随测定方法的完善而逐渐增多。从卫生学角度出发，可将水质指标分成感官性状指标、化学指标、毒理学指标、细菌学和放射性指标等。我国目前实施的《生活饮用水卫生规范》中规定的生活饮用水水质常规检验项目为34项，非常规检验项目为62项，其中绝大部分为理化检验项目。

一个水体水质优劣，一方面取决于它所处的地理位置和地质状况，另一方面取决于其污染状况。水质检验可以提供各类水质指标的具体数据，是了解水质的主要手段之一，它主要包括以下几方面内容：

(1)水质本底监测：在天然水体中，某些化学物质的含量和组成，以及生存于该水域中的水生生物群落，都具有一定特性，水质本底监测即是对水域未受污染的上游或污染前的理化特性和生物特性进行调查监测，积累本底资料，对以后评价污染程度、发现新污染物、研究水体自净能力以及水污染与人体健康的关系和预报污染趋势都十分重要。

(2)水污染现状和趋势监测：目前我国各地所进行的水环境调查工作多为水污染现状和趋势监测。

(3)水污染源监测：这是检验部门经常进行的工作。污染来源不同，所引入的污染物种类和数量不同，造成危害的性质和程度也不同，应采取的治理措施也不同，因而找出污染源、确定主要污染物、发现新污染物并确定其危害性质，是水质理化检验工作重要任务之一。

(4)水污染预测和预报：这是水质理化检验的主要任务。为此，必须结合水文气象、本底监测、日常监测、污染源调查、水体自净能力和自净容量等多方面情报资料，综合分析，预报水质情况，以便提早采取相应保护措施，确保用水安全。

根据水质理化检验的内容，其意义主要表现在以下几个方面：

(1)防止水中有毒有害物质引起人体急慢性中毒和疾病蔓延。水中不同的污染物可以对人体产生不同危害。含病原体的水可引起介水传染病或与水有关的疾病的传播和蔓延，富营养化水体中的藻类及其毒素不仅会破坏生态平衡，某些藻类产生的毒素还可以引起人体中毒，甚至死亡。当水体遭受有毒化学物质污染时，除直接引起接触人群发生急慢性中毒、公害病，甚至诱发癌症外，还能对水体中的微生物种群造成危害，阻碍水中有机物的无机化过程，影响水体的自净能力，使水的感官性状恶化。另外，有些污染物，如固体悬浮物和工业冷却水污染等，虽然不会对人体健康产生直接危害，但可使水质感官性状恶化，破坏水生生物间的平衡关系，从而影响水体的自净能力和水的正常利用。水质理化检验可以监测水体是否遭受有毒化学物质污染，防止水中有毒有害物质引起的急慢性中毒和疾病蔓延。

（2）检查执行标准情况：为了保护水环境，保证用水安全，有关部门制定和发布了一系列标准，如水环境质量标准、生活饮用水卫生标准、污水综合排放标准、农田灌溉水质标准、渔业水质标准等。不同工业生产对水质有不同要求。例如，用于制革工业的水，应是不含腐烂微生物和霉菌的软水；用于纺织工业的水要求硬度低，如硬度过大，可造成织物粗糙，染色困难等。一般天然水是不能直接用于工业生产的，更不用说污染了的水。污染水会造成工业产品质量下降，增加水净化工艺和生产成本，严重时，还会造成生产事故。通过水质检验，可以判断各种水体是否适合不同用途的要求。

（3）为污染治理提供依据：人类的社会活动用过的水会受到一定的污染，如何处理这些已受污染的水，污染物进入水体后其行为和归宿如何，对污染水体如何进行去污染治理，治理措施是否有效，各水体的自净容量有多大，自净能力有多强，这些问题均需要通过水质检验来解答。

所以，水质检验对保护人类环境，直接或通过食物链间接保障人体健康，发展工、农、渔业生产等，都有广泛、重要的意义。

第二节　水样的采集与保存

有些水质指标可以用自动化检测设备或直读式仪器在采样点现场直接获得，但大多数水质指标需要采集有代表性的水样，以样品的检验结果反映水体理化特征。供分析用的水样应该具有代表性，能反映水体的实际情况，这是水质检验结果准确可靠的前提。科学的采样方法和保存方法是水样具有代表性的前提和关键。水体情况不同，不能规定统一的采样方法，水样采集的方法、部位、深度、时间、频率等应由检验的目的和水体情况决定。遇有待测项目，不能立即分析，水样应以适当的方法保存，以免水质变化而失去代表性。保存的方法应根据检验项目的性质和测定方法决定。

一、水样的采集

（一）制定采样方案

采样前，应对待测水体进行详细调查，调查内容包括该水体的水文、气候、地质、地貌特征，水体沿岸城市分布、工业布局、污染源分布、排污情况和城市的给水情况，水体沿岸资源现状、水资源用途和重点水源保护区情况，收集原有的水质检验资料，必要时，可在需要设置采样点的河段上设置一些调查点进行采样分析。在此基础上，再根据监测的目的和要求制订详细的采样计划。采样计划应包括确定测定项目、采样点、采样时间、采样频率、采样数量、采样器、采样质量保证措施、采样人员分工、交通工具以及安全保证措施等。

(二)采样器材和容器的选择

采样的工具、盛放水样的容器应由惰性材料制成，性质稳定，存放期间既不会将容器材质溶入样品中，而且容器又不会吸附水样中的某些成分。考虑到运输和使用方便，最好易于密封和开启，不易破损，容易清洗，并可反复多次使用。硬质玻璃(硼硅酸盐玻璃)容器和高压低密度聚乙烯塑料容器能基本上满足要求，在多数情况下两者都适于存放水样。特殊检验项目可选用特殊材料制作的容器，如耐高温、高压的不锈钢容器。实际工作中应注意选择，如塑料中的增塑剂，未聚合的单体及催化剂等可能溶入水样，而塑料容器可吸附有机物质或油类，测有机物或油类的水样应选用玻璃容器。无论玻璃容器或塑料容器，均可能含有多种金属杂质，但塑料一般含金属甚微，玻璃中的钠、硅、硼、钙、镁等可能溶入水样，而玻璃可吸附金属离子，故测金属离子的水样一般选用塑料容器。由于氟化物能与玻璃发生反应，故也应选用塑料容器。

目前我国生产的水质监测采样器种类很多，有手动采样器、自动采样器和无电源自动采样器等，各种采样器技术指标、适用情况和用法可参阅相关文献或手册。

(三)容器的清洗

采样前，必须洗涤容器内壁，以减少对样品的污染。容器的洗涤方法既与样品的组成成分有关，又与检验项目有关。一般通用的洗涤方法是：将选好的采样瓶用水和洗涤剂清洗，以除去灰尘、油垢，然后用自来水冲洗干净，置于10%硝酸中浸泡24h，取出沥干，用自来水漂洗干净，最后用蒸馏水充分荡洗3次。对于有特殊要求的容器，除按上述方法洗去灰尘、油垢外，用自来水冲洗干净后，再分别按特殊要求处理：用来盛装背景值调查的样品容器，除用10%盐酸浸泡8h外，还要用1+1硝酸浸泡3~4d，沥去酸液后，用自来水漂洗干净，最后用蒸馏水充分荡洗3次。为除去黏附在容器壁上的微量重金属，可先用EDTA-氨水进行处理，然后用硝酸进行处理。测铬的样品容器只能用10%的硝酸浸泡，不能用铬酸洗液或盐酸浸泡。测总汞的样品容器可用1+3的硝酸充分荡洗后放置数小时，再依次用自来水和蒸馏水漂洗干净。测油类的样品容器除按通用的洗涤方法洗涤外，还要用萃取剂(如石油醚)彻底荡洗2~3次。必要时，可按下述方法检查洗涤质量：从洗好备用的容器中随机抽取几个容器，分别装入蒸馏水和相应的保存剂，与保存样品相同的条件下放置48h，并用与样品测定相同的方法进行分析，应检不出任何一种待测元素；如果检出某元素或检出浓度较高，则应查明原因，并做出相应处理，如是洗涤不彻底所致，则必须重新洗涤。盛装样品前，还应用所采集的水样冲洗2~3次再收集水样。

(四)采样量

物理性质和化学成分分析的水样，其采样量应根据分析项目而定，根据所用检测方法进行计算，再适当增加20%~30%作为各项目的实际采样量。一般理化分析的项目，采集2~3L即可，对于特殊要求的检验项目，根据需要分别采集。

(五)各类水样的采集方法

水样的采集方法取决于检验的目的要求、检测项目和水样来源。

1. 管网水水样的采集

通过管道输送的水为管网水,如自来水和具有抽水设备的井水。采集时,先放水数分钟,使沉积在水管中的杂质及陈旧水排出,再收集水样于瓶中。

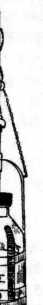

2. 井水水样的采集

采集井水或地面水的深层水样时,可使用专用的水样采集器,如图 2-1 所示为单层采水瓶,就是一种可用来采集井水或深层水的采集器。此水样采集器是一个容积为 2~3L 的细口瓶,套入金属框中,框底装有铅块以增加重量,瓶口配有塞套,以软绳系牢,绳上标有尺度。当水样采集器沉入一定深度时,将细绳上提,则瓶塞打开,水样即流入瓶中,待水灌满后迅速提出水面,倒掉上部一层水,便得到所需水样。

3. 生活污水和工业废水水样的采集

生活污水的成分复杂,变化很大,它与人们的作息时间及季节性食物种类都有关系,不同时刻水质状况可能不一样。工业废水也具有成分复杂且不稳定的特点,其成分受到生产工艺、原材料、生产间歇性等影响而不断变化。所以,对此类水样,在布置采样点之前应做必要的调查研究,如查清工业用水量、废水排放量,以及工业废水的类型和排污去向(车间、工厂、地区排污口数量和位置,是直接或通过渠道排入江河湖海中)。根据调查结果设置采样点。检测酸、碱、悬浮物、硫化物、挥发性酚类、石油和铜、锌、氟及其无机化合物等二

图 2-1 水样采集器 类污染物时,一般在排污单位总排污口设点取样,检测汞、镉、砷、铅及其无机化合物、六价铬、苯并(a)芘、有机氯和强致癌物等一类污染物时,则应在车间或车间设备出口处设点取样。对于有处理设施的工厂,还应在处理设施的进口和出口处同时设点取样,这样可了解处理效果。采集废水水样常用的方法有如下几种:

(1)平均混合水样:多用于几个性质相同的生产设备排出的或废水流量较恒定但水质有变化的废水,即每隔一定时间采集等量水样混合而成,通常采集一昼夜的混合水样进行分析。

(2)平均比例混合水样:用于废水流量不恒定、水质有变化的废水。即在一段时间内,根据流量按比例采集,流量大时多采,流量小时少采,混合均匀后取部分水样分析。若设有总废水池,则可一次采集混匀的水样进行分析。

生活污水常采集平均比例混合水样。

(3)连续比例混合水样:在有连续比例采样器的条件下,在一段时间内按流量比例连续采集并混合均匀的水样。适用于废水流量不恒定、水质有变化时的采样。

(4)瞬间采样:目的是了解废水在每天不同时间内成分的变化。每隔一定时间,如 1h、2h 甚至几分钟,采集水样一次,并立即分析。

(5)单独采样:废水中有些组分的分布很不均匀,如油类和悬浮物等,有些组分在放

置过程中很容易发生变化，如溶解氧、硫化物等，如果从全分析样品中取出一部分进行这些项目的分析，其结果往往不够准确。因此，应单独采样，分别进行分析。

4. 地表水水样的采集

流过或汇集在地球表面上的水，包括海、洋、江、河、湖泊、水库、池塘、沟渠水等，称为地表水，也叫地面水。对河流湖泊等进行污染调查时，应从整个水域来考虑，合理设置采样点，建立起水体污染检测网，才能及时准确地报告污染情况和水体中各种有害物质的分布规律和动态变化。为了合理地确定采样点，首先应做好调查研究和收集资料工作。需要了解水体的水文、气候、地质、地貌特征；了解水体沿岸的城市分布和工业布局情况，污染源分布及排污情况，城市的给水情况；了解水体沿岸的资源现状，水资源的用途和重点水源保护区；收集原有的水质检验资料；必要时，还可在需要设置采样点河段上设置一些调查点采样分析。然后根据检验项目和目的，结合调查研究和有关资料分析结果确定采样点。

对一个水系进行污染调查时，一般要设置背景断面和控制断面。背景断面是提供环境背景值，提供本底值的采样处，具有判断水体污染程度的参比和对照作用。环境背景值是指未受或极少受到人类活动影响的区域环境内水体中物质种类和含量。因此，应在远离城市、交通干线、农药和化肥施用区、居民密集区、工业区等处设置背景断面。控制断面是需要控制污染物排放的采样处，因而应设置在水系沿岸大城市、大型工矿区、工业集中区、大型排污口的下游河段等处，以及城市的主要饮用水源、水产资源集中的区域及主要风景游览区等处。

对某一河段或某一城市或工业区附近水域进行污染调查时，一般要设置对照断面、控制断面和削减断面。对照断面提供河流入境前的水体水质状况，应设在河流进入城市或工业区以前的地方。一个河段只设一个对照断面。控制断面与水系调查的设置方法相同。削减断面是指废水汇入河流，经过一定距离与河水充分混合后，水中污染物因河水的稀释和本身的自净作用而明显减少，污染物浓度在河段左、中、右三处相差较少的地方，一般认为，应设置在城市或工业区最后一个排污口下游1500米以远的河段上，可以反映河流对污染物的自净能力。

湖泊、水库也需要设置对照断面、控制断面和削减断面。断面具体位置应设在：入出湖、库的河流汇合口处；湖、库沿岸主要排污口，不同功能水域处；湖、库中心和水流流向及滞流区。湖、库无明显功能分区时，可用网格法均匀布设检测垂线，无需设置断面。如图2-2所示。

对河流进行污染调查时，如果河面比较宽，在同一断面上应设置多条采样垂线，宽度小于50m的水面一般只在河中心设置一条采样垂线；水宽在50~100m时，可在左、右近岸有明显水流处分设两条采样垂线；水宽超过100m时，应设左、中、右三条采样垂线。随河面宽度增加，可酌情增设垂线数。断面上垂线的布设应避开岸边污染带，有必要对岸边污染带进行监测时，可在污染带内酌情增设垂线。对无排污河段并有充分数据证明断面上水质均匀时，可只设中泓一条垂线。如图2-3所示。

垂线上按不同水深设置采样点。水深小于5m时，只在水面下0.5m处设置一个采样点；水深不足1m时，设在1/2水深处。水深为5~10m时，应在水面下0.5m处和距底部0.5m处各设一点；水深大于10m时，应设置3点，即除上述两点外，在1/2深处再设一点；水深超过 50m 时，还可酌情增加采样点数。河流封冻时，设在冰下 0.5m 处。如有充分证据证明垂线上水质均匀，可酌情减少采样点数。图 2-3 所示是一个平面单点布设采样点的水体污染监测网布点实例。其中，1、2 号监测点为对照点，3~5 号为控制点，6、7 号为削减点。

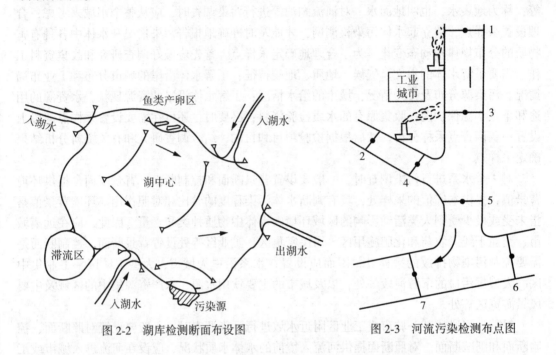

图 2-2　湖库检测断面布设图　　　　　　图 2-3　河流污染检测布点图

　　湖泊(水库)的采样垂线和垂线上的采样点设置要求与河流基本相同。有温度分层现象的湖、库应先做水温、溶解氧的探索性检测后再确定。湖、库间温层及其点位分布示意如图 2-4 所示。设置在湖泊(水库)中的测点应尽可能覆盖由于排放污水所形成的污染面积，并能切实反映湖泊(水库)的水质和水文特点(如进水区、出水区、深水区、浅水区和岸边区等)。测点位置应以排污口为中心呈辐射线布设。根据湖泊(水库)规模和废水排放量，确定每个测点应控制的面积大小。

　　5. 地下水水样的采集
　　储存在土壤和岩石空隙中的水，统称为地下水。了解地下水监测区内自然环境和社会环境等因素是采样点布设的基础。为此，需先做布点前的调查研究和收集必要的资料，包括收集、汇总有关水文、地质方面的资料和以往的监测资料，以及其他地球物理资料、岩层标本和水质参数；收集作为地下水补给水源的江、河、湖、海的地理分布及其水文特征，水利工程设施和地面水的利用情况、水质现状和污染物来源等；收集区城内基本气象资料；查清区域内各含水层和地质阶梯，地下水补给、径流和排泄方向，地下水质类型、地下水污染源类型及其分布情况，地下水的开发利用情况；调查城市规划与发展、工业分布、资源开发和土地利用等情况；了解化肥和农药的施用面积与施用量，查清污水灌溉、排污、纳污及地面水的污染现状以及地区的社会经济结构、城乡分布、人口密度、工农林牧副渔业生产的产品和产量，地下水供水水源地和可供旅游、疗养的温泉分布情况。对泉

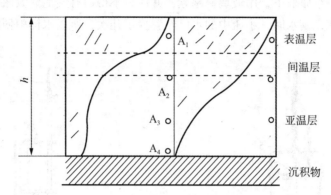

A_1—表温层中；A_2—间温层下；A_3—亚温层中；A_4—在沉积物与水介质交界面上 1 米处；h—水深

图 2-4　间温层采样点设置

水的出露位置，应了解泉的成因类型、补给来源、流量、水温、水质和利用情况；对水位和水深进行实际测量，以便决定采水器和泵的类型以及所需费用与采样程序。

在完成上述调查研究的基础上，确定主要污染源和污染物。根据地区特点及地下水的主要类型，将地下水分为若干个水文地质单元。提出优化布点方案，对现有的地下水监测资料做出统计分析，并对调查资料进行系统综合整理；根据区域环境、环境地质、环境水文、污染源分布状况等提出补充的站位设计；确定监测时段、监测频率、监测项目；设计统计评价方法和模式。根据统计和评价的结果确定最佳站位和点数以反映本区域地下水的水质总体水平和水质特征。监测点的密度一般每平方千米取 0.2～1 点。为确定某一重要污染源的范围，可适当加密监测点。对已有研究程度较高、监测资料较齐全的地区，其监测点数可酌情减少。经优化布点得出的站位，还应根据重点监视和控制点进行最后的调整。

6. 测定水中溶解性气体的水样采集

测水中溶解性气体，需用专用的采样装置单独采样，以防空气中的相应气体进入水样或挥发性成分逸散而使被测组分丢失，采样瓶最好使用 250～300mL 的溶解氧瓶，如图 2-5 所示，或用普通的 250～300mL 细口具塞玻璃瓶。

（1）自来水和桶装水：采自来水水样时，先放水数分钟，把软橡皮管的一端接在水龙头上，另一端插入瓶底，使水样缓慢装满瓶子并向外溢出片刻，取出橡皮管，盖紧瓶塞，瓶内不得留有气泡。采桶装水时，可用玻璃管或橡皮管以虹吸方法将水样移入采样瓶中，虹吸管应插入瓶底，使水样充满，并向外溢出瓶容积的 1/3 以上，盖紧瓶塞，瓶内不得留有气泡。

（2）其他水：如地表水、井水等。应使用溶解性气体采样器（装置），如图 2-6、图 2-7 所示。采样时，将溶解性气体采样器沉入水中所需深度，此时，水样经流入口 4 进入小瓶，并驱除空气，继而进入大瓶，赶出大瓶中的空气，直至大瓶中空气被驱除完全，充满水样，

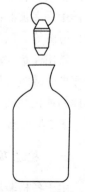

图 2-5　溶解氧瓶

迅速提出水面，将小瓶取下，用玻璃塞塞紧，并注意不得留有气泡。大瓶的容积是小瓶容积的几倍，当大瓶充满水时，小瓶中的水已经置换了几次，所以水样中便没有空气溶入。

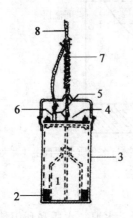 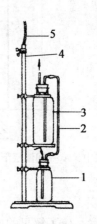

1—采样瓶；2—铅块；3—采样器；4—流入口；　　　1—采样瓶；2—采样器；3—橡皮管；
5—塞子；6—空气出口；7—弹簧；8—有刻度提绳　　　4—铁支架；5—有刻度提绳
图 2-6　溶解性气体采样器　　　　　　　　　图 2-7　溶解性气体采样装置

以上两方法采集的水样，若是测定溶解氧，应现场固定溶解氧。固定方法见溶解氧测定项。

一次采样测定只能反映采样当时水体污染情况，确定合理的采样频率，可以掌握时间上的变化规律。目前，根据我国的具体情况，每年至少丰水期、枯水期、平水期各采样两次。对一般地面水的常规监测，最好每月采样一次，以便了解水质的季节变化。

二、水样的保存

水样在采集后及运输、放置过程中，由于水样离开了水体，其所处条件发生了变化，会因其中的物理、化学及生物化学等变化而失去其对所采水体的代表性。例如，容器对组分的吸附和容器材质的溶解，易挥发组分的挥发，微生物的生长繁殖和代谢活动，可导致水样中许多被测组分的改变，如使溶解氧减少和 pH 值改变；胶体的絮凝沉淀，物质的聚合、分解等。因此，水样采集后应及时分析，否则需采取适当措施妥善保存。

常用保存方法有冷藏或冷冻、加入不影响测定的保存剂、过滤与分离后保存。冷藏或冷冻可以减缓各种物理变化、化学反应速度，并抑制生物活性。实际工作中，应根据监测指标的理化性质、所用检验方法选择适当的保存方法。

表 2-1 列出了部分测定项目的水样保存方法。

三、检验项目的测定顺序

由于各检验项目的性质不同，在水中的稳定性也不同，检验项目多时，应遵循正确的测定顺序。

表2-1　　　　　　　　　　　　　　水样的保存

测定项目	容器类别	保存办法	最长保存时间	备注
色	P，G	暗处，2~5℃冷藏	24h	现场测定
臭	G		6h	最好现场测定
味	G		24h	尽快测定
浑浊度	P，G	暗处	24h	最好现场测定
电导率	P，G	2~5℃冷藏	24h	最好现场测定
pH	P，G	2~5℃冷藏	6h	最好现场测定
砷	P，G	加 H_2SO_4 至 pH<2	7d	
氰化物	P	加 NaOH 调 pH>12 2~5℃冷藏	24h	尽快测定保存方法取决于分析方法
挥发酚	P，G	每升加 1g C_uSO_4 用 H_3PO_4 调 pH<4	24h	
总硬度	P，G	2~5℃冷藏	7d	最好现场测定
碘化物	P，G(棕色)	2~5℃冷藏	24h	最好现场测定
亚硝酸盐氮	P，G	2~5℃冷藏		立即分析
氨氮、有机氮、硝酸盐氮	P，G	加 H_2SO_4 至 pH<2 2~5℃冷藏	24h	
溶解氧	溶解氧瓶	现场固定	4~8h	
生化需氧量	G	0~4℃冷藏	24h	6h 内测定
高锰酸盐指数	P，G	加 H_2SO_4 至 pH<2 2~5℃冷藏	7d 24h	
一般金属	P(A)，G(A)	加 HNO_3 至 pH<2	6个月	
六价铬	P(A)，G(A)	加 NaOH 调 pH8~9		尽快测定
汞	P(A)，G(A)	加 HNO_3 至 pH<2，并加 $K_2Gr_2O_7$(0.1g/L)	数月	
硒	G	加 NaOH 调 pH>11		
合成洗涤剂	G	2~5℃冷藏	24h	尽快测定
石油	G(S)有刻度广口瓶，	现场萃取	24h	
硫酸盐	P，G	2~5℃冷藏	7d	

注：P 为聚乙烯(或相当材料)塑料瓶；G 为硬质玻璃瓶；G(A) 或 P(A) 表示用 1+1HNO₃ 清洗过的玻璃瓶或聚乙烯瓶，G(S) 表示用有机溶剂清洗过的玻璃瓶。

(1)变化很快的项目应在采样现场测定，如水温、pH 值、溶解性气体(O_2、Cl_2、CO_2、H_2S 等)。若现场不便操作，对于 pH 值，可于 2~5℃保存，6h 内测定。对于溶解氧，应在现场加试剂将氧固定，于 4~8h 内测定。

（2）臭、味、色度、肉眼可见物、浑浊度、电导率、氨氮、亚硝酸盐氮、硝酸盐氮、阴离子合成洗涤剂、六价铬、总铬、挥发性酚、氰化物等，应于当天测定。

（3）砷、总硬度、硫酸盐、高锰酸盐指数、化学需氧量、悬浮性固体、溶解性固体等，可于7d内测定。

（4）铁、锰、铜、锌、铅、镉、汞、硒等可于最后分析。

第三节　水质物理性状检验

一、水温

水温是主要的水质物理指标之一。天然水的温度随水源不同而异。地面水的温度随水文、气象和水层深度而变化。地下水根据各地区的地质状况和气候不同，变化范围也很大，如幼年火山地域的地下水温度通常在100℃以上，而冰川地区的地下水温度通常在0℃以下。同一地区的地下水温度比较恒定。影响水温的主要因素是气温和热污染，如各种工业企业排出的冷却水可使地面水的温度升高，受热污染的地面水流入地下水中可使地下水水温升高。如发现温暖季节地下水水温突然升高，就有可能是地面水流入，即使是清洁的地面水流入地下致使地下水水温上升，也有可能导致水源水的微生物繁殖、生长。

除本身作为水的质量指标以外，还可反映和影响其他一些水质项目。化学反应和生化反应速度和平衡中反应物和生成物浓度均随温度而变化，水中挥发性物质和溶解性气体溶解度受水温影响，因此，水温对水体自净过程、饮用水的加矾混凝效果、消毒效果、电导率，对水生生物和微生物活性、pH值等有重要影响。由于水温影响混凝效果，故对色度和浑浊度有影响。热污染水中溶解氧减少、水温升高会影响水生生物生长，许多鱼类在溶解氧为3~4mg/L时不易生存，水生生物生存的上限温度为33~35℃。同时，厌氧菌大量繁殖，水质腐败加重。而水质腐败加重、挥发性成分的挥发程度变化对臭和味也有影响。pH值变化会引起相关指标及其生物学效应的改变，如pH值降低，氰化物转为氢氰酸，毒性增大；pH值升高，铵盐转化为氨，对渔业，pH＝8时的毒性为pH＝7时的毒性的10倍。水温为各类水样采集时现场必须测定的项目之一。

图2-8　深水温度计

在测定表层水温时，一般使用经过校正的棒状水银温度计（0~100℃，分度0.1~0.2℃）测量，将温度计插入待测水体（或用水桶取水观察，水样体积不得少于1L），3min后于水中读取数据。用深水温度计（图2-8）、热敏电阻测温计、颠倒温度计测定不同深度或地下水的温度比较方便。将棒状水银温度计安装在金属套管内，套管侧面有供温度读数的窗孔，上端有系提绳的环，温度计下端旋紧一只有孔的金属贮水杯，温度计感温头悬于杯中，贮水杯可带出一定量的特定深度的待测水样，有效缓冲深水水样提出水面后温度的变化。温度计分度为0.2℃，通常测量范围为−6~+40℃。测定时，将深水温度计放入待测水体的特定深度，感应3min后，将温度计提出水面迅速读取水温。当要求计算水中溶解氧饱和度时，则要测至0.1℃。

热敏电阻温度计是利用热敏半导体的电阻值随温度不同而改变特性制

作而成，其观测深度视探头连接导线长度而定。测定时，将探头送入预定深度的水中，1min后读数，若水静止不动，可感温3min。

若使用颠倒温度计，主温表测定水温，同时以副温表观测气温。水温应在采样现场测定，并同时测定气温。冬季观察时应避开冰块。

二、臭和味

臭和味是指被检水体可以闻到的气味和可以尝出的味道，均属于感官检验的项目。洁净的水应该是无臭无味的，当水受到污染后会产生异臭和异味。臭气主要来源于天然水中生物体的分解、有机物腐败及生活污水和工业废水的排放，氯化消毒的水也有臭气。水中常溶有各种不同的化合物，主要是无机物使水具有不同的味道。例如，含有有机物时，水带有甜味，含氯化钠的水则带有咸味，含硫酸镁、硫酸钠等可引起苦味，铁盐含量过大会发涩，含硫酸钙会带微甜味，含大量腐殖质会有沼泽味，流经矾类岩层的水会有酸味等。水的某些特殊臭和味，可作为水污染的指标。由地质原因产生的臭和味可能于健康无害，但是可以影响水的感官性状。

水有异臭异味是水质不良的标志之一，检验水的臭和味，可以初步判定污染物的性质和类别，同时对水处理效果及追查污染源具有意义。国家水质卫生标准规定，生活饮用水不得有异臭异味。

臭和味的程度很难用数量表示，我国原卫生部2001年颁布的《生活饮用水卫生规范》规定用嗅气和尝味法测定臭和味。该法适用于生活饮用水及其水源水、生活污水及工业废水臭的检验。对于味的检验，则必须确认待检水样对人是安全而无害的，如果待测水有可能受到细菌、病毒、寄生虫及有害物质的污染，或外观不良等，不能进行味的检验。还可以采用臭（味）阈值法测臭（味），此法测定范围很宽，对于接近无臭（味）的天然水及臭（味）阈值很高工业废水都适用，对于研究和水处理工作的评价具有重要意义。

(一)嗅气和尝味法

测定臭和味的水样要用玻璃瓶采集。最好在采样后立即测定，如果条件不允许，应将样瓶充满水样，不留空隙，冷藏，6h内测定。该方法分为水样冷热两种状态下的臭和味的测定。冷法为室温(20℃)取100mL水样置于250mL三角瓶中，振荡后，从瓶口嗅水的气味，用适当词句描述臭气的种类，力求贴切，如：正常(不具有任何臭气)，芳香气如花香、甜味，化学药品气味(氯、石油类、酚、硫化氢等)、鱼腥气味、污水气味、牲畜气味、泥土气味、植物气味等。并按六级强度法(表2-2)记录其强度。与此同时，取少量水放入口中(切勿咽下)，尝水的味道，用适当词句描述味的性质，如：酸、苦、咸、甜、麻、辣、涩等词。并按六级强度法记录其强度。热法是将上述三角瓶内水样加热至开始沸腾，立即取下三角瓶，稍冷后约60℃嗅气和尝味。按冷法记录测定结果。

(二)稀释倍数法

使用无臭水(活性炭处理过的自来水或纯水)稀释待测水样，直到能嗅出最低可辨臭气时的浓度，称为臭阈浓度。水样稀释到臭阈浓度时的稀释倍数，称为臭阈值。水样污染愈严重，其臭阈值愈大。因为不同的检验人员其嗅觉敏感程度有差别，即使同一个检验人

表 2-2 臭和味强度等级

等 级	强 度	说 明
0	无	无任何臭和味
1	微弱	一般饮用者甚难察觉，嗅、味觉灵敏者可以发觉
2	弱	一般饮用者刚能察觉
3	明显	能明显察觉
4	强	已有很明显的臭味
5	很强	有强烈的恶臭或异味

注：可用活性炭处理过的纯水作为无臭对照。

员在不同时刻或过度工作中其嗅觉敏感度也不一样。此外，各人对臭特征以及产臭物质浓度的分辨及反应均不同，所以，对同一水样并无绝对的臭阈值。测试检臭人员嗅觉敏感程度的物质为邻甲酚或正丁醇，要避免选定人员的嗅觉特别灵敏或特别迟钝。

臭阈值应采取群检方式，一般情况下不少于 5 人。检验前，应避免外来气味的刺激，如吸烟，使用香皂、香水和其他化妆品，吃食物等。还应注意检验人员应未患感冒，无嗅觉过敏症，并乐于参加此项检验。检验过程中要控制检验次数，检验人员要随时到无臭房间休息，以免发生嗅觉疲劳。测臭人员不参加试样的配制，不知道试样的稀释倍数。测试中的试样瓶均用暗码编号。应按照试样浓度由低浓度最开始嗅，逐渐到高浓度，以免产生嗅觉疲劳或记忆效应。测臭试样温度应保持在 60±1℃ 以内。

测臭实验分粗测、测定两步进行：

1. 粗测

吸取 0mL、2.8mL、12mL、50mL、200mL 待测水样于 500mL 具塞锥形瓶内，各加无臭水至 200mL，盖上瓶塞，放在水浴上加热至 60±1℃。由检验人员取下锥形瓶(手上不能有异臭，手不要触及瓶颈)，振荡 2~3s，先从无臭水开始，打开瓶塞嗅瓶中气味。用同样的方法按水样浓度由低到高依次嗅其气味，当嗅出某一瓶有气味时，记录瓶号。

2. 测定

将开始有气味的水样瓶作为中间瓶号，做一系列稀释水样，并以暗码编号，其中穿插两瓶或多瓶空白样。将样品系列加热至 60±1℃，按粗测同样的方法嗅各瓶气味。将嗅出气味的试样记录为"+"号，未能察觉的记录为"-"号。

例如：粗测水样测出其中 12mL 水样瓶内有气味，则测定时水样系列可如下配置：

水样体积(mL) (稀释至200mL)	4	0	5.7	8.3	0	12	17	0	25	35
嗅觉反应	-	-	-	+	-	+	+	-	+	+
臭阈值				24						

3. 结果用臭阈值来表示

$$臭阈值 = \frac{V + V_0}{V}$$

式中，V 为嗅出臭气的最小水样体积(mL)；V_0 为无臭水体积(mL)。

44

有时测定中会出现倒错现象，即水样浓度低的为"+"，浓度高的反而为"–"，此时，以开始连续出现"+"的水样的稀释倍数为臭阈值。由偶尔出现阳性至连续出现阳性，其间包括的水样越多，说明检验的准确性越差。如果数人参加检验，则用几何均值表示臭阈值，见表2-3。

表2-3　　　　　　　　　　　　　某水样臭阈值数人测定结果

无臭水 （mL）	水样 （mL）	检测人员编号				
		1	2	3	4	5
188	12	–	–	–	–	–
175	25	–	⊕	–	+	⊕
200	0					
150	50	⊕	+	–	–	+
200	0	–	–	–	–	–
100	100	+	+	⊕	⊕	+
0	200	+	+	+	+	+

由以上结果得知各检验人员的臭阈值：

检验人员	1	2	3	4	5
臭阈值	4	8	2	2	8

几何均值 G_r 等于 n 个数字积的 n 次方根，即

$$G_{r=}\sqrt[n]{T_1 T_2 \cdots T_n} = \sqrt[5]{4 \times 8 \times 2 \times 2 \times 8} = 4$$

该水样的臭阈值为4。

在保证无毒无害的前提下，可用类似的方法测定味阈值。

三、色度

纯水是无色透明的。清洁水的水层浅时为无色，深时为浅蓝或浅绿色。天然水中存在腐殖质、泥土、浮游生物、多种金属离子等，随其浓度不同会使水体呈现不同颜色。在各类工业废水中，如纺织、印染、造纸、食品、有机合成、选矿等工业排放的废水中，常含有大量的染料、生物色素及有色悬浮微粒等，常常是环境水体着色的主要污染源。各种污染物会使水呈现不同颜色。有机污染水中溶解氧含量过低时，水中厌氧菌大量繁殖，有机物腐烂，造成水体变黑发臭。含高铁化合物时，水呈黄色；水中存在大量藻类时，呈亮绿色；某些沼泽水，由于植物中含单宁酸和没食子酸与铁化合成铁盐而呈黑色。水有颜色，则表示水受到污染，降低水的感官性状指标，减弱水的透光性，影响水生生物的生长。水有颜色可使某些轻工业产品如食品、造纸、纺织、饮料等质量下降。

水的颜色有两种表示方法，即"真色"和"表色"。真色，是指除去悬浮物后水的颜色，由溶解性有色物质产生。表色，是指没有除去悬浮物的水所具有的颜色，包括溶解性物质和悬浮物所产生的颜色。测定真色时，应将水样放置澄清或离心后取上清液，也可用孔径

0.45μm滤膜过滤，但不能使用滤纸，因为滤纸能吸附有色物质而改变原水样色度。对于清洁的或浑浊度很低的水，水的真色和表色相近。对于着色很深的工业废水，其颜色主要由胶体和悬浮物所造成，故可根据需要测定真色或表色。

测定较为清洁的、带有黄色色调的天然水和饮用水的色度，用铂钴标准比色法，以度数表示结果，此法为我国生活饮用水规范和环境水质监测标准方法。铂钴标准比色法操作简便、标准色列的颜色稳定，易保存，但氯铂酸钾试剂价格贵，故常用重铬酸钾代替氯铂酸钾，称为铬钴比色法。该法试剂便宜易得，精密度和准确度与铂钴标准比色法相同，但标准色列的颜色稳定性差，保存时间短。其他色调的水以及受污染的地面水和各类废水，可用文字描述颜色的种类和深浅程度，结合稀释倍数法测定色度，此法为环境水质监测标准方法。

我国水质卫生标准规定，生活饮用水的色度不超过15度，并不得呈现其他颜色。

(一)铂钴标准比色法

用氯铂酸钾与氯化钴配制成与天然水黄色相似的标准溶液，并用该标准溶液配制标准色列，与水样进行目视比色。规定1L水中含有1mg铂(以$PtCl_6^{2-}$形式存在)和0.5mg钴时所具有的颜色称为1度。本法最低检测色度为5度。

首先配制铂钴标准溶液。将氯铂酸钾1.246g(K_2PtCl_6)及干燥的氯化钴($C_oCl_2 \cdot 6H_2O$)1.000g溶于100mL纯水中，加入100mL盐酸，用纯水定容至1000mL。此标准溶液的色度为500度，保存在密塞玻璃瓶内，存放于暗处。

测定时，用该标准溶液配制标准色列：取11支50mL比色管，分别加入0.00mL、0.50mL、1.00mL、1.50mL、2.00mL、2.50mL、3.00mL、3.50mL、4.00mL、4.50mL及5.00mL铂钴标准溶液，各加纯水到50mL，摇匀。各管的色度依次为0、5、10、15、20、25、30、35、40、45、50度。密塞蜡封后可长期使用。取50mL澄清透明的水样于50mL比色管中，如水样色度过高，可取少量水样，用纯水稀释到50mL。将水样与标准色列进行目视比较：在白瓷板或白纸上，在光亮处自管口向下垂直观察比较，记录与水样管色度相同的标准管的色度。

由于氯铂酸钾太贵，而且不易购得，实际工作中常用重铬酸钾代替氯铂酸钾配制标准溶液。称取重铬酸钾0.0437g和硫酸钴1.000g($CoSO_4 \cdot 7H_2O$)溶于少量纯水中，加入0.5mL硫酸，混匀后用纯水定容至500mL。此标准溶液色度为500度。不宜久存。测定水样时，除了用稀盐酸(1+1000)代替纯水稀释标准色列外，其余同铂钴标准比色法。

(二)稀释倍数法

利用文字描述水样颜色的种类，如：深蓝色、黑褐色、棕黄色、暗紫红色等。再根据色度的大小，取一定体积的水样成倍数的稀释(用纯水作对照)，直至与对照水样颜色一致，记录此时的稀释次数n，稀释倍数$= 2^n$。

也可以参考臭阈值的测定及计算方法，做任意稀释倍数的测定。

pH值对色度有影响，测定色度的同时应测定pH值。

四、浑浊度

当水中含有不溶于水的悬浮物和胶体物时，会吸收或散射射入水中的光线而影响其透过，使水浑浊。浑浊度是表示水中悬浮物等对光线透过时所发生的阻碍程度，是水样的一种光学性质表示法。地面水常含有泥砂、腐殖质、藻类、浮游生物和其他微生物等，浑浊度较高。地下水一般较少浑浊，某些地下水由于地质情况，如含低铁盐者，当取水后形成含铁胶体物，亦可产生浑浊。水浑浊度不仅与悬浮物的含量有关，而且与悬浮颗粒的粒径、形状和入射光波长有关，我国卫生标准规定 1L 蒸馏水中含 1mg 一定粒度的 SiO_2 为 1 度。

浑浊的天然水一般无害，但由生活污水或工业废水的污染而形成的浑浊水，则往往是有害的，因此，浑浊度可作为了解污杂程度的指标之一，并作为评价水净化过程中除去颗粒物效果的指标。水的浑浊度与许多其他水质指标有关。高浑浊度水与水的味道和颜色有关。浑浊度对饮用水的微生物学质量有明显影响，吸附在颗粒物表面的微生物，由于颗粒物表面吸附了一些营养物质，比水中游离的微生物生长得更迅速。大量微生物所形成的颗粒又能保护细菌和病毒，使其免受消毒剂的作用，影响消毒效果。

测定浑浊度的方法有透射法、散射法和散射-透射法。我国在 GB13200-91 标准中规定的检验方法为福尔马肼散射仪测定法和福尔马肼目视比浊法。这两种方法的最低检测浑浊度分别为 0.5NTU（散射浊度单位）和 1NTU，其中散射比浊法为首选方法。

我国卫生标准规定，生活饮用水的浑浊度不超过 1NTU，特殊情况下不超过 5NTU。

(一)福尔马肼散射仪测定法

硫酸肼溶液与六亚甲基四胺溶液相混合，在室温放置一定时间后生成白色高分子聚合物，称为福尔马肼(Formazine)混悬液。用该混悬液制作一浑浊度标准系列，使波长 660nm 附近的光通过水样和标准系列，在 90 度(或 270 度)上测定散射光强度，在以浑浊度标准液制作的标准曲线上求得水样浊度。

福尔马肼混悬液：吸取 10g/L 硫酸肼溶液 5mL 与 100g/L 六亚甲基四胺溶液 5mL，在 100mL 容量瓶中混匀，于室温下反应 24h 后，加水稀释至标线。成为 400 度浑浊度标准溶液。可保存 1 个月。

测定时，分别吸取 1mL、3mL、5mL、7mL、9mL 及 12mL 40 度福尔马肼标准液置于 100mL 容量瓶中，加无浊水定容。制得 0.4~4.8 度标准管。用无浊水和 4.8 度福尔马肼标准管调节散射浊度仪的 0 和 100% 指示值。依次测定各种浓度标准管的指示值，绘制散射光浊度与指示值的关系曲线，作为标准曲线。取充分摇匀的水样，测定水样的指示值。于标准曲线上查得散射光浊度。

硫酸肼与六亚甲基四胺反应时间至 16h 已接近完成，反应 24h 生成物的浑浊度达最大值，在 24~96h 内无差异。浑浊度为 5~100 度的标准液，在 7d 内无改变。标准液和水样的稀释应使用无浊度水。无浊度水的配制方法为：将蒸馏水通过精确大小为 0.2μm 孔径的薄膜片制得(细菌检验用滤膜不能满足要求)，用滤过水淋洗收集瓶 2 次，并弃去其后的 200mL。

(二)福尔马肼目视比浊法

目视比浊法要求用成套的高型无色具塞 50mL 比色管，浑浊度标准系列和水样管的玻璃质量及内外直径均须一致。水样与浑浊度标准混悬液系列比较时，应由管的侧面观察，比较白色背景上黑色字迹或线条的清晰度，记录与水样管清晰度相同的标准混悬液浑浊度。

测定时，应注意：①硫酸肼有致癌性，应避免摄入或与皮肤接触。②测定时应使标准系列浑浊度与水样的浑浊度相近，不同浊度的水样，应与相应浊度的标准系列相比较。对不同浑浊度范围读数的精度要求不同，浑浊度为 2~10NTU 时，读数精度为 1NTU；浑浊度为 10~100NTU 时为 5NTU；浑浊度为 100~400NTU 时为 10NTU；浑浊度为 400~00NTU 时为 50NTU；浑浊度为>700NTU 时为 100NTU；③水样必须新鲜，必要时可加入 5%$HgCl_2$ 保存。产生浑浊度的物质放置时间太久，可发生聚合沉降而使浑浊度发生变化，最好在采集水样后立即测定，并要充分振摇。④在野外，可通过测定水样透明度反映水样的浑浊程度，即用透明玻璃量筒盛水样由上向下观察，以刚能辨别筒下符号时的水柱高度（cm）来表示，通常>30cm 为透明，30~20cm 为微浑，20~10cm 为浑浊，<10cm 为很浑浊。

五、pH 值

pH 值可表示水的酸碱程度。天然水体的 pH 值与土壤性质、气候和降水量等因素有关。天然水的 pH 值大多在 6.5~8.5 之间。水体的酸碱污染主要来源于工业废水和空气污染形成的酸雨。

水体的 pH 值是水体化学与生物系统的一个重要因素。对水质的变化、生物繁殖消长、其他污染物的毒性大小、腐蚀性、水处理效果等均有直接或间接影响。例如，弱酸或弱碱的离解程度均受 pH 值变化的影响，当 pH 值降低时，氰化物转向氰氢酸，使毒性增大；pH 值升高，铵盐转向氨的浓度增加（对渔业来说 pH=8 的毒性是 pH=7 时的 10 倍）。另外，在许多项目的检验中，pH 值是重要的反应条件，是必不可少的常规测定项目。我国水质卫生标准规定 pH 值应为 6.5~8.5。

测定水样的 pH 值，常用 pH 电位计法和比色法。比色法操作简便，仪器简单，测定误差小于 0.2pH 单位，但受水样颜色、浑浊度、高含盐量、胶体物、氧化剂、还原剂等的影响，适于测定色度和浑浊度较低的生活饮用水及其他水源水。pH 电位计法则不受上述干扰物的影响，准确度高，适于测定各种水样的 pH 值。由于二氧化碳对水的 pH 值影响很大，所以，水样采集后最好在现场测定。如果条件不许可，则应送到实验室后尽快测定。

（一）pH 电位计法

以玻璃电极作为指示电极，饱和甘汞电极为参比电极，插入待测水样中组成下列原电池：

Ag/AgCl，0.1mol/L HCl ｜玻璃膜 ‖ 试液 ‖ KCl（饱和），Hg_2Cl_2｜Hg
←————玻璃电极————→　　←————参比电极————→

在 25℃时，每单位 pH 标度相当于 59.16mV 电动势变化值。通常用仪器直读法测定，即在仪器上直接以 pH 的读数标示。温度差异在仪器上有补偿装置。

此法可准确到 0.01pH 单位。为了提高准确度，校准仪器时选用与水样 pH 值接近的标准缓冲溶液定位。常用标准缓冲溶液及其在不同温度时的 pH 值见表 2-4。

表 2-4 不同温度时标准缓冲溶液的 pH 值

温度(℃)	标准缓冲溶液		
	$0.05mol/L\ KHC_8H_4O_4$	$0.025mol/L\ KH_2PO_4+Na_2HPO_4$	$0.01mol/L\ Na_2B_4O_7$
0	4.01	6.98	9.46
5	4.01	6.95	9.39
10	4.00	6.92	9.33
15	4.00	6.90	9.28
20	4.00	6.88	9.23
25	4.01	6.87	9.18
30	4.01	6.85	9.14
35	4.02	6.84	9.01
40	4.03	6.84	9.07

测定前，将标准溶液与水样调至同一温度，把仪器温度补偿旋钮调至相应温度。首先取与水样 pH 值相差不超过 2 个 pH 单位的标准溶液校正仪器(定位)；然后选取与第一个标准溶液相差约 3 个 pH 单位的第二个标准溶液，测其 pH 值。如果测定值与标准值的绝对值之差大于 0.1 个 pH 单位，就应检查仪器、电极和标准溶液等。校正仪器后，用同一对电极与水样组成原电池，即可在仪器上直接读出待测水样的 pH 值。

(二) 比色法

一种酸碱指示剂在一定的 pH 范围内由于 pH 值不同而显示出不同的颜色。配制一系列已知 pH 值的标准缓冲溶液，加入相应的指示剂，形成一个标准色列，在待测水样中加入相同的指示剂，显色后与标准色列比较，即可测得水样的 pH 值。

取 10.0mL 各种标准缓冲液，分别置于安瓿瓶中，向 pH6.0～7.0 的缓冲液中各加 0.5mL 溴百里酚蓝指示剂；向 pH7.0～8.4 的缓冲液中各加 0.5mL 酚红指示剂；向 pH8.0～9.6 的缓冲液中各加 0.5mL 百里酚蓝指示剂。用喷灯迅速封口，然后放入铁丝筐中并放在沸水浴内加热 30min，每隔 24h 煮 1 次，共 3 次，制得标准系列，置于暗处保存，可长期使用。

所用仪器为 pH 比色测定架，如图 2-9 所示。比色管为内径 15mm、高约 60mm 的无色中性硬质玻璃管。取澄清水样 10mL，置于比色管中，加入指示剂(指示剂种类与标准色列相同)0.5mL，混匀后放入图 2-9 所示比色架的 5 号孔内。另取 2 支比色管，各加入水样 10mL，插入 1 号及 3 号孔内。再取标准安瓿管 2 支，其颜色与 5 号孔内样品管的颜色接近，插入 4 号及 6 号孔内。在 2 号孔内放入 1 支纯

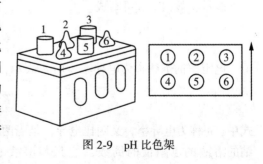

图 2-9　pH 比色架

水管。从比色管架前面迎光观察，记录与水样颜色相同的标准管的 pH 值，即为水样的 pH 值。

六、电导率

电导率是以数字表示溶液传导电流的能力。纯水电导率很小，水的电导率与其所含电解质的量有一定关系，在一定浓度范围内离子的浓度越大，所带的电荷越多，电导率也就越大，因此，该指标可间接推测水中离子的总浓度或含盐量，评价水体受矿物质污染的程度。电导率也与溶解性总固体有密切关系。对一个变动不大的水源，可用电导率除以溶解性总固体求得一经验因子，有了经验因子之后，只要测得水样的电导率，将电导率乘以经验因子，即可估计水样中溶解性总固体的量。由于有机物不解离或解离极微弱，即使导电也是很微小的，故电导率无法反映这类污染。

不同类型的水电导率各不相同。新蒸馏水电导率为 0.5 ~ 2μS/cm，存放一段时间后，由于空气中的 CO_2 或 NH_3 的溶入，电导率可上升至 2~4μS/cm；多数天然水和净化水的电导率为 50~500μS/cm，清洁河水的电导率为 100~300μS/cm。某些工业废水可能超过 10^4μS/cm。

电导率的测定采用电导分析法。在电解质溶液中平行插入一对面积相同且正、负极间距离恒定的电极，带电离子在电场的作用下定向移动形成电流而具有导电作用，其导电能力的强弱称为电导。电流通过导体时会有阻力，导体的电阻越大，电导就越小；电阻越小，则电导越大。因此，电解质溶液的电导为电阻的倒数，即：

$$G = \frac{1}{R} \tag{1}$$

式中，G 为电导，单位为西门子，简称西，用 S 表示；R 为电阻，单位为欧姆，用 Ω 表示。可以通过测量溶液两电极间的电阻测量溶液电导。

根据欧姆定律，温度一定时，电阻 R 与电极间的距离 L 成正比，与电极的截面积 A 成反比，即：

$$R = \rho \frac{L}{A} \tag{2}$$

式中，L 的单位为 cm；A 的单位为 cm^2；ρ 为电阻率或称比电阻，即横截面积为 $1cm^2$ 长度为 1cm 时导体的电阻，单位为 $\Omega \cdot cm$。

实际应用中，一般是将两只电极组合在一起做成一个整体(称电导池)，所以电极面积 A 与电极间距离 L 都是固定不变的，故 L/A 是一个常数，称为电极常数或电导池常数，以 J 表示，故(1) 式可写成：

$$G = \frac{1}{\rho J} \tag{3}$$

电阻率的倒数称为电导率，用 K 表示，即：

$$K = \frac{1}{\rho} \tag{4}$$

式中，K 称为电导率，又叫比电导，是当两极间距离为 1cm，电极截面积等于 $1cm^2$ 时所容纳的溶液的电阻值的倒数，它只与溶液的性质有关，而与电导池大小无关，单位为 S/cm。在实际工作中，用 S/cm 的单位太大，一般以 μS/cm 或 mS/cm 为单位。它们之间

的关系是 $1\mu S/cm = 10^{-3}mS/cm$；$1mS/cm = 10^{-3}S/cm$。

将(4)式代入(3)式，则：

$$K = JG$$

电极常数 J 的值，通常由已知电导率 K 的 KCl 溶液以实验的方法测得电导后求出，即：

$$J = \frac{K_{KCl}}{G_{KCl}}$$

表 2-5　　　　　　　　　　　　　**25℃时不同浓度氯化钾溶液的电导率**

浓度（mol/L）	电导率（S/cm）	浓度（mol/L）	电导率（S/cm）
0.0050	0.000718	0.1000	0.01288
0.0200	0.002767	0.2000	0.02482
0.0500	0.006668	0.5000	0.05864

可以通过测水样电导的方法求出水样的电导率，即：

$$K_{水样} = JG_{水样}$$

电导率随温度升高而增大，温度每升高 1℃，电导率增加 2%~2.5%。通常规定 25℃为测定电导率的标准温度。因此，在测定时，必须先测定水样的温度，然后校正为 25℃时的测定值。校正公式如下：

$$K_s = \frac{K_t}{1 + 0.022(t - 25)}$$

式中，K_s 为标准温度（25℃）下的电导率；K_t 为测定温度下的电导率；t 为测定时的水温；0.022 为各种离子电导率的平均温度系数。

使用电导率仪直接测定水的电导率会更方便，将电导池与仪器连接构成电桥平衡式或分压式测量电路。如图 2-10 所示，仪器电路由电源、电导池 R_x、分压电阻 R_m 组成。

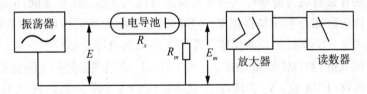

图 2-10　DDS-11A 型电导率仪工作原理

则：

$$E_m = E - E_x = \frac{ER_m}{R_m + R_x} = \frac{ER_m}{R_m + \dfrac{J}{K}}$$

式中，R_x 为溶液电阻；R_m 为分压电阻。

当 E、R_m 及 J 均为常数时，电导率 K 的变化必将引起 E_m 产生相应的变化，所以，通过测量 E_m 的大小，可以反映电导率的高低。实际在仪器的读数器上已把 E_m 换算成相应的

K 值标出，测定时直接从读数器上读出。

使用电导率仪直接测定水样的电导率必须正确选用电极常数、电源频率。当被测溶液的电导率 $K < 10\mu S/cm$ 时，使用电极常数 $J < 0.6$ 的 DJS-1 型光亮铂电极；当 $10\mu S/cm < K < 10^4\mu S/cm$ 时，使用 DJS-1 型铂黑电极；当 $K > 10^4\mu S/cm$ 时，用 DJS-10 型铂黑电极。当被测溶液的电导率 $K < 10^2\mu S/cm$ 时，电源频率选择低频；当被测溶液的电导率 $K > 10^2\mu S/cm$ 时，电源频率选择高频。

第四节　水中有机污染有关项目检验

由于在生产和生活中要生产、使用、排放大量有机物，所以水体有机污染源很多，分布极为广泛，有机污染物种类繁多，除各种典型工业废水（如石油、化工、炼焦、农药、洗涤剂等）外，生活污水中也含有大量的有机物，垃圾和粪便常常是造成水体有机污染的主要污染源。因此，从某种程度上说，凡是有人类生存的地方，就会发生有机污染。当某一水体受到有机污染后，往往很难找到一个典型的污染源，通常都是众多污染源的共同影响。

有机污染的另一个特点是进入水体中的有机物可通过物理、化学和生物化学作用，即自净作用而降解和消失。在自净作用中，以生物氧化分解尤为重要，许多有机物在微生物的作用下最后可分解为无机物。但当有机污染物超过水体的自净能力后，则不能被完全分解，此时水质变坏，形成污染。

水体受到有机污染后，一方面，可由有机污染物直接引起危害，如农药引起中毒、酚类引起恶臭、多环芳烃的致癌作用等；另一方面，有机物可在水中分解，消耗溶解氧，从而影响水生生物的生长。污染严重时，会导致厌氧性微生物大量繁殖，使水质恶化，出现恶臭。同时，降解后产生的简单化合物也存在其自身的危害。

水体有机污染是目前水质污染的主要问题之一。衡量有机污染的程度，最好进行有机污染的全分析，分别测定各种有机物的含量，但目前检测技术难以做到。因此，在常规分析中，除规定的有毒有机污染物外，一般都测定有机污染综合指标来间接反映水质有机污染的程度。有机污染综合指标是根据某一类有机污染物的共同性质而建立起来的测定指标，以间接反映这一类有机污染的程度。常用的有机污染综合指标有三氧（溶解氧、生化需氧量、化学耗氧量）和总需氧量 TOD，三氮（氨氮、亚硝酸盐氮和硝酸盐氮），总有机碳（TOC），紫外吸收（UVA 或 UV），碳-氯仿提取物（CCE）或碳-醇提取物（CAE）等数种。此外，还有各类指标，如挥发性酚类、表面活性剂、石油、各种农药等。

一、三氧

（一）溶解氧

溶解于水中的游离氧称为溶解氧（dissolved oxygen，DO），以 O_2，mg/L 表示。天然水中溶解氧的含量取决于水体与空气中氧的平衡。水中溶解氧含量与环境因素、水体理化性质和生物学特性有关。溶解氧的饱和含量与空气中氧的分压、大气压强和水体温度等密切相关。表 2-6 所示为一个大气压强(101.325kPa)下，空气中含氧量为 20.9%，不同温度时氧在淡水中的溶解度数据。

表 2-6　　　　　　　　　　　不同温度时氧在淡水中的溶解度

水温(℃)	溶解氧	水温(℃)	溶解氧	水温(℃)	溶解氧
0	14.62	14	10.37	28	7.92
1	14.23	15	10.15	29	7.77
2	13.84	16	9.95	30	7.63
3	13.48	17	9.74	31	7.50
4	13.31	18	9.54	32	7.40
5	12.80	19	9.35	33	7.30
6	12.48	20	9.17	34	7.20
7	12.17	21	8.99	35	7.10
8	11.87	22	8.83	36	7.00
9	11.59	23	8.68	37	6.90
10	11.33	24	8.53	38	6.80
11	11.08	25	8.38	39	6.70
12	10.83	26	8.22	40	6.60
13	10.60	27	8.07	50	5.60

如果大气压改变，可以按照如下公式计算溶解氧含量：

$$S' = S \times \frac{P}{101.325}$$

式中，S' 为大气压强为 P(kPa)时的溶解氧(mg/L)；S 为大气压强为 101.325kPa 时的溶解氧(mg/L)；P 为采样时的大气压强(kPa)。

上述表和公式对于计算不同温度时水中溶解氧的饱和百分率有重要意义。

$$溶解氧的饱和百分率(\%) = \frac{实测溶解氧含量}{饱和溶解氧含量} \times 100\%$$

清洁的地面水在正常情况时所含溶解氧，接近饱和状态。表层水溶解氧含量多，深水中较少。水中含藻类植物时，由于植物的光合作用而放出氧，可使水中含过饱和的氧。在急流瀑布处，空气与水的接触面增大，空气在水中以细小气泡存在，也可使水中含过饱和的氧。地面水较地下水中溶解氧含量高。海水中的溶解氧含量约为淡水的 80%。

如果水源被易于氧化的有机物所污染，有机物分解消耗氧，则水中所含溶解氧会逐渐减少。当氧化作用消耗氧的速度超过水源从空气中吸收充足的氧来补充消耗时，水源的溶解氧不断减少甚至接近于零，在此情况下，厌氧菌繁殖并活跃起来，则有机物发生腐败作用，会使水源发臭。因此，水中溶解氧的含量可以说明有机物污染的情况。

溶解氧的测定对水源自净作用的研究有重要意义。溶解氧含量高时，有机物容易被分解破坏，水的自净能力强，所以测定溶解氧，可以帮助了解水体自净能力和自净速度。溶解氧对于水生动物的生存有密切关系。许多鱼类在水中溶解氧为 3~4mg/L 时就不易生存，甚至可能发生窒息而死亡。

我国地表水环境质量标准基本项目标准限值规定，Ⅲ类水域(集中式生活饮用水地表水源地二级保护区)溶解氧不得小于 5mg/L。

溶解氧的测定，当前仍以碘量法应用较多。清洁水可直接采用碘量法。当有干扰物存在时，可采用修正的碘量法，如水样中含有大于 1mg/L 的亚铁离子以及硫化物、有机物等干扰物时，采用高锰酸钾碘量法；亚硝酸盐氮超过 0.05mg/L、亚铁离子含量小于 1mg/L 时，采用叠氮化钠碘量法。当水样有色或含有藻类和悬浮物时，采用明矾絮凝碘量法。当水中含有活性污泥时，采用硫酸铜-氨基磺酸絮凝碘量法。该法适用于测定水源水、地面水等较清洁的水样溶解氧。

膜电极法是根据分子氧透过薄膜的扩散来测定水中溶解氧的。将氧电极浸入被测水样中时，水中的氧扩散透过薄膜，在电极上发生反应而形成电流，电流的大小与被测水样的氧气分压成正比。此法简便、快速、干扰少，可用于现场测定，适用于测定颜色深、浑浊度大、污染严重的水样。此外，利用不导电的金属铊或其他化合物可以与水中溶解氧反应生成可以导电的离子，而使水的电导增加，电导的增加量与水中溶解氧含量有关，该电导法是溶解氧测定最灵敏的方法，还可以用于连续监测。

直接碘量法是利用硫酸锰与氢氧化钠作用生成氢氧化锰。在碱性溶液中溶解氧与氢氧化锰结合，生成含氧氢氧化锰，含氧氢氧化锰又与过量的氢氧化锰结合为偏亚锰酸锰。在酸性溶液中，偏亚锰酸锰将碘化钾氧化释放出碘，以硫代硫酸钠标准溶液滴定析出的碘，根据硫代硫酸钠标准溶液的消耗量，求得水样中溶解氧的含量。其反应式如下：

$$MnSO_4+2NaOH \longrightarrow Mn(OH)_2\downarrow +Na_2SO_4$$
$$2Mn(OH)_2+O_2 \longrightarrow 2MnO(OH)_2\downarrow$$
$$MnO(OH)_2+Mn(OH)_2 \longrightarrow \underset{\text{棕色沉淀}}{MnMnO_3\downarrow} +2H_2O$$
$$MnMnO_3+2KI+3H_2SO_4 \longrightarrow K_2SO_4+2MnSO_4+3H_2O+I_2$$
$$I_2+2Na_2S_2O_3 \longrightarrow 2NaI+ Na_2S_4O_6$$

溶解氧应在现场测定或在现场于样品瓶中加入 1.0mL 硫酸锰和 2.0mL 碱性碘化钾溶液固定溶解氧后尽快测定。加入 2.0mL 浓 H_2SO_4 析出碘，待沉淀完全溶解后，吸取 100.0mL 水样于碘量瓶中，用 0.02500mol/L $Na_2S_2O_3$ 溶液滴定析出的碘，根据消耗的 $Na_2S_2O_3$ 体积 $V(mL)$，按下式计算出水样溶解氧含量(mg/L)：

不校正加入的硫酸锰和碱性碘化钾溶液体积时：

$$溶解氧(O_2，mg/L)=\frac{V\times C\times \frac{1}{4}\times 32\times 1000}{100}$$

校正加入的硫酸锰和碱性碘化钾溶液体积时：

$$溶解氧(O_2，mg/L)=\frac{V\times C\times \frac{1}{4}\times 32\times 1000}{100}\times \frac{V_{瓶}}{V_{瓶}-V_{试剂}}$$

$$溶解氧饱和百分率(\%)=\frac{实测溶解氧}{S}\times100\%$$

式中，V 为滴定消耗的 $Na_2S_2O_3$ 体积 $V(mL)$；C 为 $Na_2S_2O_3$ 浓度 (mol/L)；V 瓶为溶解氧瓶容积 (mL)；V 试剂为固定溶解氧时加入硫酸锰和碱性碘化钾溶液体积 (mL)；S 为实际测定温度时 O_2 溶解度，由表 2-6 查得。当水温不为整数时，表中直接查不出，就用内插法计算，如 $15.2℃$ 时，$S=10.15-\frac{2}{10}\times(10.15-9.95)=10.11(mg/L)$。

用本方法测定水样中的溶解氧时应注意：

①如水样呈强酸性或强碱性，可用氢氧化钠或硫酸溶液调至中性后再测。

②加入试剂时，应将移液管尖插入液面之下，慢慢加入，以免将空气中氧带入水样中引起误差。

③淀粉指示剂应该在溶液由棕色滴定至淡黄色时再加入，否则终点会出现反复，难以判断。

④当滴定到达终点后，溶液蓝色在 30s 内没有返回是正常现象。如果到达终点后立即返回，表明水样中可能含有过量的亚硝酸盐，发生如下反应所致：

$$2I^-+2NO_2^-+4H^+\longrightarrow2NO\uparrow+I_2+2H_2O$$

遇此情况，则应采用叠氮化钠碘量法。叠氮化钠碘量法即在原来的 1L 碱性碘化钾溶液中溶入 10g 叠氮化钠。其他试剂和操作步骤同碘量法。当加入含有 1% 叠氮化钠的碱性碘化钾溶液后，叠氮化钠可使水样中的亚硝酸盐分解，分解反应只需 $2\sim3min$。其反应式如下：

$$2NaN_3+H_2SO_4\longrightarrow2HN_3+Na_2SO_4$$
$$HNO_2+HN_3\longrightarrow N_2O\uparrow+N_2+H_2O$$

⑤当水样中含有 $Fe^{3+}>100\sim200mg/L$ 时，以下反应会明显影响溶解氧的测定：

$$2Fe^{3+}+2I^-\longrightarrow2Fe^{2+}+I_2$$

可于水样酸化前加入 400mg/L 氟化钾 1mL，将 Fe^{3+} 络合掩蔽。

$$Fe^{3+}+6F^-\longrightarrow[FeF_6]^{3-}$$

⑥若水样中存在大量 Fe^{2+}，会消耗游离出来的碘，使测定结果偏低。此时，应在碘量法操作前用酸性高锰酸钾溶液将 Fe^{2+} 氧化为 Fe^{3+}，再加入 KF 将 Fe^{3+} 转化为 $[FeF_6]^{3-}$。过量的高锰酸钾溶液以草酸还原除去。草酸也不能过量，否则会使碘还原为 I^-，影响测定结果。

⑦水样中的悬浮物质较多或有颜色时，会吸附游离碘而使结果偏低。此时，预先用明矾 $[KAl(SO_4)_2]$ 在碱性条件下水解，生成氢氧化铝沉淀，后者再凝聚水中的悬浮物质和有色物质，沉淀析出后取上清液测定溶解氧。

⑧加入硫酸后再盖上瓶塞，会溢出同体积的液体，因溶解氧已经固定，不影响测定结果，故不必校正加入硫酸体积。

⑨当水中游离氯含量大于 0.1mg/L 时，应预先除去再进行溶解氧测定。平行采两瓶水样，其中一瓶转入 500mL 碘量瓶中，加入 1+5 的硫酸溶液 5.0mL，碘化钾 1g，摇匀。若溶液出现黄色或棕色，表示有碘游离，则应加入 1mL 淀粉指示剂，用硫代硫酸钠滴定到终点，记录用量。向另一瓶中加入等量的硫代硫酸钠，摇匀，按照碘量法测定溶解氧。

（二）生化需氧量（BOD）

生化需氧量（biochemical oxygen demand，BOD），是指在规定条件下，好气性微生物分解水中的可氧化物质（特别是有机物）所需溶解氧的量，结果用 O_2，mg/L 表示。它是一种间接表示水体受有机物污染程度的指标。

水中有机物含量越多，被微生物分解时消耗的溶解氧也越多，即 BOD 越高。有机物的生物氧化反应一般分为两个阶段：第一阶段为碳化阶段，即碳氢被氧化为 CO_2 和 H_2O，此阶段在 20℃ 下约需 20 天，但 5 天可达 68%；第二阶段为硝化阶段，即氨被氧化为 NO_3^-，完成硝化阶段在 20℃ 约需 100 天。由于时间长，除长期研究工作外，没有实际应用价值。因此，国内外普遍采用 20℃，5 天生化需氧量 BOD_5 作为评价水质的指标。BOD_5，即将水样于 20℃±1℃ 培养 5 天，分别测定培养前和培养后的溶解氧，二者之差即为 BOD_5 值。

BOD 是水中有机物污染监测必不可少的指标，也是工业废水处理设施设计和效果判断的重要依据。我国在 GB3838—2002 中规定，各类地表水 BOD_5 不超过 3~10mg/L，工业废水排放标准为小于 60mg/L。

测定 BOD_5 常用直接培养法或稀释培养法。测定溶解氧应根据具体情况按碘量法或其修正法或膜电极法进行。培养法具有稳定性和重现性好、准确度高的优点，是目前测定的标准方法，直接培养法适用于测定较为清洁的水样，稀释培养法适于测定 BOD_5 大于或等于 $2(O_2$，mg/L)，最大不超过 $6000(O_2$，mg/L) 的水源水及废水。当水样 BOD_5 大于 6000 $(O_2$，mg/L) 时，会因稀释带来一定的误差。该法分析周期长，稀释倍数难于准确估计，工作量大，且不能用于连续监测。以检压法和库仑法为原理研制的 BOD 仪，操作简单，节约试剂，准确度好，可同时测定数个水样。BOD 微生物传感器具有方便、快速、重现性好、灵敏等特点，测一个样品只需 10~30min，线性响应可达 200mg/L，已广泛应用于环境水质和沉积物的监测。

1. 直接培养法

按照溶解氧采样方法，取两份水样于溶解氧瓶内，一份当时测其溶解氧，另一份于 20±1℃ 培养 5 天后再测其溶解氧，两者之差即为 BOD_5。

2. 标准稀释法

当水中有机物质含量较高时，水样中有限的溶解氧不能满足有机物氧化需要，需用专用的稀释水作适当倍数的稀释，使有机物质浓度降低后，再分别测定培养前后的溶解氧，并根据两者之差和稀释倍数计算生化需氧量。

$$BOD_5 = \frac{(D_1 - D_2) - (B_1 - B_2)f}{P}$$

式中，D_1 为配制后立即测得的水样的 DO；D_2 为培养后水样的 DO；P 为原水样在培养水中所占的比例；B_1 为培养前稀释水的 DO；B_2 为培养后稀释水的 DO；f 为稀释水在培养水所占的比例。

测定 BOD 的水样，采样方法同 DO，但不得加防腐剂，应在低温（4℃ 以下）下保存，并尽快测定。如果水样 pH 值超出 6.5~7.5 范围，则应当先用适当浓度 NaOH 溶液或 HCl 中和至 pH 值为 7 左右，用量不要超过水样体积的 0.5%。当水样余氯含量小于 0.1mg/L

时，放置 1~2h 可消失，余氯含量大于 0.1mg/L 时，应用碘量法用 0.005mol/L $Na_2S_2O_3$ 溶液除去，以免余氯影响微生物活动。从水温较低的水域或富营养化的湖泊中采集的水样，可遇到含有过饱和溶解氧。过饱和溶解氧不稳定，故应赶出。方法是：将水样迅速升温至 20℃ 左右，在不使满瓶的情况下充分振摇，并时时开塞放气，便可赶出过饱和溶解氧。从水温较高的水域或废水排放口取得的水样，应用冷水迅速冷至 20℃ 左右，并充分振摇，使水样中溶解氧与空气中氧分压接近平衡。

测定时，需要估计水样稀释倍数。水样经 20℃ 培养后，溶解氧下降 40%~70%，测得的 BOD 值与水中的有机物含量呈线性关系。所以，水样在稀释时要有合适的稀释倍数。可用下述方法估计水样稀释倍数：①根据水样污染程度和工作经验估计。对严重污染的水可稀释到 0.1%~1.0%；生活污水稀释到 1%~5%；经过氧化处理的污水可稀释到 5%~25%；较清洁的河水可稀释到 25%~100%。②根据 COD 值和实践经验来估计。稀释倍数 = COD_{Mn}/n，工业废水取 $n=1$，生活污水取 $n=2~3$。③通过预试验估计。无论采用哪种方法估计稀释倍数，每一水样都需同时做多个稀释倍数的测定，以确保至少有一个稀释倍数的溶解氧下降率在 40%~70% 之间。

稀释水样用的水应能为微生物分解水样中的有机物提供必要条件和适宜的环境，因此，稀释水应满足下述要求：

（1）溶解氧含量充分，达到饱和或近饱和，所以通常要进行曝气或通入氧气，如图 2-11 所示为一种简单曝气装置，用抽气机或自来水龙头连续抽气 2~8h。20℃ 时，DO 应大于 8mg/L。曝气时，导入的空气应经过活性炭过滤，然后密塞静置，使溶解氧稳定。

（2）含有微生物生长所需要的无机营养盐：如 Na^+、K^+、Ca^{2+}、Mg^{2+}、Fe^{3+}、N、P 等，同时由这些离子产生的渗透压要和该细菌的渗透压相似。

（3）具有一定的缓冲作用，能维持至 pH 值在 7 左右，以维持微生物的活性。

（4）稀释水本身的有机物含量低，空白 BOD_5 应小于 0.2mg/L。

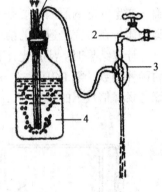

1—空气进口；2—自来水龙头；
3—吸气管；4—稀释水
图 2-11 稀释水曝气装置

（5）如水样中含有对微生物具有毒害作用的物质，如 Cu^{2+}、Hg^{2+}、CN^-、甲醛等，则应在稀释水中接种经驯化培养的特种微生物，以便能在这种环境下分解有机物。选用以下几种方法配置接种液，以满足不同环境下生长的微生物：①城市污水：一般用生活污水在室温下放置一昼夜，取上清液为接种液。②表层土壤浸出液：取 100g 植物生长土壤加入 1L 天然水（不含氯消毒剂），混合并静置 10min，取上清液为接种液。③用含城市污水的河水或湖水为接种液。④污水处理厂的出水可作为接种液。⑤当分析含有难于分解的物质的废水时，在其排污口下游 3~8km 处取水样作为废水的驯化接种液。如无此种水源，可取中和或经适当稀释后的废水进行连续暴气，每天加入少量该种废水，同时加入适量表层土壤或生活污水，使能适应该种废水的微生物大量繁殖。当水中出现大量絮状物（即微生物），或检查其 BOD 的降低值出现突变时，表明适用的微生物已进行繁殖，可用做接种液，一般驯化过程需 3~8d。取上述适量接种液，加入稀释水中，混匀。稀释水中接种液加入量视种类而定。接种稀释水配制后应立即使用。

有些活性污泥会消耗溶解氧，若水样含有大量悬浮物，必须在测定之前用 $KAl(SO_4)_2$ 混凝沉淀的方法除去悬浮物，否则会影响测定结果。

水样有硫化物、亚硫酸盐和亚铁等还原性物质时，会很快消耗溶解氧，因此，在测定培养前，稀释水样时应放置 15min，以消除其影响。

根据估计的稀释倍数对水样进行稀释。稀释操作一般是在 1000mL 的量筒中进行，先用虹吸法沿桶壁加部分稀释水（或接种稀释水），再将按照稀释倍数计算的水样体积加入其中，用稀释水（或接种稀释水）稀释至 1000mL 刻度。用特定的搅拌棒混匀后（不得产生气泡），用虹吸法将量筒中的稀释水样分装于两个溶解氧瓶中，密塞。一瓶 15min 后测定溶解氧，另一瓶用水密封好，20℃培养 5d 后测定溶解氧。培养期间应每天检查一次，严格控制温度 20±1℃范围内，并及时补加密封水。同时做两个稀释水（或接种稀释水）溶解氧测定（当天和培养 5d 后）。

水样稀释的过程中，应避免产生气泡，防止空气进入。用虹吸的方法加入稀释水及分装稀释液时，虹吸管的下口要插入容器的底部。混匀时，搅拌棒不能露出液面。装瓶时，溶解氧瓶内不留有气泡。溶解氧瓶塞必须是完全磨口，如果是很轻的空心塞，则必须用金属夹或橡皮筋固定；否则瓶塞容易上浮。培养 5d 后，溶解氧瓶内产生气泡，结果会不准确。产生气泡的原因主要是稀释水或水样通过低温保存，使用时温度太低，或水样含有藻类物质，在未完全避光的情况下进行培养所致。

计算结果时，应首先计算出每个稀释倍数的 DO 下降率，用 DO 下降率在 40%~70% 的稀释倍数计算 $BOD(O_2, mg/L)$ 值，若同时有几个稀释倍数满足上述要求，则先分别计算各稀释倍数下的 BOD 值，用各 BOD 值的均值报结果。

3. BOD 仪器测定法

图 2-12 所示为一种根据检压原理设计的 BOD 测定仪。水样置于装有 CO_2 吸收剂（氢氧化钠或氢氧化钾）小池的密闭培养瓶中，当水样中的有机物被微生物氧化分解时，消耗的溶解氧由气体管中的氧气补充，产生的 CO_2 被吸收池中的吸收剂吸收，结果导致密闭系统的压力降低，压力的变化直接转换成 BOD 值在压力计上标出。

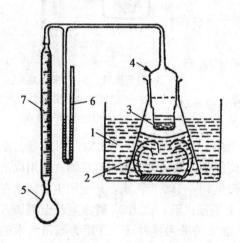

1—恒温水浴；2—反应瓶；3—CO_2 吸收剂；
4—瓶塞；5—橡皮球；6—压力计；7—气体量管
图 2-12　BOD 呼吸计

加入水样和 BOD 营养液到 BOD 专用瓶，将瓶子按方法要求连接到仪器的压力传感器上，开启搅拌器搅拌水样，以助样品瓶中的氧气转达至水样，然后将整个装置放入生化培养箱中，20±1℃，5d 后直接读出 BOD 值。

实际测定中，先用标准葡萄糖-谷氨酸溶液校正压力计，则可以从压力计直接读出水样的 BOD 值。

本法测定结果准确精密，操作简便，所用化学试剂少，分析成本低，可连续测定。

BOD 仪器测定法还有库仑法、微生物传感器法。除标准稀释法、仪器测定法外，还可用短时日测定法和相关分析法。库仑法中，微生物氧化分解有机物所消耗的氧气由电解产生，水样的 BOD 与电解产生的氧气量有关，通过电解所消耗的电量来计算出水样 BOD 值。BOD 微生物传感器由氧电极和微生物膜两部分组成复合膜电极，在装有 BOD 微生物传感器的测量槽中以一定的流量加入磷酸盐缓冲液，恒速搅拌，维持槽中溶解氧饱和，溶解氧通过固定的微生物膜时，微生物氧化分解有机物而消耗氧，致使氧电极电流减少。通过微电流计和记录仪可直接读出水样 BOD 值。实验研究表明，BOD_5 与其他耗氧量，如 COD_{cr}、COD_{Mn}、TOD 之间在一定条件下存在线性相关关系，根据回归方程，通过测定简便易测的 COD_{cr}、COD_{Mn} 和 TOD，则可快速推算出 BOD_5。但必须注意，不同的水体条件不同，回归方程的系数 a 和 b 相差较大，因此只能在实验的基础上，求出某一水体在特定条件下的回归方程，然后再应用于该水体，不能任意借用文献资料和其他数据，否则会导致错误的结果。

(三)化学需氧量

水中的还原性物质在规定条件下被氧化剂氧化时所消耗氧化剂的量相当于氧的量，称为化学需氧量(chemical oxygen demand，COD)，结果以 O_2，mg/L 表示。

水中还原性物质主要是有机物，此外，可能含有少量的无机物，如低价铁、硫化物和亚硝酸盐等。水中还原性有机物主要来源于生活污水、动植物的分解以及某些工业废水。当水体被有机物污染后，COD 便会增加。因此，COD 是用来间接评价水体受有机物污染状况的综合指标之一。水中还原性无机物在水中的含量一般较少，且容易被水中溶解氧氧化而失去还原性，所以在用 COD 评价水体受有机物污染状况时可忽略不计，但当还原性无机物含量高时，则应扣除其影响。

用酸性高锰酸钾法煮沸 10min，测得一般水的 COD 值大致为：清洁水 2~3mg/L，污染水源水 10mg/L 左右，生活污水 30~90mg/L，工业废水因其类型不同而 COD 值有很大差别，在数百 mg/L 到数千 mg/L。我国《地表水环境质量标准》(GB3838—2002)规定：Ⅰ类水质的 COD_{Cr}(重铬酸钾法测定 COD)≤15mg/L，Ⅱ类和Ⅲ类的 COD_{Cr}≤20mg/L，Ⅳ类的 COD_{Cr}≤30，Ⅴ类的 COD_{Cr}≤40mg/L。

化学耗氧量的测定方法以氧化剂类型来划分，最常用的是重铬酸钾法和酸性高锰酸钾法，我国把这两种方法规定为标准方法，分别记作 COD_{Cr} 和 COD_{Mn}。由于使用的氧化剂种类不同，氧化条件(酸度、温度、反应时间、有无催化剂等)不一致，测得的 COD 值就不相同。所以，测定水样的化学耗氧量时，必须严格按规定条件进行，并在报告中加以说明。表 2-7 列出了这两种方法氧化剂的浓度和测定条件。

酸性高锰酸钾法对含碳有机物氧化能力较强，对含氮有机物氧化效率低，且 Cl^->300mg/L 时有干扰，因此只适用于饮用水和水源水等较清洁水样的 COD 的测定，以及测定生化需氧量时估计稀释倍数；重铬酸钾法对大多数有机物的氧化程度达理论值的 95%~100%，再现性好，适宜于测定较复杂的工业废水和生活污水。其缺点是操作复杂，并存在 Hg^{2+} 和 Ag^+ 的污染。在酸性高锰酸钾和重铬酸钾法的基础上建立起来的氧化还原电位滴定法和库仑滴定法，配以自动化的检测系统，制成 COD 测定仪，已用于水质 COD 测定，该法具有快捷、准确、经济、方便的特点，目前尚未列入国标法。

表 2-7   **COD 测定方法**

氧化剂	介质性质	反应温度	催化剂	反应时间
0.005mol/L $KMnO_4$	H_2SO_4	沸水浴	Ag_2SO_4	30min
0.002mol/L $KMnO_4$	NaOH	沸水浴	—	20min
0.0025mol/L $KMnO_4$	H_2SO_4	沸水浴	Ag_2SO_4	30min
0.005mol/L $KMnO_4$	NaOH	沸水浴沸腾回流	—	10min
0.002mol/L $KMnO_4$	NaOH	沸水浴	—	15min
0.085mol/L $K_2Cr_2O_7$	H_2SO_4	146~148℃	Ag_2SO_4	2h
0.017mol/L $K_2Cr_2O_7$	H_2SO_4+H_3PO_4	165~170℃	—	5~6 min
0.017mol/L $K_2Cr_2O_7$	H_2SO_4	沸腾回流	Ag_2SO_4	2h
0.002mol/L $KMnO_4$	H_2SO_4	沸水浴	—	30min
0.002mol/L $KMnO_4$	NaOH	100℃沸腾	—	10min
0.002mol/L $KMnO_4$	H_2SO_4	沸水浴	—	10min
0.002mol/L $KMnO_4$	NaOH+ H_2SO_4	沸水浴	—	9+30min
0.002mol/L $KMnO_4$	H_2SO_4	沸水浴	—	预热 10min,再加氧化剂加热
0.002mol/L $KMnO_4$	H_2SO_4	沸水浴	—	20min
0.080mol/L $K_2Cr_2O_7$	H_2SO_4	沸腾回流	Ag_2SO_4	2h

1. 酸性高锰酸钾法

在水样中加入硫酸使其呈酸性,加入过量的高锰酸钾溶液,在沸水浴中加热 30min,使水中有机物氧化,剩余的高锰酸钾以草酸还原,然后根据水样实际消耗的高锰酸钾的量计算出化学需氧量。其反应式为:

$$4KMnO_4+5[C]\text{(代表有机物)}+6H_2SO_4\longrightarrow 2K_2SO_4+4MnSO_4+5CO_2\uparrow +4H_2O$$

$$2KMnO_4+5H_2C_2O_4+3H_2SO_4\longrightarrow K_2SO_4+2MnSO_4+10CO_2\uparrow +8H_2O$$

取水样或稀释水样 100mL,用稀 H_2SO_4 酸化后,加入 $c(1/5KMnO_4) = 0.01mol/L$ $KMnO_4$溶液 10.0mL,在沸水浴中准确加热 30min,立即加入 $c(1/2\ Na_2C_2O_4) = 0.010mol/L$ $Na_2C_2O_4$ 溶液 10.0mL,与过量的 $KMnO_4$ 反应,终止对水样的氧化反应,趁热用 $c(1/5KMnO_4) = 0.01mol/L$ $KMnO_4$ 溶液滴定至微红色,记录其用量为 V_1 mL。再加入 $c(1/2\ Na_2C_2O_4) = 0.01mol/L$ $Na_2C_2O_4$ 溶液 10mL,再用 $KMnO_4$溶液滴定至微红色,记录其用量为 V_2mL。按下式计算水样 COD 值(O_2,mg/L)。

$$COD_{Mn}=\frac{\left[\frac{(10+V_1)\times 10}{V_2}-10\right]\times 0.01\times 8\times 1000}{100}$$

若为稀释水样(见下面说明),则应另取 100mL 稀释用水,按上述方法滴定,此为空白实验。设空白消耗高锰酸钾溶液的体积为 V_0 mL，按下式计算水样 COD 值（O_2，mg/L）：

$$COD_{Mn} = \frac{\left\{\left[\frac{(10+V_1)\times 10}{V_2}-10\right]-\left[\frac{(10+V_0)\times 10}{V_2}-10\right]\times R\right\}\times 0.01\times 8\times 1000}{原水样体积}$$

式中，R 为稀释水样中稀释用水的比例。

本法在测定的过程中，有机物被氧化的程度受反应条件的影响，即使为同一水样，由于使用的氧化剂种类不同，氧化反应的条件（酸度、温度、时间、有无催化剂）不同，测得的结果也不同。为保证结果的重现性和可比性，必须严格控制反应条件，并在报告中加以注明。

酸度以 0.45mol/L H^+ 为宜。酸浓度过大，高锰酸钾易自动分解；酸度过小，则反应速度慢，反应不完全，结果偏低。酸度只能用硫酸来维持，而不能用盐酸和硝酸。因为盐酸在酸性介质中能与高锰酸钾反应生成氯气；硝酸具有氧化性，本身可干扰测定，其中混杂的亚硝酸也有干扰。

高锰酸钾溶液的浓度应控制在 $c(1/5KMnO_4) = 0.01$mol/L 左右，（即实际浓度为 0.002mol/L）。浓度大，有机物被氧化的程度大，结果偏高；反之，结果偏低。由于新配制的高锰酸钾溶液浓度不稳定，应提前两周配制，临用时用草酸标准溶液标定。

加热方式和时间是影响测定结果的重要因素。沸水浴加热较直火加热可较准确控制加热温度和反应时间，测定结果准确度和可比性更好。在高锰酸钾与水中有机物反应后，立即加入过量的草酸溶液终止氧化反应，可准确控制加热时间，而不是直接用草酸溶液滴定剩余的高锰酸钾。平行测定时，选用相同规格的锥形瓶，使反应液受热程度一致。

水样的耗氧量应保证在沸水浴中加热 30min 后剩余的高锰酸钾溶液约为加入量的 50%，即 V_1 约为 5mL，此时化学需氧量与有机物含量之间才有一定的比例关系，可做不同水体有机污染程度的比较，若加热过程中红色很快消失或减退，说明水样的耗氧量过高，剩余的高锰酸钾浓度太低，影响氧化能力，测定结果偏低，应另取少量水样稀释后重做。同一水样由于稀释倍数不同，测得的 COD 值也不一致，因此，必须在报告结果时注明稀释倍数。

当水样中含有大量的 NO_2^-、S^{2-}、Fe^{2+} 等还原性无机物时，则取样加硫酸后，先滴加高锰酸钾溶液将其氧化，再正式加高锰酸钾溶液进行测定。

水样中 Cl^- 浓度大于 300mg/L 时，在酸性介质中被高锰酸钾氧化而生成氯气，使结果偏高。

$$2NaCl+H_2SO_4\longrightarrow Na_2SO_4+2HCl$$
$$10HCl+2KMnO_4+3H_2SO_4\longrightarrow K_2SO_4+2MnSO_4+5Cl_2+8H_2O$$

而碱性条件下高锰酸钾不能氧化 Cl^-，不消耗高锰酸钾，但实验证明，某些盐类如氯化钙、氯化锶在碱性条件下尚能提高高锰酸钾对有机物的氧化能力，所以当有机物存在时，随着氯化物等盐类的浓度增高，耗氧量值不断增高，至氧化率接近 100%，所以当氯化物高于 300mg/L 时，应将水样适当稀释，仍以酸性高锰酸钾法测定为好，而不宜采用碱性高锰酸钾法。

测定 COD 的水样，用玻璃瓶采集，采集的水样应尽快测定。不能尽快测定时加硫酸调 pH<2、或加 $HgCl_2$ 50mg/L 或加 $CuSO_4$ 2~5mg/L，低温下，样品可保存两周。

正式测定前，要用酸性高锰酸钾溶液将所用锥形瓶煮沸数分钟，以消除可能存在的有机物。

2. 重铬酸钾法

在强酸性条件下重铬酸钾将水中有机物氧化，过量的重铬酸钾以邻菲罗啉为指示剂，用硫酸亚铁铵标准溶液回滴，由实际消耗的重铬酸钾的量，计算水样的化学需氧量。

反应式如下（式中 C 代表有机物）：

$$2K_2Cr_2O_7+3[\,C\,]+8H_2SO_4 =\!\!=\!\!= 2K_2SO_4+2Cr_2(SO_4)_3+3CO_2\uparrow+8H_2O$$

$$K_2Cr_2O_7+6(NH_4)_2Fe(SO_4)_2+7H_2SO_4 =\!\!=\!\!= K_2SO_4+Cr_2(SO_4)_3+3Fe_2(SO_4)_3+6(NH_4)_2SO_4+7H_2O$$

$$Fe^{2+}+3C_{12}H_8N_2 =\!\!=\!\!= [\,Fe(C_{12}H_8N_2)_3\,]^{2+}$$

无色   红色

虽然 $K_2Cr_2O_7$ 的氧化能力强，仍不能完全氧化直链脂肪族和芳香族等有机物，加入 Ag_2SO_4 作催化剂，并用煮沸回流的方式来提高氧化效率，其氧化效率能达理论值的 95%～100%。

氯离子可被重铬酸钾氧化成氯气，尤其是试样中有大量氮化物存在时。同时，Cl^- 可与催化剂 Ag_2SO_4 作用生成沉淀，阻碍氧化反应，故在氯离子较多时（大于 30mg/L 时）具有明显的影响，可于加热回流前向水样中加入硫酸汞，使氯离子成为络合物，从而消除氯离子的干扰。实验表明，按 10 倍 Cl^- 的量加入硫酸汞效果较好，出现少量氯化汞不会影响测定。

当水样 COD 值大于 500mg/L 时，应稀释后测定。稀释的程度以加热氧化后剩余的 $K_2Cr_2O_7$ 量为加入量的 50%～80% 为宜。

水中的 NO_2^- 会消耗 $K_2Cr_2O_7$，使结果偏高，可向样品和空白瓶中按每 1mg NO_2^- 加 10mg 氨基磺酸，将 NO_2^- 转变为氮气，消除其干扰。

$$HNO_2+NH_2SO_3H \longrightarrow H_2SO_4+N_2\uparrow+H_2O$$

3. 其他方法

（1）库仑测定仪法：在水样中加入一定量的重铬酸钾氧化有机物，用一定强度的恒电流电解产生的 Fe^{2+} 滴定剩余的重铬酸钾，用电化学方法指示滴定终点，根据电解消耗的电量和法拉第定律计算有机物的含量，即 COD 值。

（2）密封管法：该法所使用的氧化剂和反应原理与重铬酸钾法完全相同。只是不采用加热回流，而使用密封管，将样品和氧化剂及催化剂密封于管中，在 150℃ 下加热 2h，使样品中有机物完全氧化，然后测定氧化剂的剩余量，计算出样品 COD。

（3）快速测定法：本法所使用的氧化剂和反应原理与重铬酸钾法完全相同。测定时，将样品、重铬酸钾溶液、硫酸和硫酸银溶液置于三角瓶中，准确加热回流 10min，冷至室温后于 600nm 处测定 Cr(Ⅲ) 的吸光度，再根据用 COD 标准溶液（邻苯二甲酸氢钾）绘制的标准曲线计算出样品的 COD 值。

二、三氮

三氮是指水中的氨氮（NH_3-N 或 NH_4^+-N）、亚硝酸盐氮（NO_2^--N）和硝酸盐氮（NO_3^--N）。虽然三氮属于无机物，但除特殊工业废水污染外，水中的含氮化合物主要来自人畜粪便、生活污水和某些工业废水中含氮有机物的分解，所以三氮也可作为评价水体有机污染程度和自净能力的指标。在进入水体的有机物中，有相当一部分是含氮有机物，如蛋白质类、核酸类和尿素，这些物质在水体中受微生物的作用而被氧化分解，如：蛋白质→多酞→氨基酸→NH_3→NO_2^-→NO_3^-，尿素→NH_3→NO_2^-→NO_3^- 等。随着分解过程的进行，有机氮化合物不断减少，无机氮化合物逐渐增加。无氧存在时，氨即为最终产物，有氧存在时，氨进一步被氧化为亚硝酸盐和硝酸盐。水中有机含氮化合物在微生物的作用下转变为硝酸盐的过程，称为无机化过程。随着无机化作用的进行，水中有机氮化合物不断减少，微生物的营养物不断减少，水中致病性微生物也逐渐消失。在还原环境下，硝酸盐可还原为亚硝酸盐甚至氨，如在无氧条件下，厌氧菌可使硝酸盐还原为亚硝酸盐甚至氨。因此，测定水体中各类氮素化合物的含量，对探讨水体受有机污染的情况、了解水体的自净能力和对水质进行卫生评价有重要意义。三氮含量与含氮有机物污染的关系可用表 2-8 概括说明。

表 2-8 　　　　　　　　　　　　　　　三氮含量与水质关系

NH_3-N	NO_2^--N	NO_3^--N	水质状况
+	-	-	新近污染
+	+	-	新近污染，正在分解
+	+	+	曾经受污染，正在分解，并有新污染
-	+	+	有机污染物已分解，趋向自净
+	-	+	旧污染物已分解完成，又有新污染
-	+	-	有机污染物已分解，未完全自净，或为还原环境
-	-	+	有机污染物已分解，完成自净
—	—	—	无含 N 污染物的清洁水

注：+：超过卫生标准；-：没超过卫生标准。

(一) 氨氮 (NH_3-N，ammonia nitrogen)

氨氮以游离氨或铵盐的形式普遍存在于地下水及地面水中，两者的组成比取决于水体的酸碱度。未受污染的地下水中氨氮含量一般低于 0.2mg/L，地表水中氨氮含量比地下水高，用氯胺消毒的饮水可产生微量氨氮。水中氨氮有多种来源，主要来源是含氮有机物受微生物作用而产生大量氨氮，所以生活污水、人畜粪便和某些工业废水(如石油化工、合成氨以及氮肥等)是氨氮的主要污染源。除此之外，水和土壤中的亚硝酸盐和硝酸盐在一定条件下也可受微生物作用还原成氨。所以，虽然氨氮一般对人体无害，但水中检出氨氮，说明水体不久前受到含氮有机物的污染，并且分解正在进行。

水中氨氮含量过高时，对鱼类等水生生物有毒害作用。我国《渔业水质标准》《地表水环境质量标准》规定 Ⅰ ~ Ⅲ 类水中游离氨的浓度不得超过 0.02mg/L，Ⅳ ~ Ⅴ 类水不得超过 0.2mg/L。因氨氮对人体健康的影响较小，我国《生活饮用水卫生规范》(2001)未规定限量指标，世界卫生组织和一些发达国家规定饮用水中氨氮含量不得超过 0.5mg/L。

水中氨氮测定方法较多。光学方法有纳氏试剂分光光度法、酚盐分光光度法、水杨酸分光光度法；电化学方法有氨气敏电极法和铵离子选择电极法；另外，还有离子色谱法和不同原理设计的氨氮在线自动检测法等。纳氏试剂分光光度法是最早应用的测定方法，也是我国《地表水环境质量标准》规定的分析方法之一，若直接取水样比色测定，则称为直接纳氏比色法，适用于无色、澄清、含氨氮量较高的水样；若将氨氮自水样中蒸馏出后再用比色法测定，则称为蒸馏纳氏比色法，适用于测定有颜色、浑浊，含干扰物较多和氨氮含量较少的水样，一般的污水和工业废水则须用此法。该法操作简便、灵敏度较高、适应范围广，但需使用有毒试剂四碘汞钾和强碱，对操作人员和环境影响大。现在使用较多的是酚盐光度法和水杨酸光度法。酚盐法也是氨氮测定的经典方法，它利用氨与次氯酸盐和苯酚在适宜条件下反应生成蓝色化合物而比色定量，方法灵敏度较高、稳定性好。水杨酸光度法采用水杨酸代替酚盐法中的苯酚作显色剂，因水杨酸与苯酚有相似的化学结构，且在苯环上引入了羧基，增加了显色产物在水中的溶解度，所以该法较酚盐光度法灵敏度高，并避免了苯酚对环境的污染，国际标准化组织（international standard organization, ISO）和我国已分别将水杨酸光度法列为推荐方法和标准方法。

1. 纳氏试剂分光光度法

水中氨与纳氏试剂（碘化汞钾）在碱性介质中反应生成黄棕色的碘化氧汞氨胶体化合物，其色度与氨氮含量成正比，于420nm波长测定溶液吸光度定量。反应式：

$$NH_3+2K_2HgI_4+3KOH =\!=\!= \left[\ O \underset{Hg}{\overset{Hg}{\diamond}} NHz\ \right]I\downarrow +7KI+2H_2O$$

黄棕色胶体

测定时，取适量水样或蒸馏水样，加入酒石酸钾钠溶液和纳氏试剂，混匀后放置10min，于420nm比色测定，标准曲线法定量。若氨氮含量低，应放置30min后比色。10～15min内颜色稳定而且最深。当水样中的氨氮较高，应先将水样稀释，再加入纳氏试剂，否则由于氨的浓度过高而形成沉淀。

用光度法测定，最低检出量为1.25μgNH₃-N，若取50mL水样测定，最低检出浓度为0.025mg/L，测定上限为2mg/L；用目视法测定，最低检出量为1μgNH₃-N，若取50mL水样测定，最低检出浓度为0.02mg/L。水样经适当处理后，本法适于测各种水样中的氨氮。

水中常见的钙、镁、铁等离子在强碱性条件下易生成沉淀干扰测定，可加入酒石酸钾钠或EDTA，与金属离子生成配合物而掩蔽。

水中硫化物、醛、酮等可引起溶液浑浊；脂肪胺、芳香胺、亚铁等可与纳氏试剂产生颜色；水样本身有色等均能产生干扰。遇此情况，可采用蒸馏法去除干扰。蒸馏时，应加入磷酸盐缓冲溶液，使水样的pH值维持在7.4左右。pH值过低，NH_3化为NH_4^+，不易被蒸出，使测定结果偏低。若pH值过高，部分蛋白质和氨基酸在加热过程中会分解产生氨，使测定结果偏高。因此，蒸馏时应控制水样的pH值。对于加酸保存的水样，应先用氢氧化钠溶液中和后，再加磷酸盐缓冲溶液。

水中悬浮物可用硫酸锌和氢氧化钠混凝沉淀后离心或放置澄清取上清液测定。

水样中含有余氯时,可与氨结合成氯氨,使测定结果偏低。可在测定前加入与余氯相当量的硫代硫酸钠或亚砷酸钠或亚硫酸钠脱氯。

实验用水应为无氨水,无氨水应临用时制备,不宜贮存。如无超纯水制备装置,可用离子交换法或蒸馏法自制,离子交换法用强酸型阳离子交换树脂;蒸馏法除氨是在 1L 水中加 1~2mL 浓硫酸并滴加 5%高锰酸钾溶液至呈较深的紫红色,再蒸馏。

纳氏试剂的配制处方很多,其灵敏度因处方、配制条件、新旧程度及显色条件而异。因此,配制时,应遵守配方和配制程序。从反应原理中可以看出,配制纳氏试剂时,应注意勿使碘化钾过量,过量的碘离子将影响有色络合物的生成,使发色变浅。碘化汞(也有用氯化汞)用量过多,试剂则过于灵敏,显色液很快出现浑浊或沉淀。贮存过久的纳氏试剂,使用前应先检查其质量,除达到原显色灵敏度外,加入试剂后 2h 内不得出现浑浊,否则应重新配制。

溶液的碱度对测定影响较大,碱度不足,不易显色或显色较浅,甚至有红色碘化汞析出;碱度过大,则易产生浑浊。适宜的碱度为加入纳氏试剂后,氢氧化钠的量浓度在 0.15~0.6mol/L 之间。

2. 氨气敏电极法

氨气敏电极由 pH 玻璃电极(指示电极)与银-氯化银电极(参比电极)组成,中间电解质溶液为一定浓度的氯化铵-氯化钠,套管底部装有一疏水性的选择性透气膜,该膜允许 NH_3 透过,同时使管内电解液与被测试样隔开。测定时,先用强碱调样液的 pH>11,试样中释放出来的氨通过疏水性选择性透气膜渗入中间电解质溶液,发生如下反应:

$$NH_3 + H_2O \longrightarrow NH_4^+ + OH^-$$

引起中间电解液层 pH 值升高,该变化由 pH 玻璃电极测得,一定条件下 pH 玻璃电极电位与试样中氨氮浓度的对数呈线性关系。因此,由测得试样的电位值可以确定试样中氨氮的含量。为了使水样中的 NH_4^+ 全部转化为 NH_3,需用氢氧化钠调节水样 pH 值至 11~12。

应用氨气敏电极时,要保持透气膜良好的透气性能,试液中不能有胶状物和沉淀物。水样浑浊时,须过滤或离心除去,如用滤纸过滤水样,则需注意滤纸可能含有微量铵。为防止水样中某些金属离子在加入氢氧化钠溶液后生成沉淀,可用 EDTA 掩蔽。水中共存的汞离子和银离子能与氨生成配合物 $[Hg(NH_3)_4]^{2+}$ 和 $[Ag(NH_3)2]^+$,使氨的有效浓度降低而引起负误差,可加入碘化钾掩蔽汞离子和银离子。

电极电位受温度影响较大,因此测定水样和标准系列时的温度应尽可能保持一致。测定过程中搅拌速度不要太快。操作应在无氨环境中进行。

另外,根据上述方法的原理,可设计成各种氨氮自动分析仪,如滴定型、光度型和电极型等。氨氮自动分析仪广泛应用于自来水厂的入口和出口水质、污水处理厂水质、工业废水、河水和天然水资源等的在线监测。如图 2-13 所示为滴定型氨氮自动分析仪原理方框图。其工作原理是,样品在一定的条件下,经加热蒸馏,释放出的氨冷却后被吸收于硼酸溶液中,再用 HCl 标准溶液滴定,当滴定至设定的电极电位即终点时停止滴定,根据所消耗的 HCl 标准溶液的体积,计算出水中氨氮的含量。水样在进入仪器前需进行预处理,可采用过滤或沉降的方法,以除去水样中较大的悬浮物。

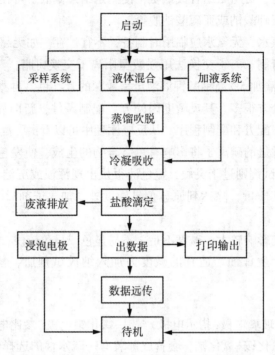

图 2-13 滴定型氨氮自动分析仪原理方框

(二) 亚硝酸盐氮

水中 NO_2^--N 的来源主要为生活污水中含氮有机物的分解和化肥、酸洗等工业废水，此外，农田排水也可引入较高浓度的 NO_2^--N。未受污染地面水中亚硝酸盐氮一般低于 0.1mg/L，某些地下水可能会由于地质原因出现较高浓度的亚硝酸盐氮。

作为含氮有机物污染，亚硝酸盐氮是含氮有机物受细菌作用分解的氮循环中间产物，在水中不稳定，在氧和微生物的作用下易被氧化成硝酸盐，在缺氧条件下也可被还原为氨。根据水中亚硝酸盐氮的存在水平，再结合水中氨氮和硝酸盐氮的含量，可以评价水体受污染的程度及自净状况。如水中检出亚硝酸盐氮，则说明分解正在进行。亚硝酸盐进入人体后，可将低铁血红蛋白氧化成高铁血红蛋白，使之失去输送氧的能力。在酸性介质中亚硝酸盐可与仲胺类形成致癌物亚硝胺。一般饮水中亚硝酸盐氮含量很低，不会对人体健康产生影响。我国《生活饮用水卫生规范》(2001) 未对 NO_2^--N 做出限量要求。我国《地表水环境质量标准》(GB3838—2002) 中规定了总 N 和氨 NH_3-N 含量标准，其中"集中式生活饮用水地表水源地补充项目标准限值"规定了 NO_3^--N 含量标准，可以利用各种 N 素化合物之间的相互转化关系综合考虑，衡量 NO_2^--N 的污染水平。

水样采集可用玻璃瓶或聚乙烯塑料瓶，采样后应尽快测定，以避免细菌将亚硝酸盐还原成氨。若不能立即测定，可于每升水样中加入 40mg 氯化汞抑菌，并置 4℃冰箱闭光保存，可稳定 1~2d。

水中亚硝酸盐氮的测定方法主要有光度法、离子色谱法和示波极谱法等。应用最广泛的是重氮化偶合分光光度法，该法简便快速、灵敏度高，但色度和浊度对测定有干扰。该法是我国水质检验标准方法。离子色谱法适用于饮用水、地下水、地面水等较清洁水中多种阴离子同时测定，包括亚硝酸根、硝酸根、硫酸根、氯离子和氟离子等多种阴离子，但需要离子色谱仪，分析成本较高。示波极谱法简便快速，灵敏度高，水样色度和浊度对测定基本无干扰。

1. 重氮偶合光度法

在 pH1.8 的磷酸介质中，亚硝酸盐与对氨基苯磺酸胺反应生成重氮盐，再与盐酸 N-(1-萘基)-乙烯二胺偶合生成紫红色偶氮染料，比色定量。反应式为：

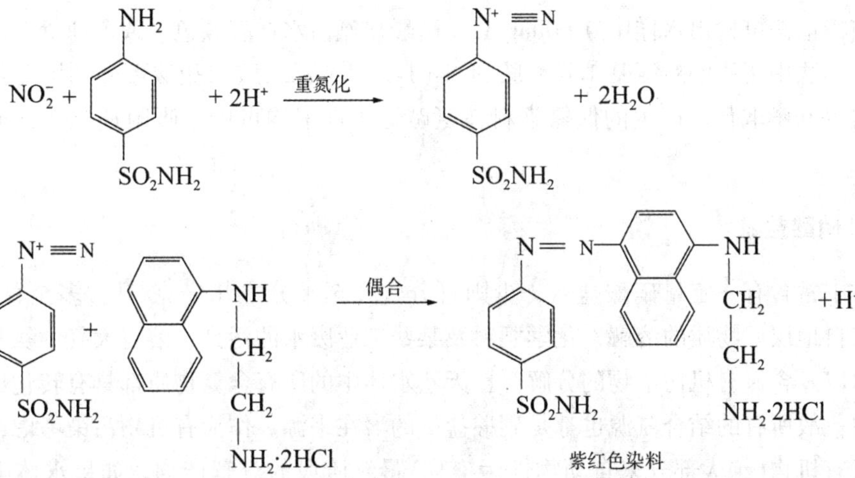

本法测定的适宜浓度范围为 0.002 ~ 0.25mg/L 亚硝酸盐氮(以 N 计)，适用于较清洁水中亚硝酸盐氮含量的测定。如亚硝酸盐氮浓度过高，也不易显色，需稀释后测定。

水中三氯胺产生红色干扰。若改变试剂的加入顺序，先加盐酸 N-(1-萘基)-乙烯二胺，后加对氨基苯磺酸胺，可稍减低此干扰，但三氯胺浓度大时，仍能产生橙色。三价铁、铅、汞、银等离子可产生沉淀，引起干扰。二价铜离子能催化分解重氮盐，使结果偏低。有色离子也干扰测定。但有实验表明 Fe^{2+}、Fe^{3+}、Hg^{2+}、Cu^{2+} 分别为 20mg/L、1mg/L、100mg/L、5mg/L 时均无干扰，但 Fe^{3+} 在 5mg 以上时出现正干扰，所以必要时可加适量 EDTA 消除干扰。

水样如含有悬浮物或有色时，对测定有干扰，可用氢氧化铝悬浮液吸附后过滤或离心除去后测定。

溶液酸度对显色影响较大，如水样偏酸或偏碱，则需用氢氧化钠溶液或磷酸溶液调水样 pH 至中性后再加显色试剂。

注意防止空气中氧化氮对试剂的污染。实验用不含有亚硝酸盐氮的水，可于纯水中加入少许高锰酸钾晶体，使呈红色，再加入氢氧化钠，使呈碱性，于全玻璃蒸馏器重蒸馏，弃去 50mL 初馏液，收集中间 70% 部分用于实验。显色溶液需保存在密闭的棕色瓶中，4℃冰箱中可稳定至少 1 月。

2. 示波极谱法

水样中的亚硝酸盐在弱酸性介质中与对氨基苯磺酸胺反应生成重氮盐，再与 N-(1-萘基)-乙二胺偶合生成紫红色偶氮化合物，该偶氮化合物在 pH11～11.7 的氨碱性介质中，可在示波极谱仪的滴汞电极上于-0.63V(vs SCE)处产生吸附还原峰，峰电流在一定范围内与试液中的亚硝酸盐氮浓度成正比，标准曲线法定量。

测定水样时，取一定量样液于 10mL 具塞比色管中，加入一定量 0.1mol/L HCl 使试液 pH 为 1.8～2.5，再分别加入氨基苯磺酸胺和 N-(1-萘基)-乙二胺溶液，混匀，室温下放置 20min 后，再加 1:1 氨水 1mL，加纯水定容、混匀后用示波极谱法测定。测试条件：三电极系统、二阶导数档、原点电位-0.30V。

示波极谱法可检出水样中 0.001mg/L 亚硝酸盐氮。水样有颜色、或浑浊等对测定基本无影响。本法中所用的对氨基苯磺酸胺和 N-(1-萘基)-乙二胺二盐酸可分别用对氨基苯磺酸和 8-羟基喹啉取代，产生的偶氮染料在氨碱性条件下均可产生吸附还原峰，但灵敏度稍低。

(三) 硝酸盐氮

水体中常含有一定量硝酸盐氮，少则百分之几至十分之几毫克/升，多至百余毫克/升。可来自地层矿物质的溶解、化学肥料及某些工业废水的污染、溶有大气中氨和氮氧化物的降水以及含氮有机污染物的分解等，天然水体中的所有含氮物质都具有转化成硝酸盐氮的趋向，故所有的结合氮源也都是硝酸盐氮的潜在来源。作为有机物污染考虑，硝酸盐氮是含氮有机物(绝大部分来自动物性污染物)最终阶段的分解产物。如果水体中仅含有硝酸盐氮，而有机氮及亚硝酸盐氮都不存在，则说明有机物无机化作用的完成。如果水体含有较多的硝酸盐氮，其他氮素化合物也存在，就表示水体的自净作用正在进行，有机物分解还未完成，即由有机物污染所带来的危险还未消除。此外，进入人体的硝酸盐氮也可被还原为亚硝酸盐氮，从而诱发高铁血红蛋白症(特别是在婴儿中)以及有可能与仲胺类化合物形成致癌的亚硝胺。

一般饮水中硝酸盐氮均可检出，我国《集中式生活饮用水地表水源地补充项目标准限值》(2002)和《生活饮用水卫生标准》(2006)规定其含量不得超过 10mg/L。

用于硝酸盐氮测定的水样需用玻璃瓶或聚乙烯瓶采集，采样后应尽快测定。如不能及时测定，为了抑制微生物活动对氮平衡的影响，需于每升水样中加入 0.8mL 浓硫酸，并于 0～4℃保存，24h 内完成测定。

水中硝酸盐氮的测定方法较多，如紫外光度法、离子选择性电极法、二磺酸酚和麝香草酚光度法、镉柱还原法、离子色谱法和示波极谱法等。我国《生活饮用水卫生规范》(2001)规定的标准检验方法是麝香草酚光度法、镉柱还原法、紫外光度法和离子色谱法。

1. 二磺酸酚光度法

在无水和浓硫酸存在下，硝酸根离子和二磺酸酚作用，生成硝基二磺酸酚，在碱溶液中发生分子重排，生成黄色化合物，光度法定量。化学反应式为样品测定时，吸取适量水样或经过预处理的澄清水样，置于100mL蒸发皿中，调溶液至弱碱性（pH值为7~8），于水浴上蒸干。加入二磺酸酚试剂，用玻棒研磨，使试剂与蒸发皿内残渣充分接触，静置10min后，加入10mL纯水，然后在搅拌下滴加浓氨水，使溶液的黄色达到最深，记录氨水用量。如出现沉淀可过滤，或加乙二胺四乙酸二钠溶液至沉淀溶解。将溶液定容后于420nm波长测定吸光度值，同时做空白对照和标准系列。

本法最低检出量为$1\mu g$硝酸盐氮。若取25mL水样测定，则最低检测质量浓度为0.04mg/L。本法可用于较清洁水样中硝酸盐氮含量的测定。水中浑浊度、颜色、氯化物、亚硝酸盐和铵、Ca^{2+}、Fe^{3+}、Mg^{2+}等均可产生干扰，故需对水样做处理。

水中的悬浮物和胶体物可用$0.45\mu m$孔径的滤膜过滤或离心除去。水的颜色深时，可加入氢氧化铝悬浮液，充分振摇后静置数分钟，过滤除去，注意弃去初滤液。

水中氯化物在强酸性条件下与NO_3^-反应，生成NO或NOCl（氯化亚硝酰），使结果偏低。

$$6Cl^- + 2NO_3^- + 8H^+ \longrightarrow 3Cl_2\uparrow + 2NO\uparrow + 4H_2O$$
$$HNO_3 + 3HCl \longrightarrow NOCl + Cl_2\uparrow + 2H_2O$$

测定前，应先用银盐法测定出水样中氯化物的含量，于水样中加入相当量（当水样中有NH_4^+时银不可过量）的硫酸银溶液（水样中氯化物含量超过100mg/L时，可加入相当量的固体硫酸银（1mg Cl^-相当4.397mg Ag_2SO_4），在80℃左右的热水浴中，用力振摇，使氯化银沉淀凝聚，冷却后用慢速滤纸或$0.45\mu m$滤膜过滤或离心除去沉淀后使用。

水样中的NO_2^-在强的含氧酸（如硫酸）存在下，可生成HNO_2，HNO_2会迅速分解为一氧化氮和硝酸，使NO_3^--N测定结果偏高。

$$3HNO_2 \longrightarrow HNO_3 + 2NO\uparrow + H_2O$$

当NO_2^-含量超过0.2mg/L时，可采用将其氧化成硝酸盐氮后测定，同时测定亚硝酸盐氮，最后在结果计算时，将亚硝酸盐氮扣除。氧化剂可选过氧化氢溶液或稀硫酸-高锰酸钾溶液。

水样中NH_4^+在加热过程中可与NO_3^-发生反应生成NH_4NO_3，NH_4NO_3易分解为NO_2，因而使NO_3^-损失，结果偏低。当有Ag^+存在时，更加速此反应的进行，故除去氯化物时，应控制硫酸银的加入量。蒸发前，先将水样调成碱性，将氨挥发掉，则可消除此影响。

若水样中Ca^{2+}、Fe^{3+}、Mg^{2+}等离子含量过高，加氨水显色时，溶液中出现沉淀，影响比色，可加入 EDTA 溶液，掩蔽金属离子，消除干扰。

2. 镉柱还原法

水样中的硝酸盐经过粒状铜-镉滤柱时，被还原为亚硝酸盐，再用重氮化偶合光度法分别测定滤液和原水样中亚硝酸盐氮的含量，两者之差即为硝酸盐氮含量。

使用新镉柱时，由于其还原能力很强，可将 NO_3^- 进一步还原为氨，使测定结果偏低，所以必须用硝酸盐氮标准液和氯化铵-EDTA 溶液处理，使镉柱适当老化。氯化铵能与镉离子络合，减少柱内镉盐沉淀及缓解对硝酸盐的还原作用，还可减低水样的 pH 值，有利后续测定(重氮化偶合光度法要求 pH 值小于 1.7)。EDTA 可消除铁、铜等金属的干扰。所以常用氯化铵-EDTA 溶液洗涤柱子，或不用时用氯化铵-EDTA 溶液浸泡柱子，不可使柱子干枯。

水样与铜-镉粒应有足够的接触时间，硝酸盐氮才能定量还原为亚硝酸盐氮。因此，流速不宜太快，否则结果偏低，但流速太慢将增长分析周期。

水样浑浊或含有悬浮固体时，可堵塞柱子，影响水样的流速。可将水样先过滤，除去颗粒物质。浊度高的水样可加入硫酸锌和氢氧化钠溶液处理，析出沉淀后，倾出上清液备用。

水样的 pH 值影响铜—镉柱的还原效率，必须控制在 3.3~9.6 范围内，对 pH 值过高或过低的样液，应先调节 pH 值。

本法最低检测质量为 0.05μg 硝酸盐氮，若取 5mL 水样测定，最低检测质量浓度为 0.01mg/L 硝酸盐氮。

3. 紫外分光光度法

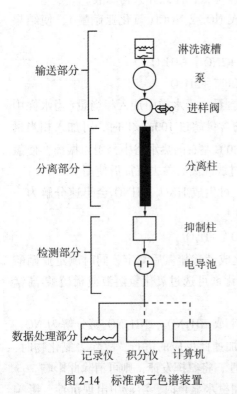

图 2-14 标准离子色谱装置

NO_3^- 可吸收 220nm 的紫外线，因此可通过测定水样对 220nm 紫外线的吸收度来确定水样中硝酸盐氮的含量。溶解在水中的有机物对 220nm 紫外线也会有吸收，但有机物除在 220nm 处有吸收外，还可吸收 275nm 紫外线，而 NO_3^- 对 275nm 紫外线则无吸收。因此，对含有机物的水样，还需在 275nm 处做一次测定，以扣除有机物的影响。水样混浊或含有悬浮固体时，可用孔径为 0.45μm 的微孔滤膜过滤。

4. 离子色谱法

本法利用离子交换的原理，连续对多种阴离子进行定性和定量分析。如图 2-14 所示，水样注入碳酸盐-碳酸氢盐溶液淋洗液并流经系列的离子交换树脂，基于待测阴离子对低容量强碱性阴离子树脂(分离柱)的相对亲和力不同而彼此分开。被分离的阴离子在流经强酸性阳离子树脂(抑制柱)时，被转换为高电导型的酸型，碳酸盐-碳酸氢盐则转变成弱电导的碳酸(消除背景电导)，用电导检测器测量，被转变为相应酸型的阴离子，与标准进行比较，根据保留时间定性，峰高或峰面积定量。

水样中存在较高浓度的低分子量有机酸时，由于其保留时间与被测组分相似而干扰测定，用加标后测量可以帮助鉴别有无有机酸干扰。水能形成负峰或使峰高降低或倾斜，在 F^- 和 Cl^- 间经常出现，采用淋洗液配制标准和稀释样品可以消除水负峰的干扰。任何与待测阴离子保留时间相同的物质均会干扰测定。淋洗位置相近的离子浓度相差太大，不能准确测定。水样中某一阴离子含量过高时，将影响其他被测离子的分析，待测离子的浓度在同一数量级可以准确定量，如 Br^- 和 NO_3^- 离子彼此间浓度相差 10 倍以上时不能定量。采用适当稀释或加入标准的方法，可以达到定量的目的。为防止柱系统堵塞，水样需经 $0.2\mu m$ 滤膜过滤或超速离心后测定。为了防止高浓度钙、镁离子在碳酸盐淋洗液中沉淀，可将水样先经过强酸性阳离子交换树脂柱除去这些干扰离子。

本法可以连续测定饮用水、地面水、地下水、雨水中的 F^-、Cl^-、Br^-、NO_2^-、NO_3^-、PO_4^-、SO_4^-。测定参考条件：分离柱 AS4A，抑制柱 ASRS-ULTRA，电导检测器；淋洗液为 $0.0035mol/L\ NaCO_3 - 0.001mol/L\ NaHCO_3$；流速 $1.2mL/min$。在此条件下，出峰顺序为 Cl^-、F^-、NO_2^-、NO_3^-、SO_4^-，13min 内完成分离测定。

本法最低检测质量浓度取决于进样量和检测器灵敏度，一般情况下，进样 $50\mu l$，电导检测器量程为 $10\mu S$ 时适宜的检测范围为 $0.15\sim2.5mg/L\ NO_3^- - N$。

方法的测定下限一般为 $0.1mg/L$。当进样量为 $100\mu L$，用 $10\mu S$ 满刻度电导检测器时，F^- 为 $0.02mg/L$，Cl^- 为 $0.04mg/L$，NO_2^- 为 $0.05mg/L$，NO_3^- 为 $0.10mg/L$，Br^- 为 $0.15mg/L$，PO_4^- 为 $0.20mg/L$，SO_4^- 为 $0.10mg/L$。

三、石油

石油是由多种化合物组成的复杂混合物，主要包括烷烃、环烷烃、芳香烃、不饱和烃及少量含硫、氧、氮、金属元素的化合物，烃类占 $95.0\%\sim99.5\%$。石油中的烃类主要为烷烃和环烷烃，少量芳香烃。刚开采出的石油，习惯上称为原油，是一种黑色或深棕色液体，比重 $0.75\sim1$。原油经直接蒸馏或裂解等加工过程，可制成汽油、煤油、柴油、润滑油、石蜡和沥青等产品。

石油是人类重要的能源，随着工业发展，石油开采与炼制、石油化工产品的制造与应用日益增长，水中石油主要来自原油的开采、加工和运输环节以及各种炼制油的使用等部门的工业废水等。海底石油储藏量极为丰富，占全球石油总储藏量的 1/3，很多国家在海上进行石油生产，开采海底石油，在开采过程中，石油随时都可能污染海洋，特别是发生井喷事故时，往往造成海洋的严重污染。如 2010 年英国石油公司（BP）在墨西哥湾的深水地平线钻井爆炸，使得 1.84 亿加仑（即使更换了新的堵塞盖还是有漏油迹象）的石油流入墨西哥湾。石油总产量 60% 以上是通过油船在水上运输的，油船航运作业排出的废水，如洗舱水、压舱水和舱底含油废水中都含有大量的石油，若未经处理，直接排入水体，则可引起污染。20 世纪 60 年代 Torry Canyon 号油轮在英吉利海峡触礁，泻入海域近 10 万吨石油，污染了 140 英里海岸。2010 年 7 月，一艘 30 万吨级的外籍油轮在我国大连港泄油附加添加剂时引起了陆地输油管线发生爆炸，从而引发大火和原油泄漏，水面浮油达 1m 多深。沿江沿海的石油工业，特别是炼油厂，日常生产过程中都有相当多的含油废水排出。另外，工厂、车辆和船排出的废气中都含有石油烟，大气中的含油废气一部分被氧化，另一部分则沉降到地面，进入水体。

由于石油的比重多比水小，进入水环境的行油多漂浮于水面，形成很薄的一层油膜，随同水流一起迁移。石油在水体中的迁移过程相当复杂，受多种因素的影响，可简单归结为以下几个方面：①扩散：含油废液进入水体后立即发生扩散，在水表面形成大面积油膜，其扩散速度与石油的种类和性质有关，又受气象和水文因素的影响；②蒸发与溶解：石油中的易挥发组分将迅速蒸发，而极性组分则溶于水中。蒸发的速度与气象因素有关，溶解过程主要受控于石油的组成和性质；③乳化：进入水层的石油由各种因素引起搅动而产生乳化，可形成油包水或水包油两种类型的乳化颗粒。前一类在水中很稳定，可在水中漂浮几个月，后一类则不稳定，易消失。④沉积：溶解于水中的石油成分被吸附在颗粒物质上，并随颗粒物质一起沉积在底泥中。

进入水体中的石油在随同水一起迁移的同时，又可发生一系列转化：石油进入水体后，可被大气中的氧或水中的溶解氧氧化，日光、钒和铜等高价金属离子可加速氧化过程；水体中微生物可将扩散于水中的 2/3 的油转化成 CO_2 和 H_2O，约 1/3 转移到微生物体内，微生物的分解速度与水中溶解氧含量、水温、微生物种类与数量等有关；在变质、氧化、移动和扩散等众多因素的作用下，水中的油可聚集成沥青块，浮在水中，随水漂流。

石油污染水环境后可造成很多危害：首先，在水面形成褐色油膜，使水带油味；覆盖于水体表面的石油薄膜能阻止空气中的氧溶解于水中，石油的氧化又大量消耗水中的溶解氧，危害水生生物的生存并使水质恶化；沉积于底泥中的石油在一定条件下又可返回水层对水体造成二次污染；石油污染可影响食用水生生物的使用价值，严重时可导致其无法生存；被污染的水生生物通过生物链进一步对人体产生危害。

我国《地表水环境质量标准》（GB3838—2002）规定，Ⅰ～Ⅲ类水中石油浓度不得超过 0.05mg/L，Ⅳ、Ⅴ类水不得超过 0.5mg/L 和 1mg/L。

由于石油与塑料可互溶，故测定石油的水样需用广口玻璃瓶采集，而且要单独采样，全量分析，不能在实验室中再分样。我国标准方法规定，当仅测定水中乳化状态和溶解性油时，应于水面下 20～50cm 处采样，并要避开漂浮在水面的油膜。如果连同膜一起采集，则要注意水的深度、油膜厚度和覆盖密度。采集水样后要加入 HCl，使 pH≤2.0，并应尽快萃取分析，否则 4℃冷藏。

测定水体中石油须避免动植物油类的干扰，动植物油类的主要污染源为生活污水、油脂生产、皮革制造与加工废水等。按照 GB/T16488—1996 规定，石油与动植物油的区别在于：石油类物质可被 CCl_4 萃取，但不被硅酸镁吸附，在波数 2930cm^{-1}、2960cm^{-1}、3030cm^{-1} 全部或部分谱带有特征吸收；而动、植物油类是可被 CCl_4 萃取并被硅酸镁吸附的物质。因此，测定时，可将萃取液经硅酸镁柱吸附以除去动、植物油。所使用的硅酸镁应在 500～700℃加热活化 2h 后使用。

由于石油是由多种化合物组成的复杂混合物，要准确测出各种成分的绝对量有困难，现有测定方法是测出理化性质相似的一类物质的总量，其中包含有非石油成分，也有一些石油成分因不具有这种性质而无法测出，因此，不同测定方法其结果所包含的内容不同。

测定水体中石油的方法较多，有重量法、荧光法、紫外分光光度法、非分散红外法和气相色谱法等。我国于 1996 年首次颁布的标准中规定了使用红外分光光度法或非分散红外法测定石油类及动、植物油类的方法。

(一) 重量法

水样经酸化后,用有机溶剂如石油醚或三氯三氟乙烷多次提取,合并有机相,用无水硫酸钠脱水,过滤于预先在70℃烘干的烧杯中,在70℃水浴上蒸去有机溶剂,再于70℃烘箱中干燥1h,于干燥器中冷却30min后称重,烧杯增加的重量则为石油的重量。根据样品体积计算水样中石油的浓度。

此法测定出的是能被有机溶剂提取,而在70℃不挥发的物质的总量,其中也包含有有机溶剂从酸化样品中提取出的其他物质,如某些有机染料、叶绿素等,而易挥发的碳氢化合物(如汽油)则未包括在内。虽然此法比较费时,但由于其测定值比较接近水中石油的总量,现在全世界各国都普遍采用,适用于石油含量大于10mg/L时。

(二) 比浊法

利用石油不溶于水的特点,在油、水两相中加入一定量的能够溶解油和水的溶剂和保护剂,将石油以细颗粒分散于水中,形成比较稳定的悬浊液,则可进行比浊定量。测定时,先用石油醚提取、饱和氯化钠溶液洗涤、无水硫酸钠脱水,于水浴上蒸干有机溶剂,加入乙醚-乙醇(2+5)溶液溶解后,再加入0.1%明胶溶液作为保护剂,于振荡器上振摇1h,静置15min后,比浊定量。

由于测定过程中难以使油滴的分散程度保持一致,所以本法的精密度较差,但所需设备简单,易于普及。

(三) 非分散红外光度法

在分液漏斗中加入盐酸溶液酸化水样,用CCl_4(或三氟三氯乙烷)多次萃取,无水硫酸钠脱水后,利用石油类物质的甲基(—CH_3)、亚甲基(—CH_2—)在近红外区(3400nm)的特征吸收,用非分散红外光度计测定吸光度值,与标准油所作的标准曲线对照后,计算水中石油类物质含量。标准油采用受污染地点水中石油醚萃取物。根据我国原油组分特点,我国《环境检测分析方法》(第二版)中规定,采用混合石油烃作为标准油,其组成为:十六烷+异辛烷+苯胺(65+25+10)。

水中含甲基、亚甲基的有机物质都将干扰测定,石油中较重的成分会有不溶于萃取溶剂三氯三氟乙烷(或四氯化碳)的物质使结果偏低,所以此法测定的是水中能被萃取溶剂萃取的并在3400nm波长处有吸收的有机物质的总量。各种组分的吸收强度不同,所选用的标准油也会影响测定结果。

(四) 紫外吸收法

石油及其产品对紫外线有特征性吸收,原油一般在225nm和254nm处有两个吸收峰,加工后所得的轻质油对225nm紫外线吸收较强,而重质油对254nm吸收较强,所以测定样品时,应视具体情况选择适当的测定波长。水样经石油醚提取,于适当波长下测定对紫外线的吸收强度,根据吸光度确定水样中石油的含量,通过比较225nm和254nm的吸光度,则可区别石油的种类。石油中只有部分组分(主要是芳烃和稠环烃)才有紫外吸收,而不同组分的吸收强度也不相同,因此在测定样品前,预先要取同一水样用石油醚提取,然后用重量法测定出石油的重量，并用此石油作为样品测定时的标准油，以提高测定结果的准确度。本法操作简便，并可根据其紫外吸收的特性，区别石油的类别，所以在污染源监测中常用。

(五)荧光法

水样经有机溶剂提取，以紫外光照射，测定所产生的荧光，根据荧光强度测定水样中石油的含量。由于石油中能产生荧光的物质主要是稠环和杂环化合物，而这些化合物在石油中只占一少部分，低沸点的汽油不产生荧光，不同油类产生的荧光强度也不相同，所以此法不够严密，准确度较差。但灵敏度很高，操作简便，所以在地面水、地下水和海水中微量石油污染监测中应用较广。

(六)气相色谱法

气相色谱法可将石油组分进行分离，分别测定出各组分的含量。如果水样中石油含量较高，可直接进样分析；浓度较低时，可用四氯化碳、二硫化碳或其他有机溶剂提取浓缩，再进行色谱分析；对挥发性较高的组分，还可用顶空分析法测定。测定石油组分时，常用氢火焰离子化检测器，若将气相色谱与质谱联用，便可同时定性定量测定各个组分。图 2-15 所示就是用填充浸渍有 10%(w/w) 阿匹松 K 的 Chromaron N 的玻璃柱，以氮气为载气，在柱温为 80℃ 条件下测得的二硫化碳提取液和水样的顶空色谱图。根据色谱图，用保留值定性、峰面积定量。分别测定出各组分的含量，再将各组分相加，则可得到石油的含量。

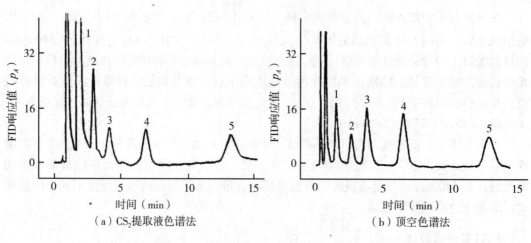

(a) CS₂提取液色谱法　　　　　(b) 顶空色谱法

1—CS$_2$+正己烷；2—苯；3—2,4-二甲基己烷；4—辛烷；5—壬烯

图 2-15

气相色谱法适用于测定低沸点的烷烃和芳烃，不能测定高沸点组分，特别适用于研究石油的组成。用于常规分析时，结果处理较复杂，难以普及。

如前所述，石油是由很多种化合物组成的混合物，任何一种方法都不能准确地测定出石油的绝对含量，其测定结果中既可能包含有非石油组分，又可能遗漏掉某些组分。各种方法的灵敏度、精密度和准确度也不相同，因此，应根据实际测定的对象和目的选择适当的方法。重量法的准确度较高，其测定值比较接近水中石油的总量，是目前世界各国普遍采用的方法，但其灵敏度较低，一般只适用于石油含量在 10mg/L 以上的水样。红外吸收法和非分散红外光度法测定的是石油的主要成分烷烃，其灵敏度和准确度均比较高，特别适宜于测定石油含量在 10mg/L 以下的水样。虽然比浊法的精密度和准确度均较差，但该法不需要特殊仪器设备，易于普及，在基层实验室中常用。荧光法和紫外吸收法测定的都是石油中的芳烃、稠环和杂环化合物，这些化合物在石油中仅占一部分，低沸点的油类（如汽油）中还可能不含这类化合物，所以这两种方法均不够严密。但由于荧光法的灵敏度极高，特别适宜于测定地面水、地下水和海水中微量的石油污染监测。紫外吸收法不仅简便快速，还可利用吸收特性区分原油类别，因此在污染源监测中常用。气相色谱法可分别测定各种石油组分的含量，适用于研究石油的组成、区别污染油的类别以及测定石油中的部分组分，用于测定石油总量时，其结果处理复杂。

第五节　水中无机污染项目检验

无机污染物是水体污染物中非常重要的一部分。我国 2006 年版《生活饮用水卫生标准》中规定的 37 个常规检验项目中就有 50% 为无机物。

一、氟

(一)概述

氟是最活泼的非金属元素，常温下能与所有元素化合，尤其是金属元素，所以，在自然界中一般不存在其单质，而是以稳定的氟化物形式存在。氟的成矿能力很强，各种岩石都含有一定量的氟，平均为 550mg/kg，主要的天然化合物有萤石（CaF_2）、氟磷灰石 $[CaF_2 \cdot 3Ca_3(PO_4)_2]$ 和冰晶石（$3NaF \cdot AlF_3$）等多种矿石。多数氟化物有良好的水溶性，20℃时，NaF 的溶解度高达 40g/L，$CaF_2 \cdot 3Ca_3(PO_4)_2$ 为 0.2~0.5g/L，CaF_2 的溶解度也达 0.04g/L。

水体中氟的来源可分为天然来源和人为污染两类。由于氟广泛存在于自然界中，而且氟化物有较高的溶解度，雨水、地表水和地下水流经含氟土壤和岩石，可从中淋溶出部分氟，空气中含氟较低，当大气受到较严重污染时，可从空气中吸入较多氟，因此各类水体中都含有一定量的氟化物。雨水中氟含量比较低，为 0.05~0.1mg/L，地表水一般为 0.2~0.5mg/L，地下水含氟由微量至 10mg/L 以上，流经含氟矿层的地下水可达 2~5mg/L 或更高，温泉水含氟量都比较高，通常为 10mg/L，有的可高达 300mg/L。氟矿石是重要的化工原料，广泛应用于电解铝、磷肥、陶瓷、硫酸、冶金、玻璃、航空燃料、电子、农药等工业，这些工业废水中氟含量较高，工业废水和矿物燃料是水中氟的人为污染源。氟在水中主要为离子状态，若有铝、铁等金属离子共存，则主要为稳定的络离子，它们均为溶解态，易随水流而迁移，有钙离子共存时，水中的氟则可发生从水层到沉积物的迁移。一些水生植物和动物可吸收水中的氟并富集于体内，其富集系数可高达两个数量级。

氟对人体健康具有双重作用，适量氟是人体必需微量元素之一，而长期大量摄入氟则可引起氟中毒。氟是构成骨酪和牙齿的重要成分，适量氟可增强牙齿抗龋齿能力。氟对参与钙磷代谢酶的活性有积极影响，氟缺乏将使其活性下降而影响钙、磷代谢，导致骨质疏松。适量氟能促进动物生长发育和生殖功能，并且影响子代的繁殖能力。氟能抑制胆碱酯酶活性，从而使乙酰胆碱的分解减慢，乙酰胆碱是神经传导介质，因而提高了神经传导效果。氟抑制三磷酸腺苷酶，使三磷酸腺苷分解减少，有利于提高肌肉对乙酰胆碱的敏感性及肌肉本身的供能效果。此外，适量氟对动物造血功能有刺激作用。但是，人体摄入总氟量超过 4mg/d 即可引起氟中毒。我国《生活饮用水卫生标准》(GB5749—2006)规定了氟的上限值为不超过 1.0mg/L。

水中氟化物的测定方法有离子选择电极法，分光光度法，离子色谱法和硝酸钍滴定法等。离子选择电极法具有选择性好、操作简便快速和适用范围宽的特点，适于测定氟含量为 0.05~1900mg/L 的水样，浑浊度和色度较高时不干扰测定。分光光度法只适用于较清洁的水样，色度、浑浊度、许多金属离子和盐类均干扰测定，特别是铝、三价铁、磷酸盐等的干扰更为明显。所以，当水样干扰物质超过限度或有色、浑浊度大时，须预先进行蒸馏处理，使氟离子生成气态化合物而与干扰物质分离，再经接收后进行测定。氟试剂分光光度法测定范围为 0.05~1.8mg/L，茜素磺酸锆光度法测定范围为 0.05~2.5mg/L。离子色谱法已被国内外普遍使用，干扰较少，测定范围是 0.06~10mg/L。氟化物含量大于 5mg/L 时可以用硝酸钍滴定法。

(二) 水样蒸馏

取 400mL 蒸馏水于 1000mL 蒸馏瓶中，小心加入 200mL 硫酸(或高氯酸，以提高蒸馏液的沸点)，混匀。放入数粒玻璃珠，塞上装有温度计的瓶塞，温度计下端应接近但不要接触瓶底，连接好蒸馏装置(参照图 1-4)开始蒸馏。开始时低温，然后逐渐加快升温速度，至温度达 180℃ 时停止加热，弃去馏出液。此步操作可除去蒸馏装置和酸溶液中可能存在的氟化物。待蒸馏瓶内溶液冷却至 120℃ 以下，加入 250mL 水样，混匀，若水样中氯化物含量高时，可于蒸馏前按每毫克氯离子加 5mg 硫酸银的比例加入固体硫酸银，再进行蒸馏。按上述操作加热蒸馏，应注意温度不应超过 180℃，以防带出硫酸，干扰测定。收集馏出液约 250mL，用水稀释至 250mL，混匀，备用。如蒸馏含氟量高的水样，必须反复加纯水 250mL，重蒸馏 1~2 次，直至氟含量降至最低值时为止，把几次蒸馏液合并测定。

如需连续蒸馏几个水样，可待蒸馏瓶内硫酸冷却至 120℃ 以后，加入另一份水样。但应注意，蒸馏含氟量高的水样后，必须在蒸馏另一样品之前加入 250mL 纯水，同蒸馏水样一样蒸馏一次，弃去馏出液，清洗可能残留在装置中的氟后加入另一份水样。蒸馏瓶中酸液可重复使用至变黑为止，也可以定期蒸馏标准氟试样，检查硫酸溶液是否还有效。

也可用水蒸气蒸馏法，蒸馏装置参照图 1-6。

(三) 离子选择电极法测定氟

氟离子选择电极的氟化镧单晶对氟离子有选择性响应，被电极膜分开的两种不同浓度氟溶液(电极的内参比溶液和被测试液)之间存在电位差，这种电位差称为膜电位。因内参比溶液中氟离子活度为固定值，因此，膜电位的大小只受被测溶液的氟离子活度影响，符合 Nernst 方程。当溶液的总离子强度为定值且足够时，膜电位的大小与被测溶液的氟离子浓度呈直线关系。以饱和甘汞电极作参比电极，氟离子选择电极为指示电极，放入被测试液中组成化学电池，测其电动势，可求出水样中的氟离子含量。

$$E = K - \frac{2.303RT}{F}\lg C_{F^-}$$

氟离子选择电极法有标准曲线法和标准加入法两种定量方式。标准曲线法适用于组成已知、含量较恒定、大批量样品的测定；对于组成较复杂、含量变化大的样品，用标准加入法则更为简便准确。

1. 标准曲线法

配制系列氟化物标准液，各加入与水样相同的总离子强度调节缓冲液，由低浓度到高浓度的顺序测定其电动势，以电位值(mV)为纵坐标，氟化物的浓度为横坐标，在半对数坐标纸上绘制标准曲线。按照相同条件和步骤测定水样的电位值，在标准曲线上查得对应的浓度。

2. 标准加入法

取一定量水样，加入总离子强度调节缓冲液，插入氟离子选择电极和饱和甘汞电极，开动搅拌器，待电位值稳定后读取电位值(E_1，mV)，再加入一小体积的氟化物标准液，读取电位值(E_2，mV)。依下式求得水样中氟化物含量：

$$\text{氟化物}(\text{F}^-,\ \text{mg/L}) = \frac{V_2\,C/V_1}{10^{\Delta E/S}-1}$$

式中，V_1 为水样体积，mL；V_2 为加入氟化物标准贮备液的体积，mL；C 为加入氟化物标准贮备液的浓度，mg/L；$\Delta E = E_2 - E_1$；S 为测定水样温度 t℃时电极斜率，其理论值为 $0.1985\times(273+t)$。

本法测定的是游离的氟离子的活度，某些高价阳离子如 Al^{3+}、Fe^{3+} 等，以及 Si^{4+}、H^+ 能与氟离子发生配位反应而干扰测定。

由于氢氧根离子的离子半径与氟离子相似，溶液中氢氧根离子浓度大于氟离子浓度 1/10 时，将产生明显的干扰。同时氟化镧单晶在碱性溶液中将释放出 F^- 产生干扰：

$$LaF_3(\text{固}) + 3OH^- \longrightarrow La(OH)_3(\text{固}) + 3F^-$$

pH 值低于 4 时，氟离子可形成 HF_2^- 而降低溶液中 F^- 的浓度。pH = 5~6 较为适宜。

总离子强度调节缓冲液有以下作用：(1)总离子强度调节缓冲液中含有高浓度对测定无干扰的盐类，如 NaCl，可使标准溶液和样品溶液有相同的离子强度，使各溶液待测离子的活度系数一致，从而可根据标准溶液中 F^- 的浓度直接测定出样品溶液中 F^- 的浓度，而非活度。(2)总离子强度调节缓冲液中含有的 pH 缓冲成分可维持适宜 pH 值范，防止 OH^- 或 H^+ 对测定的干扰。对酸、碱性偏高的水样，先要用适当浓度的氢氧化钠或硫酸调到中性后，再进行测定。(3)掩蔽作用。总离子强度调节缓冲溶液中的柠檬酸可掩蔽某些阳离子，如 Al^{3+}、Fe^{3+} 等，使金属离子从与氟的配合物中释放出来。(4)缩短达到平衡时间。如 10^{-6}mol/L 的 F^- 在纯水中平衡时间约为 1h，而加入总离子强度调节缓冲液后，10min 内即可达平衡。

温度不仅影响电极的斜率，也影响电极电位及水样的离解程度，所以样品与标准溶液应在相同温度下进行测定。

当采用标准加入法时，为了保证测定有足够的精度，加入氟标准贮备液的体积以不超过试液总体积的1/50为宜，且加入F^-量应使E_2与E_1的差值在30~40mV范围内。

要注意电极的维护，避免电极晶片与硬物擦碰。如沾上油污，可用脱脂棉依次以酒精、丙酮轻轻擦洗，再用水洗净。为保护电极，测定浓度一般不超过40mg/L。测定时应按先低后高的浓度顺序进行，以克服电极的"记忆效应"对结果的影响。测定前，电极在水中的电位值应当在-340mV以下，并用0.5mg/L的氟标准溶液浸泡30min进行活化，以水冲洗后再测定样品。

(四) 氟试剂分光光度法

在pH值为4.0~4.6的乙酸盐缓冲溶液中，F^-进入到氟试剂和硝酸镧反应生成的络合物中，生成蓝色的三元络合物，溶液颜色随氟离子浓度增高而加深(增色法)，在620nm波长处测定吸光度，标准曲线法定量。反应式如下：

水中铝超过0.5mg/L，三价铁超过2.5mg/L时，会产生明显的干扰，这时可将水样进行蒸馏消除干扰。若只有悬浮物干扰，可将水样过滤。

本法最低检出量为2.5μg，若取25mL水样测定，则最低检出浓度为0.1mg/L。

测定时，取澄清水样或蒸馏液25mL置于50mL比色管中，若F^-超出标准系列，则少取水样用纯水稀至25mL。另取不同量的氟标准溶液分别置于50mL比色管中，各加入纯水至25mL，配制标准系列。在上述各比色管中，加入氟试剂溶液5mL及缓冲液2.0mL，混匀，缓缓加入硝酸镧溶液5mL，摇匀，再加入丙酮10mL，加纯水至标线，混匀。放置60min，在620nm波长下，以纯水作参比，测定吸光度，绘制氟化物含量对吸光度的校准曲线，并从曲线上查出样品F^-含量(μg)，计算水中浓度：

$$氟化物(F^-, mg/L) = \frac{m}{V}$$

式中，m为从曲线上查出的样品F^-含量(μg)；V为水样体积(mL)。

氟试剂又名茜素酮，化学名称为 1，2-二羟基蒽醌-3-甲基-N，N-二乙酸，化学式为 $C_{19}H_{15}NO_8$。氟试剂为微溶于水的姜黄色粉末，水溶液颜色随 pH 值改变，pH4.3 为黄色，pH6~10 为红色，pH≥13 为紫蓝色。

所形成的蓝色三元络合物，颜色随溶液 pH 值的增高而变深，实验表明，显色 pH 4.1~4.6 时吸光度值较近似。所以水样和标准系列的 pH 值必须一致。必要时，可用酚酞为指示剂，调节溶液至中性后，再加入缓冲液。

在水溶液中，反应生成的蓝色三元配合物不稳定，且显色时灵敏度较低。加入丙酮、甲醇、乙腈等能与水混溶的有机溶剂，可提高方法的灵敏度和增加显色稳定性。例如，加入丙酮或乙腈 20min 显色达到稳定，呈色可稳定 24h，若不加有机溶剂，呈色 30min 便降到最低值。

凡对此三元络合物中任何一组分存在竞争反应的离子，均干扰测定。干扰金属离子有 Al^{3+}、Fe^{3+}、Pb^{2+}、Cu^{2+}、Zn^{2+}、Ni^{2+}、Be^{3+}、Zr^{4+} 等；阴离子有 Cl^-、SO_4^{2-}、PO_4^{3-} 等。加入 KCN 可掩蔽 Cu^{2+}、Co^{2+}、Ni^{2+} 的干扰。加入 EDTA 和乙酰丙酮可掩蔽 Fe^{3+}、Ni^{2+}、Cu^{2+} 的干扰。由于大量的阴离子存在，也干扰本法的测定，故此法要求对水样进行蒸馏预处理。在沸点较高的酸溶液中氟化物以氢氟酸或氟硅酸的形式被蒸出，与水中干扰物分离。

(五)茜素磺酸锆分光光度法

在酸性溶液中，茜素磺酸钠与锆盐形成红色配合物，当有氟离子存在时，能与锆盐形成无色的氟化锆离子而使溶液褪色(减色法)，释放出黄色的茜素红。根据由红至黄的色调不同，进行比色定量。

本法的最低检出量为 5μg F^-，若取 50mL 水样测定时，最低检出浓度为 0.1mg/L。

茜素磺酸钠，又名茜素红 S，1，2-二羟基蒽醌-3-磺酸酸钠，化学式 $C_{14}H_7O_7SNa \cdot H_2O$，结构式为：

它为橙黄色粉末，易溶于水，水溶液呈褐色。pH3.7 时呈黄色，pH5.2 时呈紫色。在适当的 pH 范围内能与多种金属离子形成与其原来颜色不同的物质。锆与它形成的红色配合物较其他金属形成的配合物稳定。它们结合的分子比为 1:1。当有氟离子存在时，能形成更稳定的 ZrF_6^- 无色配合物，释放出茜素磺酸钠，它在酸性溶液中呈黄色。茜素磺酸钠试剂配制后与锆盐分别保存，在使用前按比例混合，以保证试剂有适当的灵敏度。

测定时取 50mL 澄清水样或水样蒸馏液于 50mL 比色管中。另取数支 50mL 比色管，分别加入不同量的氟化物标准液，加纯水到 50mL，混匀，制备不同氟化物含量的标准系列管。在室温下各加入 2.5mL 茜素锆溶液，混匀，放置 1h，用目视比色法定量，求出水样中氟化物)的含量。

由于铝可与氟离子形成更稳定的 AlF_6^- 配合物，阻止了锆与 F^- 的结合，致使测定结果偏低。氯化物使测定结果偏低。水中氧化剂如余氯、二氧化锰等都能对生成的有色配合物起漂白作用，亦可使测定结果偏高。硫酸盐、磷酸盐、铁、锰的存在能使测定结果偏高。当水中干扰因素超过下列限度时，应将水样预先进行蒸馏：氯化物500mg/L，硫酸盐20.0mg/L，铝0.1mg/L，磷酸盐1.0mg/L，铁2.0mg/L，浑浊度、色度25度。

茜素锆盐与氟离子作用过程受到多种因素的影响，颜色在形成6~7h后仍不能达到稳定，因此必须严格控制水样、空白和标准系列加入试剂的量、反应温度和放置时间。

(六) 硝酸钍滴定法

在pH3.2~3.5的氯乙酸缓冲液条件下，以茜素磺酸钠和亚甲蓝为指示剂，用硝酸钍标准溶液滴定废水中氟化物至溶液由翠绿色变为灰蓝色为止。

取适量废水样(或馏出液)于250mL锥形瓶中，加水至100mL左右，加入0.1%盐酸胺溶液1mL，混匀，放置1~2min，加入2滴茜素磺酸钠指示剂，以2%氢氧化钠溶液中和至紫红色，继续用1+20盐酸溶液调至黄色。再加入氯乙酸缓冲液(pH3.2~3.5)2mL，补加茜素磺酸钠指示剂5滴、亚甲蓝指示剂3滴及淀粉溶液(新鲜配制、趁热使用)5mL。用硝酸钍标准溶液滴定至溶液由翠绿色变为灰蓝色即到达终点，记录用量，计算出水样中氟化物(F^-)的含量(mg/L)。

$$氟化物(F^-, mg/L) = \frac{T(V_1 - V_0)}{V} \times 1000$$

式中，T为1mL硝酸钍标准溶液相当于氟的量(mg)；V_1为滴定水样时硝酸钍标准溶液的用量(mL)；V_0为滴定空白时硝酸钍标准溶液的用量(mL)；V为水样体积(mL)。

二、总硬度

硬度，指溶于水中钙、镁盐类的总含量，以$CaCO_3$，mg/L表示。水的硬度一般分为碳酸盐硬度(钙、镁的重碳酸盐和碳酸盐)和非碳酸盐硬度(钙、镁的硫酸盐、氯化物、硝酸盐等)。也可分为暂时硬度和永久硬度。水经煮沸后能去除的那部分硬度，称为暂时硬度。水煮沸时水中重碳酸盐分解形成碳酸盐而沉淀，但由于钙、镁的碳酸盐并非完全沉淀，故暂时硬度往往小于碳酸盐硬度。永久硬度指水煮沸后不能去除的硬度。

$$Ca(HCO_3)_2 \longrightarrow CaCO_3 \downarrow + CO_2 \uparrow + H_2O$$

一般将硬度分为4级：<150mg/L为软水，151~450mg/L为中等硬水，451~600mg/L为硬水，>600mg/L，为极硬水。

天然水的硬度，因地质条件不同差异很大。地下水的硬度一般均高于地表水，因为地下水在渗透过程中吸收了土壤中有机物分解释放出的CO_2，可使地层中的碳酸钙、碳酸镁溶解，使地下水的硬度增高。而地表水仅河床、湖底与地表接触，且水中CO_2含量较低，故地表水的硬度较低。当地表水受硬度高的工矿废水污染时，或排入水中的有机污染物分解释出CO_2，使地表水溶解力增大时，则可使水的硬度增高。

硬度高的水有苦涩味。经常饮用软水的人，偶尔饮用高硬度的水，会因一时的不适应出现腹泻和消化不良等胃肠功能暂时紊乱症状，一般在短期内即能适应。对皮肤敏感者，用高硬度水沐浴后有不舒适感。硬度与心血管病关系已有很多研究，国外有报道认为心血管病与水的硬度呈负相关，但国内对37个城市调查及一些国外资料结论则相反，有待于深入研究。动物实验和现场调查结果揭示，硬水对泌尿系统结石的形成有促进作用。硬度对生活、卫生及工业应用都规定有不良作用。如洗衣物时钙、镁离子可与肥皂产生沉淀，消耗过多的肥皂；烧开水时，钙、镁离子会生成氧化物沉积在水壶和锅炉上，影响水壶、锅炉的使用寿命及导热性能，消耗更多的能量，严重者会造成管道堵塞、锅炉爆炸。因此，对不同用途的水的硬度都规定有相应的标准。我国生活饮用水标准限值(以 $CaCO_3$ 计)为 450mg/L。

总硬度的测定方法为乙二胺四乙酸二钠配位滴定法，该法为国家标准检验方法，适用于生活饮用水及其水源水总硬度的测定。在 pH=10 时，乙二胺四乙酸二钠(Na_2-EDTA)与水中钙、镁离子生成无色配合物。指示剂铬黑 T(在 pH8~11 时为蓝色)则能与钙、镁离子生成紫红色配合物，但稳定常数小于 Na_2-EDTA 与钙镁生成的配合物。当用 Na_2-EDTA 滴定水样时，Na_2-EDTA 首先与游离的钙、镁离子结合，并夺取铬黑 T 结合的钙、镁离子，使铬黑 T 游离，溶液由紫红色变为蓝色。其反应式如下：

铬黑 T 在溶液中按下式分级电离：

$$H_2In^- \underset{H^+}{\overset{pK_1=6.3}{\rightleftharpoons}} HIn^{2-} \underset{H^+}{\overset{pK_2=11.55}{\rightleftharpoons}} In^{3-}$$
（红色）　　　　（蓝色）　　　　（橙色）

所以，铬黑 T 在不同酸度下显不同颜色，pH<6 红色，pH7~11 蓝色，pH>12 橙色。

铬黑 T 与二价金属离子形成的配合物都是红色或紫红色的。因此，只有在 pH7~11 范围内使用时指示剂才有明显的颜色变化。最适宜的 pH 值为 9~10.5，常用作测定 Mg^{2+}、Zn^{2+}、Pb^{2+}、Mn^{2+}、Cd^{2+}、Hg^{2+} 等的指示剂；但 Al^{3+}、Fe^{3+}、Co^{2+}、Ni^{2+}、Cu^{2+} 等则有封闭作用。

铬黑 T 固体较为稳定，但其水溶液仅能保存几天，这是由于发生氧化反应和聚合反应。

$$nH_2In^- \rightleftharpoons (H_2In^-)_n$$

铬黑 T 聚合后则不能与金属离子显色，加入三乙醇胺可以防止聚合。加入盐酸羟胺或抗坏血酸可以抗氧化。如取铬黑T0.2g溶于15mL三乙醇胺，待全溶后，加入5mL无水乙醇配成溶液，可数月不变。

在滴定中，水样的pH值影响很大。在保证指示剂有明显的颜色变化范围内(pH7~11)，碱性增大可使滴定终点明显，但有析出碳酸钙和氢氧化镁沉淀的可能，造成滴定误差。因此将溶液用缓冲液控制在pH10±0.1，并于加入缓冲液后5min内滴定完毕，以减少碳酸钙沉淀。为防止碳酸钙及氢氧化镁沉淀的生成，滴定时水样中的钙、镁离子含量不能过多，即50mL水样消耗0.01mol/LEDTA-2Na标准溶液的体积应少于15mL，否则应少取水样经稀释后测定。

某些金属离子在碱性溶液中也能与铬黑T配合，使终点延长或由于封闭现象使金属指示剂褪色或变色不敏锐而干扰测定。当金属离子铁、铜、铅、铝、镉不超过20mg/L时，高价锰不超过1mg/L，锌不超过200mg/L时，可用硫化钠或氰化钾掩蔽重金属的干扰。盐酸羟胺可使三价铁及高价锰等还原为低价离子而消除干扰。如果水样硬度较高，有可能经稀释使干扰物浓度降至允许浓度以下时，最好用稀释法。

水样中含有较多悬浮性或胶体有机物时，会影响终点观察，此时可将水样蒸干，并于550~600℃灰化，将残渣溶于1mol/L盐酸20mL中，再以1mol/L氢氧化钠溶液中和至中性后，以水稀释至50mL，按一般水样分析。

铬黑T与钙离子生成的红色配合物不够稳定，当水样中缺少镁离子时，若单独使用铬黑T会使终点过早到达，使测定结果偏低，且滴定终点变化不够明显，当加入少量EDTA-Mg(本法是加在缓冲液中)可克服上述弊端得到良好结果。

另外，滴定的适宜温度为30~40℃，温度太低终点颜色变化缓慢且不明显，温度太高指示剂会分解。

三、铜

微量的铜是正常人体所必需的元素，是人体生理氧化、还原代谢反应最好的催化剂，对蛋白质及酶的合成有重要作用，体内有30多种酶和其他蛋白质含有铜。成人体内含100~150mg，每天必须从食物中摄取铜2~3mg，人体内铜缺乏时，可导致冠状动脉粥样硬化、贫血、腹泻、味觉减退等。但摄取过多铜，又会引起肝胆功能损坏及脑神经组织病变。铜对人体的毒性虽然较小，但对水生生物的毒性较大。水中含量1.5mg/L时即有明显的金属味；超过1mg/L时，可将白瓷器染成绿色。国家规定饮用水中铜的含量不超过1mg/L。

天然水中很少含有铜，但流经含铜矿层的地下水，则可含有较多的铜。硫酸铜常用来抑制蓄水池和湖泊中的藻类繁殖，此时也可能有少量的铜污染地面水。冶炼、电镀、选矿、电解铜、铜氨法人造纤维工厂及铜矿等排出的废水中都含有铜，这些水排入地面水源时，会造成污染。因此，在地面水中发现大量铜时，必然是由含铜工业废水的排入所引起。水中的铜多以化合物的形式存在。

测定方法有原子吸收分光光度法、二乙氨基二硫代甲酸钠分光光度法和伏安法。

(一)二乙氨基二硫代甲酸钠分光光度法

在 pH9~11 的氨碱性溶液中,铜离子与二乙氨基二硫代甲酸钠(铜试剂)反应生成黄棕色配合物,用四氯化碳或三氯甲烷提取后,有机相中 436nm 下吸光度与铜含量成正比,标准曲线法定量。反应式为:

$$2H(C_2H_5)_2{-}C{-}S{-}Na+Cu^{2+} \longrightarrow N(C_2H_5)_2{-}C \overset{S}{\underset{S}{<}} Cu \overset{S}{\underset{S}{>}} C{-}N(C_2H_5)_2 +2Na^+$$

铅、锌、钴、镍、铁等金属离子的干扰,可用乙二胺四乙酸二钠–柠檬酸铵配位剂掩蔽。镍与二乙氨基二硫代甲酸钠配位后呈绿色,钴的配合物呈黄绿色,均能用 Na$_2$-EDTA 掩蔽。锰与二乙氨基二硫代甲酸钠配位后成微红色,但配合物不稳定,放置后即褪色,并且也能与 Na$_2$-EDTA 起配位反应。

水样有色时,可用过硫酸铵消化处理。水样浑浊不大时,可只用硝酸消化处理,有机物和悬浮物较多时可用硝酸-高氯酸消化处理。反应生成的黄棕色配合物,用四氯化碳萃取后仅能稳定 1h,必须尽快测定。水样中铜的浓度较高时,可以不经萃取,直接在水相中比色定量。有机溶剂萃取时一定要强烈振摇 2min,否则提取不完全。

(二)原子吸收分光光度法

此法同样适用测定水中锌、铅、镉、铁、锰等重金属。水样中的金属离子被原子化(火焰法或电热高温法)后,成为基态原子蒸气,此基态原子可吸收由光源发出的具有各自吸收特征的共振线,吸收共振线的强度与样品中金属元素含量成正比。在其他条件不变的情况下,根据测量被吸收后的谱线强度,与标准系列比较,进行定量。

多种金属元素能在空气–乙炔火焰中原子化,进行直接测定。有的金属由于水样中含有其他成分和被测元素化合成不易解离的化合物,妨碍它在火焰中原子化,降低了吸收值。如水样中存在硅酸盐、磷酸盐、铝酸盐或其他含氧阴离子时,铁、锰与它们形成难解离的化合物,测定时可加入钙离子,与干扰物生成更稳定的化合物,以释放出待测金属元素。此时,在标准管和空白管中应加入同体积的钙溶液。

水样中几种金属直接测定时的灵敏度,见表 2-9。对于金属含量低的水样,可用吡咯烷二硫代氨基甲酸铵(APDC)作配位剂(螯合剂),用甲基异丁酮(MIBK)提取,以提高灵敏度。APDC 能与 Cr、Mn、Fe、Co、Ni、Cu、Zn、Ss、Mo、Sn、Hg 等 30 多种金属离子发生配位反应,配合物不溶于水,而溶于酮、酯、醇等有机溶剂,从而将金属元素从水中提取出来,但 APDC 不与碱金属及碱土金属发生配位反应。

用 APDC-MIBK 提取时,Br$^-$、I$^-$、NO$_3^-$、PO$_4^{3-}$、SO$_4^{2-}$、CO$_3^{2-}$ 浓度为 70000mg/L,NaCl、KCl 含量为 200g/L,Ca、Mg、Si、Al 浓度为 5000mg/L 都没有影响,但水样中如含有大量能与 APDC 发生配位反应的金属离子,会产生负干扰。此时可增加 APDC 用量,并用 MIBK 重复提取。

直接测定时,本法一般不受其他金属离子干扰,但样品中盐浓度高时,可产生正干扰,可用背景扣除法除去。

表 2-9　　　　　　　　　　原子吸收分光光度计法测定水中几种金属的灵敏度

元素名称	波长（nm）	直接法		APDC-MIBK 提取后测定	
		灵敏度（mg/L）	适宜最低检出浓度（mg/L）	灵敏度（mg/L）	适宜最低检出浓度（mg/L）
镉	228.8	0.05	0.30	0.0025	0.0015
铜	324.7	0.10	0.70	0.0005	0.0038
铅	283.3	0.30	0.16	0.0015	0.008
锌	213.8	0.03	0.18	0.0015	0.009
铁	248.3	0.10	0.30		
锰	279.5	0.05	0.10		

各种金属元素测定条件、仪器操作方法结合说明书使用。

四、形态分析

（一）概述

形态，是指某元素在特定环境中实际存在形式和存在状态。例如，碘在水溶液中可能以 I_2、I^-、I_3^-、HIO（次碘酸）、IO_2^-（碘酸根）、IO_3^-（高碘酸根），以及离子对、配合物、有机碱化合物等形式存在，其实际存在形式取决于众多因素。形态分析是利用分析化学手段鉴别并测量各种形态，确定不同形态的分布和数量关系。在前面所讲的内容中已涉及了简单的形态分析，分别测定水中的硝酸盐氮、亚硝酸盐氮和氨氮，实际上就是对水环境中 N 元素的形态分析。

同一种元素，当其处于不同形态时，如可以是单质或化合物，可以是不同价态、可以与不同的其他元素及不同形式结合，在化合物中可以有不同的结构，这时，其所表现的理化性质就会不同，作为水体污染物时，其生物效应、与其他成分如沉积物或悬浮颗粒相互作用的情况、转归途径等均会不同，即污染特征不同。比如，锌对海藻的毒性取决于锌离子的浓度，而不是溶解态锌的总浓度；水生生物对某些金属的摄取量强烈依赖于水中该金属配位体种类，即生物体内蓄积重金属量与金属形态有关。所以，在制定卫生标准、污水处理方案时要考虑污染物的实际形态，当污染物主要以毒性小的形式存在时，卫生标准的限值可以适当放宽。因此，不仅需要测定元素的总量，而且要测定各种形态及其分布，这对于准确评价污染物的危害程度、提高治理效率等很有意义，形态分析已成为环境科学研究中一个重要的研究领域。

水中污染物的形态取决于其来源以及进入水体后与其他物质可能发生的相互作用。目前研究得比较多的是金属的形态。对于形态划分，目前还没有统一的标准，最简单的一种形态划分是根据粒径大小来区分的。凡能被 0.45μm 孔径滤器所截留的，称为颗粒态；能透过该滤器的组分，则称为溶解态。根据分离测试手段，还可将颗粒态或溶解态再进一步分类。例如，可根据金属离子的结合形式，将溶解态进一步分成简单水合离子、简单无机配合物、简单有机配合物、稳定无机配合物、稳定有机配合物、无机胶体吸附物和有机胶体吸附物等数类；根据提取方式，可将颗粒态进一步分成可交换态、碳酸盐化合态、可还原态、可氧化态和残余态等数类。

形态分析也缺乏统一的分析程序，它往往因研究工作的要求不同而不同，也取决于各实验室所具备的分离技术和测试手段。表 2-10 给出了几种不同组分的形态和粒径。表 2-11 给出了某河水中几种金属离子的形态分布情况。

表 2-10 金属的形态和粒径

粗略粒径(nm)	实 例	形 态 种 类
>450	为 0.45μm 孔径滤器所截留	颗粒态
0.80	$Zn(H_2O)_6^{2+}$，$Cd(H_2O)_6^{2+}$	简单水合金属离子
1	$ZnCl^+$，$CuOH^+$	简单无机配合物
1~2	Cu-甘油酸，Pb-柠檬酸	简单有机配合物
1~2	$PbS \cdot ZnCO_3$	稳定无机配合物
2~4	Cu-富马酸，Zn-半胱氨酸	稳定有机配合物
10~500	$Cu^{2+}-Fe_2O_3$，Pb-MnO	吸附于无机胶体
10~500	Cu^{2+}-腐植酸	吸附于有机胶体
10~500	Cu^{2+}-腐植酸/ Fe_2O_3	吸附于混合胶体

表 2-11 河水中金属离子的形态分布

元素	主 要 理 化 状 态
Cd	70~90%以游离水合离子或其他不稳定态存在
Cr	Cr(Ⅲ)的主要离子形式为 $Cr(OH)_4^-$
Cu	95%为 $CuCO_3$
Pb	91%以 $PbCO_3$，（也可能以 $Pb_2(OH)_2CO_3$）存在，1%~2%为 Pb^{2+} 及 $Pb(OH)^+$
Zn	50%~70%以 Zn^{2+}，38%以 $ZnCO_3$存在

（二）形态分析方法

形态分析比元素总含量的测定要困难得多。这些困难主要来自两方面：一是缺乏足够灵敏的并只对单一形态响应的特异定量方法。理想的形态分析方法应是仅对某一特定形态有响应而对该元素的其他形态无响应，或都可以有响应但互不干扰(如在不同条件下分别测定)，这样便可不必进行形态分离操作，避免破坏原样品中存在的形态平衡。但是目前这种技术很少，虽然有许多分析方法能分析低至 μg/L 含量水平，但由于多数元素在天然水中的总含量为 μg/L 水平，在此总含量水平下再进一步划分不同形态，就要求分析方法有更高的检测限和灵敏度，同时对空白值的控制、试剂纯度、仪器性能、实验环境、分析者操作技术等比一般分析有更高的要求。二是从采样、保存样品、处理样品、分析样品等各个环节对原有的形态分布平衡的破坏往往无法避免。

目前用来进行形态分析的方法大致分为实验测定和模式计算两类。

1. 实验测定

如前所述，能够响应某一特定形态的分析技术目前还太少，实际上用实验方法测定某元素的所有存在形态很难实现。通常是按照研究目的，人为地把元素的形态分成若干组具有相似特性的组合，测定每一形态组的含量。这样，将各形态组分离是实验测定方法进行形态分析的关键，可以说，任何有关化学形态的信息基本上都是靠分离获得的。从已报道的形态分析来看，采用较多的是物理机械分离方法，如离心、过滤、超滤、渗析、电泳、色谱分离和凝胶过滤等。也有用其他分离技术的，如溶剂萃取、螯合树脂交换、紫外光照射等。

在众多的分离技术中，过滤是一种较简便和应用较普遍的技术。过滤是一种粗略的粒径分离技术。粒径大小的界限是人为规定的，通常将一定范围的粒径分为一类，如以 $0.45\mu m$ 孔径区分颗粒态和溶解态金属，已成为一种共同遵守的约定。用于过滤的滤器应满足下列条件：微孔孔径必须接近有效孔径；孔径应具有相对稳定性；有效孔径在整个过程中应维持相对稳定。常用的滤料有乙酸纤维滤膜、聚碳酸酯滤膜、玻璃纤维滤膜、银滤膜等，但是这些滤膜并不能完全满足上述所有条件，如何获得理想的滤器，尚待于进一步研究。

进行过滤时，要注意滤膜负载对有效孔径的作用。已有实验表明，用 $0.45\mu m$ 滤膜过滤时，如果滤膜负荷大于 $20mL/cm^2$，滤膜的孔径就明显变小，过滤河口水、湖水、沼泽水等含大量胶体的样品时，这个问题就更突出。用更换滤膜的方式来防止有效孔径改变并不可取，因为一方面增加了操作负担，另一方面又增大了沾污危险。为了加快过滤速度，可用加压或抽滤的方法过滤。要注意保持滤器清洁，防止沾污样品。

对于较小粒径的分离，通常采用超滤技术。超滤是利用加压或离心迫使小分子通过半透膜而达到按粒径分离的效果。超滤膜的截留能力通常以截留 90% 的球状溶质的分子量即分子量截止值来表示的。由于分离实际是根据粒径大小，而不是分子量的大小而进行的，所以这个规定仅仅是标示的。球状分子的分离效果与标示值相差不大，而链状结构的分子漏过的分子量则远远超过其标示值。

超滤分离常用两种方式：一种是浓集超滤，另一种是洗涤超滤。浓集超滤是在超滤过程中保持总体积(池内溶液+滤液)固定，超滤池内被堆留的形式随着超滤的进行浓度不断增大，当有机物浓度很高时，就会产生分子絮凝集较显著的吸附，并且由于浓度梯度圈套，截留形式的泄漏也较严重。洗涤超滤则是在超滤过程中把与样品溶液相同 pH 值和离子强度的洗涤液不断加入超滤池中，以保持池体积不变。这样可以避免浓集超滤法中浓差梯度较大带来的缺点，其结果再现性较好。但这一方法会使金属有机结合态发生不可逆的变化，而且试剂空白较大，流程冗长。超滤法已广泛应用于有机物及痕量金属组分的分离，不过仍有不少问题要解决，如粒径的选择性差，沾污吸附较严重，由于膜上的吸附、溶质的凝聚或几何截留等因素，使截留形式的分子量小于超滤膜标示截止值等。

渗析技术可用来从真溶液的分子中分离出胶体颗粒。理想的渗析膜应该只渗透真溶液中的形态,以致在扩散物和滞留物溶液中自由金属阳离子的浓度都是一样的。但实际上,由于微孔孔径范围是1~5nm,因而一些分子量较高的物质也可透过渗析膜。渗析法的主要缺点是需要很长时间才能达到平衡,这是由于各种膜常常具有负电荷,导致阳离子、阴离子和中性分子在膜的不同位置上扩散而引起的。

凝胶色谱的主要优点是能够确定连续变化的粒径系列而不是一个粒径范围,因而可更好地分离有机金属形态和更准确地估计这些组分的分子量。进行凝胶色谱分离时,要注意保持样品中痕量金属的原有形态,因此水样不应先富集,应用原水样进行。与超滤法相似,空间因素和吸附的影响也会使分子量的分离发生误差,由于必须用洗脱剂洗脱,故其稀释倍数较大而且空白值较高,所以这种技术仅适用于金属浓度较高的污水或金属形态集中于几个粒径范围的天然水样的研究。

除了上述这些按粒径大小进行分离的技术外,还可利用同一元素不同形态的化学性质差异进行分离,例如,用硼氢化钠在不同 pH 值时可使不同形态的砷还原为氢化物,用这种技术发现水中的砷主要是 As(V)(72%~91%),该法可分别测定三价砷、五价砷、一甲基砷、二甲基砷。也可用紫外光照射破坏有机物的方式区分无机结合态和有机结合态。表 2-12 列出了各种分离技术的适用范围及优缺点。

表 2-12 形态分离技术比较

分离技术	适用范围	优缺点
离　心	分离不同质量不同密度的颗粒	吸附少,但粒径分离效果不好
过　滤	分离 15nm~12μm 范围内不同粒径的,颗粒	分离的粒径范围较明确,但损失较严重,粒径选择性不佳,空间因素有影响
超　滤	分离 1.2~14nm 范围内不同粒径的颗粒	分离的粒径范围明确,但受吸附、凝聚、空间因素等影响很大,浓差梯度较大时也有影响。若采用分级超滤,可克服不少困难
渗　析	分离 1~5nm 范围内不同粒径的颗粒,有时还可分离带不同电荷的形态	分离小粒径的形态较好,但建立平衡的时间长、费时,沾污严重
凝胶色谱	主要分离不同粒径的有机金属络合物	可确定连续的粒径系列,但稀释倍数大、空白高,吸附及空间因素也有影响
电　泳	分离带不同电荷、不同大小的形态	吸附少,但分离效果不好,较少应用
萃　取	分离有机态和无机态	快速简便,但结果误差较大
共沉淀	选择共沉淀某些无机形态,可用不同价态的分离	选择性较好,但共沉淀效率受多种因素影响
螯合树脂	分离可交换与不可交换的形态,如络合程度不同的络合物的分离,非胶态与胶态的分离	吸附、沾污较少,划分较明确,但分离结果有部分重叠
大网树脂	分离有疏水基团的金属有机络合物	对有机态的划分较详细,但不能吸附所有有机态,稀释倍数大、空白高

2. 模式计算

研究金属形态在天然水中分布状况的另一种基本方法是模式计算。它是根据电解质溶液理论,利用一些已知热力学常数(如平衡常数),并对所研究水体做出平衡数学模式,以计算机为工具计算出水中各种形态的含量。模式计算必须考虑存在于水体中的所研究元素的各种可能形态,如金属离子、配合物、配位体、吸附剂等,以及可能发生的所有反应,假定所研究的水体各种形态已达热力学平衡,并已知所有组分的总浓度以及各组分间发生全部化学反应的平衡常数和其他热力学常数,那么金属元素形态的平衡分析,就可通过对一系列代表这些反应的非线性方程组求解而计算出来。文献中经常见到用于形态分析的计算程序,可用来研究淡水、海水、淡水-海水混合界面上的金属形态分布。例如,有些研究者建立的 REDEQL-2 程序可以计算 34 种金属、58 种配位体、5 种吸附表面、24 个氧化还原反应所产生近百种固体和近千种配合物的形态平衡分配。

模式计算法的主要局限在于有明显人为因素。首先,计算方法只考虑到水中各种反应进行的可能性,没有考虑到反应速度,即假设水中各化学形态彼此已达平衡是不符合实际情况的。此外,痕量金属在有机及无机胶体上的吸附是天然水中的重要现象,但这方面却很少有定量数据可用于形态分析的计算程序中。对于多数胶体吸附,不仅这种吸附等温线的各种参数是未知的,甚至这种吸附的性质和浓度通常也是未知的,因而很难将这种吸附效应考虑在计算程序中。计算时,选用不同稳定常数,也会得出不同结果。上述情况说明模式计算尚有不少局限,不过由于它是从理论上来研究金属形态,可在很短时间内获得复杂体系中所发生各种化学过程的信息,并可随意改变体系参数和初始浓度来观察形态组成的重新分配和转化趋势,所以它仍颇受人们的重视。

第六节　几种生活饮用水的检验

一、饮用天然矿泉水检验

矿泉水(mineral water)是地表水经历几十年甚至几百年的渗透、过滤、地下深部循环才形成的,在形成的过程中与周围的介质长期作用,从大气圈、地表水和岩石圈中获得各种成分的物质,成为复杂的溶液。由于不同的自然地理-地质环境中,温度、压力及氧化还原条件的变化,使地下水有不同的理化性质,而不同的理化特征使矿泉水可呈现不同的医疗和保健作用。在实际应用过程中,人类按照用途将矿泉水分为浴用矿泉水和饮用天然矿泉水。

饮用天然矿泉水(drinking natural mineral water)是指从地下深处自然涌出的或经人工揭露的、未受污染的地下矿水;含有一定量的矿物盐、微量元素或二氧化碳气体;在通常情况下,其化学成分、流量、水温等在天然波动范围内相对稳定。

天然矿泉水因产地不同,其理化特征存在一定差异,其中有些因素对人体有益,有些因素在适量时对人体健康有益,过量时对健康产生不良影响,有些因素是人体非必需的或对人体有害。天然矿泉水能否作为饮用水,不仅需要对水源地及水源水进行严格的审查与评价,而且对矿泉水的生产、销售也要进行严格的监督和管理。水质理化检验的结果是天然矿泉水水资源评审和产品生产、销售监督与管理的依据。

为确保饮用者健康，我国《饮用天然矿泉水》(GB 8537—1995)对矿泉水的物理、化学和生物学性质做了明确规定，并颁布了《饮用天然矿泉水检验方法》(GB/T8538—1995)。检验指标分为感官指标、界限指标、限量指标、污染物指标和微生物指标5类，各类指标所包含的项目以及规定数值见本书附录6。可根据各种矿泉水的特征依据《饮用天然矿泉水检验方法》进行监测，并对照 GB 8537—1995 进行评价。

饮用天然矿泉水界限指标包括锂、锶、锌、溴化物、碘化物、偏硅酸、硒、游离二氧化碳，以及溶解性总固体，只要其中有一项达到界限指标者，即可称为天然矿泉水。限量指标是指规定了最高含量的指标，其中包括某些界限指标，比如，碘是人体必需微量元素，摄入适量碘，可保证甲状腺合成足量甲状腺素，维持新陈代谢和促进生长发育。碘摄入量不足，可导致碘缺乏病；摄入过量碘，又可引起高碘甲状腺肿。我国标准既将碘化物作为饮用天然矿泉水的界限指标($\geqslant 0.20\text{mg/L}$)，又规定了其限量值($<0.50\text{mg/L}$)。

二、饮用纯净水检验

纯净水是纯水和净水的总称。以市政自来水为原水，经初步净化、软化(视原水硬度而定)采用反渗透、电渗析、蒸馏等工艺使水中溶解的矿物质以及其他有害物质全部去除的水为纯水；以市政自来水为原水，通过吸附(多为活性炭或加入铜锌合金)、超滤(多用中空纤维膜或素烧瓷滤芯)以去除水中有害物质而保留原水化学特征，即保留原水中的溶解性矿物质的水为净水。目前有些城市已经实施的分类供水工程的饮水多为净水。市场上销售的桶装水既有纯水，也有净水，有些水厂将净水工艺和纯化工艺结合在一起生产出纯净水。为了规范桶装水的供应，保证供水的卫生质量，我国制定了《瓶装饮用纯净水卫生标准》(KGB17324—1998)，并将瓶装饮用纯净水(bottled purified water for drinking)定义为：以符合生活饮用水卫生标准的水为原料，通过电渗析法、离子交换法、反渗透法、蒸馏法及其他适当的加工方法制得的，密封于容器中且不含任何添加物可直接饮用的水。

从理论上讲，纯净水应该是几乎不含任何杂质的水，但由于各生产单位所采用的生产工艺不同、生产环境条件不一、滤料未及时清理和消毒、滤膜破裂等，都会影响出厂产品水的质量。一些小作坊甚至采用手工封盖的工艺，更容易造成二次污染，所以销售的商品水有时会存在卫生质量问题。为强化监督管理，保证供应卫生和安全的饮用纯净水，必须完善检验制度，做好出厂水的检验，对已经进入市场的瓶装饮用纯净水也应经常抽检。

我国现行标准将瓶装饮用纯净水的理化检验项目分为感官指标和理化指标两大类，感官指标有色度、浊度、臭和味、肉眼可见物等项目；理化指标有 pH 值、电导率、高锰酸钾消耗量、氯化物、游离氯、砷、铅、铜、氰化物、亚硝酸盐、挥发性酚、三氯甲烷和四氯化碳等。

感官指标按 GB/T8538 规定的方法测定或参见本书第三章介绍的方法测定。理化指标 pH 值、电导率、高锰酸钾消耗量、氯化物按 GB17323 规定的方法测定，其余理化指标按 GB5750 规定的方法测定，测定方法的基本原理及注意事项等参见本书有关章节。

除以上介绍的饮用天然矿泉水和饮用纯净水检验外，任何作为饮或用的水体水质均应符合相应的标准，如《游泳场所卫生标准》(GB9667—1996)、《地表水环境质量标准》(GB3838—2002)、《集中式生活饮用水地表水源地标准》(GB3838—2002)等，还包括与涉水产品有关的检验(包括小型水质处理器检验、饮用水化学处理剂检验、输配水设备及防护材料检验)，氯化消毒副产物的检验，此处不再详述。

第七节　沉积物检验

一、沉积物形成

风化作用使地球表面的岩石发生机械破碎或化学分解，矿山开采使地庞大的固体物质转变成细小的碎屑，这些碎屑和分解产物会随雨水冲刷或风的作用进入到江河湖海之中。由于碎屑在粒径和组成上相差很大，进入水体后发生的变化和转归途径也不相同，有的风化产物主要以真溶液形式存在于水中，有的主要以悬浮颗粒或胶体形式存在于水中。这些物质在与水一起迁移过程中，由于条件的改变，有的物质就逐渐从水中沉降出来，在水体底部形成一类特有的物质，这类物质称为沉积物(sediment)，又称为底质、底泥。所以沉积物是在沉降过程中产生并存在于水底的一类物质的总称。它包括矿物、岩石、土壤等的自然侵蚀产物，生物的代谢产物，有机质的降解物，污水排出物和河床母质等随水流迁移而沉降的物质。

二、沉积物分析的意义

沉积物的污染状况，在很大程度上取决于水层的污染状况。存在于上层水体中的各种污染物，无论以何种形式存在，在一定条件下都会从水中沉降下来，水层中的污染物是沉积物污染的直接来源，沉积物显著地表现出水环境的污染特征。另外，由于分解、解吸附和其他界面作用，沉积物中的污染物又会重新返回水层，从而给水体带来再次污染，即在一定条件下，污染的沉积物可能会成为水体的二次污染源。水质监测只能了解水体污染现状，无法提供污染历史方面的情况，而不同深度的沉积物是在不同年代里形成的，不同深度沉积物的污染状况取决于当时水层的污染状况，且旧的沉积物一旦形成后，可被新沉积物所覆盖，即上层沉积物可保护下层沉积物不受或较少受水层组成变化的影响。沉积物就像一个记录仪，记录下了当时水体的污染状况，反映难以降解污染物的积累情况，因此，研究沉积物的污染状况，可以提供很多有关污染历史方面的信息。水、沉积物和水生生物是一个完整的水环境体系，水质与沉积物是息息相关的。沉积物是环境科学特别是水污染化学的重要研究对象之一。

三、沉积物样品采集和制备

采集沉积物样品是指采集泥质样品，由于沉积物在水平和垂直方向上污染物含量差别显著，影响因素复杂，因而要特别注意样品的代表性。

沉积物采样断面的设置原则与水层采样断面相同，其位置应尽可能与水层采样断面重合，采样点也应尽可能与水层采样点位于同一垂线上，以便将沉积物污染状况与水层的对应项作对比。由于沉积物比较稳定，受外界条件影响较小，故可减少采样次数，一般每年枯水期和丰水期各一次。

现在有多种采样器可供使用，一般通用的是掘式采泥器，可按产品说明书提示的方法使用。掘式和抓式采泥器适用于采集量较大的沉积物样品；锥式或钻式采泥器适用于采集较少的沉积物样品；管式采泥器适用于采集柱状样品。如水深小于3m，可将竹竿粗的一端削成尖头斜面，插入河床底部采样。

图2-16所示为一种形式的挖掘式沉积物采样器。将采样器放到水底，靠弹簧将挖掘斗合上时，便可采集到底质样品。挖掘式采泥器只适于采集表层沉积物，它采集到的实际上是不同深度的混合样品，而且不易保持样品的完整性，因为在提升过程中受流水冲刷，可能造成部分样品流失。图2-17所示为一种形式的钻式沉积物采样器。

为了了解水体沉积物的沉积和污染历史状况，有时需要采集柱状沉积物样品。柱状沉积物样品是用钻探式(管式)的采样工具插入表层底泥以下至所需深度采集到的泥芯样品。水不太深时，可用较硬的钢管由人工打入沉积物中采集样品。采集深度大时，可用连接螺纹把钢管接长。水较深时，若所需采集的沉积物层厚不大，可用带重锤的钢管连接钢丝绳使其自由沉落扎入泥中采集泥芯。其他采样设备有Side View-Vertical式、Elgmork式等柱状样品采集器。图2-18所示为Side View-Vertical式柱状样品采集器。

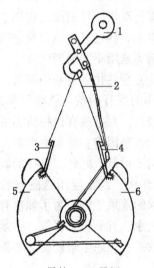 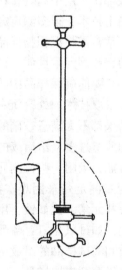 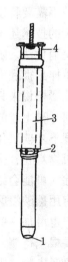

1—吊钩；2—吊绳；
3，4—铁门；5，6—挖掘斗
图2-16　挖掘式沉积物采样器

图2-17　手压塑料桶钻式
沉积物采样器

1—采样口；2—卡箍；
3—圆柱筒；4—活塞
图2-18　柱状样品采集器

通常用广口容器存放沉积物样品，最好用不易破碎的塑料广口瓶。用前需仔细洗涤容器。可先用洗涤剂洗刷，清水漂洗干净，再用稀硝酸浸泡2~4h，然后用清水漂洗干净。盛装样品前，还应先用采样点的水样荡洗2~3次。也可用塑料袋存放沉积物样品。由于这种样品含有大量的水分，因此要特别注意容器的密封。在洗涤和装样过程中漏水的容器均不能使用。无论是用塑料瓶还是用塑料袋，盛样后外面再套一塑料袋，能有效地防止样品受外界沾污。

沉积物样品一般不宜保存，采样后应尽快处理分析，否则应低温或冷冻短期保存。多数测定项目可用干燥样品测定，如总汞、有机汞、铜、铅、锌、镉、铬、砷、硒等，样品首先要经过干燥处理，干燥的方法有风干、离心脱水干燥、真空冷冻干燥、无水磷酸钠干燥等几种方法。风干干燥用于测定比较稳定的项目；离心脱水干燥适用于挥发性或易于发生变化的项目的测定，如硫化物、砷等；真空冷冻干燥适用于对光、热敏感项目的测定；无水硫酸钠干燥适用于油类的测定。样品经干燥处理后，将干燥的样品放于玻璃板上，用玻璃棒碾碎，并过 1mm 筛孔，直到筛面上无土质样品。

用四分法缩分样品，并将筛分后的样品置于玛瑙研钵中研磨，过 0.18~0.074mm 筛，直到全部过筛，4℃ 保存。如果采集的是柱状样品，则要小心从管式泥芯采样器中挤出样品，尽量做到不破坏分层状态，经干燥后，用不锈钢小刀刮去样柱表层，再按上述样品制备方法处理。如果需了解各沉积阶段污染物的成分及含量变化，则可将柱状样品用不锈钢小刀沿横断面截取不同部位样品分别处理和测定。样品的制备过程中要注意，如果测定汞、砷等易挥发元素及低价铁、硫化物等，不能用碎样机粉碎，且仅过 80 目筛；测定金属元素的试样，用尼龙材质网筛；测定有机物的试样用铜材质网筛。

四、沉积物分析

沉积物中的金属含量一般都比水层中高许多（据估计要高 1000 倍左右），由于其含量较高，故不需要特别灵敏的测定技术，很多测定方法都不需要富集。目前能直接用于固体试样分析的技术还十分有限，常常需将沉积物样品转化成溶液。测定其金属含量常用的处理方式是消化法。随监测目的、被测元素性质、试液的影响等选用不同的消化方法。通常可以不将样品彻底消化破坏，只要能确保样品中的待测成分完全转化到溶液中即可，因而这类消化严格说来只是一种酸浸取技术。处理沉积物时常用的酸有硝酸、硫酸和高氯酸，只用任何一种上述的酸，其结果都不太满意。硝酸的沸点较低，而某些有机物质需要在较高的温度下才能氧化，有机物残留过多会给后续的定量测定带来困难；硫酸沸点高，但它易使有机物炭化，生成的炭可能会吸附一些待测元素而使结果偏低，此外，残存的硫酸又不易消除，可能会给以后的定量测定带来困难。在实际工作中，经常应用这些酸的混合物。也有用盐酸浸取的，对有些元素，比如铁，用盐酸浸取的效果更好。为了加速有机物的氧化，也可加一些其他试剂，如过氧化氢、硫酸铜、氧化汞、五氧化二钒等。必须指出的是，要根据待测元素的性质和测试样品的组成选择酸浸取液，切忌生搬硬套。如果需要检测有机污染物，则用不同有机溶剂提取样品。

沉积物理化检验的项目根据不同的监测目的而有所不同，一般必须检测的项目为总汞、镉、铅、铜、砷、油类、DDT、多氯联苯、硫化物等。除样品处理与水样有较大差别外，其余与水样的检验相同，可参看有关项目的检验方法，这里不再赘述。分析结果多以干重表示。有些检验项目可直接用上述沉积物样品制备方法制得的干燥样品测定含量；对于必须用新鲜样测定的项目，除取样分析外，再取一部分潮湿均匀的样品于 105℃ 烘箱中烘干，求出其干湿重转换因子，将测定结果转换成干重。

☞ **思考题**

1. 概念题

水污染　水质　水质指标　臭和味　浑浊度　总硬度　水的真色　水的表色

形态分析　溶解氧　生化需氧量　化学耗氧量　三氮　沉积物　矿泉水

2. 简答题

(1)进行河流污染调查时,怎样设置采样断面?

(2)简述水样保存的必要性。

(3)如何根据水质污染情况选择水的色度的测定方法?

(4)影响水中溶解氧(DO)的因素有哪些?如何采集测定 DO 的水样?简述碘量法测定 DO 的化学原理。

(5)沉积物是如何形成的?沉积物分析有什么意义?

(王菊香、王奇志)

第三章 食品理化检验

第一节 食品理化检验概述

一、食品理化检验的任务和意义

食品理化检验(physical and chemical analysis of food)是卫生检验专业的一门重要专业课程,是以分析化学、营养与食品卫生学、食品化学为基础,采用现代分离、分析技术,研究食品营养成分和与食品安全有关成分的理化检验原理和方法的一门学科,也是一门多学科交叉、应用性很强的学科。食品理化检验是卫生理化检验的重要组成部分,在保障食品安全和与食品有关的科学研究中占有越来越重要的地位。

"民以食为天,食以安为先",食品是人类赖以生存和发展的物质基础,食品安全是直接关系到人民身体健康和社会稳定的重大公共卫生问题。为保证食品的营养,防止食品污染,避免有害物质对人体的危害,必须重视和加强对食品的营养监测和卫生管理。为此,我国于1983年颁布了《中华人民共和国食品卫生法(试行)》,并于2009年8月27日修改为《中华人民共和国食品安全法》,为我国进行食品卫生管理提供了法律保证。根据法律规定,"食品应当无毒、无害,符合应当有的营养要求,具有相应的色、香、味等感官性状"。通过对食品中营养素的分析,可以评价食品是否符合应当有的营养要求,指导人们合理营养,防止发生营养相关疾病;了解食品是否具有相应的色、香、味,以提高食品品质;对食品进行安全卫生检验,可了解是否会对人体健康造成危害,可对食品的生产、加工、运输、贮藏、销售过程进行控制,防止污染,防止在生产和销售中出现粗制滥造和掺杂掺假;当发生食物中毒时,进行毒物快速鉴定,可查明中毒物质,为拟订抢救病人的方案提供依据。此外,在开发食品新资源、试制新产品、改革食品生产和加工工艺、改进产品包装等各个环节,以及食品进出口贸易中,均需对食品进行检验。研究食品理化检验的理论和新的分离、分析技术也是食品理化检验的重要任务。进行食品监督检验可为制定卫生标准、管理措施、技术政策提供科学依据。总之,从食品开发到食用全过程中各个环节均需要以食品监督检验结果为指导。

二、食品理化检验的内容

食品的种类繁多,可粗略分为粮谷类、豆和豆制品类、肉类和鱼类、蛋奶类、蔬菜和水果类,以及调味品和饮料类,食品组成复杂,各类食品所含营养素种类数量各不相同。食品在生产、加工、运输、包装、储藏等各个环节会受到各种有害成分的污染,如农药、工业三废、霉菌毒素等,或不合理使用添加剂,所以食品检验范围非常广泛,内容丰富,按照检测对象不同，食品检验可分为两个方面，即食品中微生物及其代谢产物的检验，以及营养和卫生有关的化学物质的检验，后者称为食品理化检验。由于这两部分内容属于不同学科范畴，所涉及的基础理论和实验技术有较大差别，本课程主要讨论食品理化检验的原理和方法。

食品理化检验包括营养成分测定和安全相关指标测定两方面内容，具体有以下几个方面：

(一) 食品的感官检查

食品的感官检查是借助人的感觉器官对食品的色泽、气味、质地、口感、形状、组织结构和液态食品的澄清、透明度以及固态和半固态食品的软、硬、弹性、韧性、干燥程度等感官性质进行的检验。感官检验方法简单，适合大批样品初步检验，并可为进一步实验室检验提供线索和思路，但主观误差较大。

(二) 食品营养成分的检验

食品最基本的功能就是供给生命活动所需的能源。食品必须含有人体所需的营养成分（nutrient components），主要包括蛋白质、脂肪、碳水化合物、维生素、无机盐（包括微量元素）和水六大类。不同的食品所含的营养素的种类、质量均有差异，组成比例也不相同。一般粮谷类，包括稻米、小麦、玉米、高粱和薯类等富含淀粉等碳水化合物；肉、鱼、蛋和奶类食品主要含蛋白质和脂肪；蔬菜和水果类食品含有较多的维生素和无机盐。通过对食品中营养成分的分析，可以了解各种食品中所含营养成分的种类、质和量，合理进行膳食搭配，以获得较为全面的营养，维持机体的正常生理功能，为制定食品标准、防止营养相关疾病的发生提供科学依据。

近年来，为更好地满足人体对各种营养素的需求，出现了强化食品，在这些食品中加入多种氨基酸、微量元素和维生素及其制品，以改善或提高食品营养成分，满足特定人群对营养素的需求。对其中添加的营养强化剂种类和含量进行检测，可以确保补充的营养素在合理的摄入量范围内，不会引起过量摄入而对健康造成危害。

分析食品中的营养成分，还可以了解食品在生产、加工、贮存、运输、烹调等过程中营养成分的损失情况和人们实际的摄入量，指导科学的加工烹调方式。

(三) 保健食品的检验

原国家食品药品监督管理局在《保健食品注册管理办法（试行）》中，将保健品（healthy food）定义为：具有特定保健功能或者以补充维生素、矿物质为目的食品，即适于特定人群食用，具有调节机体功能，不以治疗疾病为目的，并对人体不产生任何急性、亚急性或者慢性危害的食品。根据《食品安全法》以及国家卫生健康委员会、国家市场监督管理总局有关规章和标准，各级食品药品监督管理局负责各自管辖范围内的保健食品的卫生监督管理工作，保健食品生产经营者的一般卫生监督管理按照《食品安全法》及有关规定执行。

(四) 食品添加剂的检验

食品添加剂（food additives）是指为了改善食品品质和色、香、味，以及防腐和加工工艺需要而加入食品中的某些化学合成物质或天然物质。复合添加剂是指两种以上单一品种的食品添加剂经物理混合而成的食品添加剂。营养强化剂在我国也属于食品添加剂的管理范围。由于化学合成食品添加剂品种齐全、价格低、使用量小，目前所使用的食品添加剂多为化学合成物质，但化学合成添加剂毒性大于天然物质，如果使用不合理，特别是混有有害物质时，容易对机体造成伤害。我国对食品添加剂的使用品种、使用范围及用量均做了严格的规定。因此，必须对食品添加剂进行监督监测，以保证安全使用。

(五)食品中有毒有害成分的检验

由于工业三废的排放，农药、兽药及化肥的使用，致使人类和动植物的生存环境受到各种有毒、有害物质的污染。食物链的浓集作用使环境中的轻微污染可能导致食品的严重污染。近年来一系列食品化学污染事件，如不粘锅涂料中全氟辛酸对烹调食品的污染，在食品生产和加工中出现氯丙醇和丙烯酰胺等致癌物，以及一些不法商贩将苏丹红染料用于辣椒、番茄酱等食品的着色，奶粉中添加三聚氰胺等，都对食品安全和人体健康构成了巨大的威胁。在食品的生产、加工、包装、运输、贮存、销售等各个环节，由于种种原因，会直接产生某些对人体健康有害的成分，检测这些有害成分，对确保食品安全具有重要的意义。食品中常见的有毒有害成分主要包括：有害元素，如砷、汞、镉、铅、铜、铬、锡等；农药和兽药残留，如有机氯农药、有机磷农药、氨基甲酸酯类、拟除虫菊酯类、沙蚕毒素、有机汞和有机砷类等农药，在动物饲料中添加的抗生素类、激素与其他生长促进剂；霉菌毒素，如黄曲霉毒素、赭曲霉毒素、玉米赤霉烯酮等；食品生产和加工中产生的有害物质，如在食品腌制、发酵等加工过程中，可能形成亚硝胺，经过热加工(如煎、炙、烤、焙烤的土豆、谷物)产品中会产生丙烯酰胺，脂肪在高温下裂解会产生致癌的多环芳烃。国际癌症研究中心已经确认丙烯酰胺为动物的可能致癌物，对人体具有神经-生殖-内分泌毒性。

(六)食品容器和包装材料的检验

质量不符合卫生标准的包装材料，其中所含的有害物质，如陶瓷、搪瓷和铝制品中的重金属，塑料容器中含有的一些低分子量化合物，包括未参与聚合的单体、聚合不充分的低聚合度化合物、低分子的分解产物，如甲醛、甲苯、乙苯、苯乙烯、氯乙烯单体、多氯联苯等；添加的助剂，如荧光增白剂；作为抗氧剂、增塑剂、稳定剂等用途所添加的双酚A、壬基酚、邻苯二甲酯等化合物，具有类雌激素作用。长期食用被这些包装材料污染的食品，可能会对人体健康产生影响。因此，进一步研究食品包装材料中有毒有害物质的检测方法，也是食品理化检验的内容之一。

(七)化学性食物中毒的快速检验

化学性食物中毒是食源性疾病的重要组成部分。对于食物中毒的检验，通常需要进行快速定性鉴定，判断是何种毒物引起中毒，以便及时进行治疗和抢救。

(八)转基因食品的检验

近年来，随着转基因生物技术的迅速发展，商品化的转基因食品日益增多，并已进入了人们的食物链。根据我国《农业转基因生物标识管理办法》的要求，对转基因食品及含有转基因成分的食品实行产品标识制度，需要对待检的食品进行筛选、鉴定和定量，即首先筛选待检的食品样品中是否含有转基因成分；其次应鉴定有何种转基因成分存在，是否为授权使用的品系；最后应定量检测所含有的转基因成分，是否符合标签阈值规定。

三、食品理化检验常用的分析方法

食品理化检验中经常性的工作主要是进行定性和定量分析，本书第一章中已讲到，几乎所有的化学分析和现代仪器分析方法都可以用于卫生理化检验，这里针对食品样品特点，只介绍食品的感官检查法。

各种食品都具有各自的内在和外在特征，人们在长期的生活实践中，对各类食品的特征形成了固有的概念，并运用这些概念指导食品检验。食品感官性状包括食品的外观、品质和风味，即食品的色、香、味、形、质，是食品质量的重要组成部分。

感官检查(sensory test)是指依据人的感觉器官(眼、耳、鼻、口、手等)的感觉，即视觉、听觉、嗅觉、味觉和触觉等对食品的色、香、味、形和质等进行综合性评价的一种检验方法。如果食品的感官检查不合格，或者已经发生明显的腐败变质，则不必再进行营养成分和有害成分的检测，直接判断为不合格食品。因此，感官检查必须首先进行。

一般食品感官检查的主要内容和方法如下：

(1)视觉检查：用肉眼观察食品样品的包装是否完整无损；标签和说明书是否与食品的内容物相符，有无异物或沾污；食品的新鲜程度和成熟程度，有无霉斑花纹、虫蛀腐蚀；食品是天然着色还是人工着色等，某些情况下可利用放大镜或透光检查，甚至用紫外光检查荧光斑点。

(2)嗅觉检查：检查时，距离食品样品要由远而近，防止强烈气味的突然刺激。清淡的食品应适当加热，对固体食品可掰开或插入新削的竹签，闻其内部的气味，液体食品可以加盖温热至60℃或振摇后嗅其气味。要辨别气味的性质和强度，记录香、臭、腥、臊味及其刺激性的强弱，仔细判别有无异常气味，如煤油气、卫生球气等，特别是腐烂、霉变、酸败以及发酵等气味及其浓烈程度，并辨别是食品本身固有的气味还是污染或变质产生的气味。一般嗅觉的敏感度远高于味觉。

(3)味觉检查：味觉检查通常是在视觉、嗅觉检查基本正常的情况下进行的。检查时，取少量食品样品放入口中，慢慢咀嚼，反复品味，最后咽下。评价食品入口到下咽全过程中的味道种类和强度，如酸、甜、苦、咸、辣、麻、涩等，记录食品在口中的感觉，如松脆、坚硬、绵软、细腻、化渣等，对于过热或过冷的食品，会影响感觉器官的灵敏度，故食品样品应保持在20~40℃的温热状态下进行品尝。如遇食品味道强烈，应用温水漱口，并稍事休息。如遇食品有腐败变质的臭味，则应立即停止味觉检查，并不可咽下。

人的味觉比视觉、听觉和触觉的反应快得多，从接受刺激到感受到滋味仅需1.5~4.5ms。因此，味觉检查可帮助快速判断食物的优劣，在食品感官鉴定中占有重要的地位。

(4)听觉检查：听觉与食品质有一定的联系，对判定某些食品的质量有重要作用。如在检验罐头食品时，可用特制的敲检棍进行敲检，听其声音的虚、实、清、浊，从而判断罐头内食品的质量，必要时才开罐检查。

(5)触觉检查：用手接触食品，通过触摸、捏、揉、搓等动作，检查食品的轻重、软硬、弹性、黏稠、滑腻等，检查食品的组织状态、新鲜程度、有无吸潮硬结或龟裂崩解等现象。

各类食品感官检查的指标在我国的食品卫生标准中都有明确的规定，可以按照有关的规定进行检查。

四、食品卫生标准和标准分析方法

(一)我国食品卫生标准的制定

食品卫生标准是政府主管部门根据卫生法律法规和有关卫生政策，以保护人体健康，控制与消除食品及其生产过程中与食源性疾病相关的各种因素为目的所做出的技术规定，主要包括食品安全、营养和保健三方面的指标。这些规定通过技术研究，按照一定的程序进行审查，由国家主管部门批准，以特定的形式发布，是具有法律效力的规范性文件。

制定食品卫生标准的主要目的是控制食品的质量。在制定食品卫生标准时，应将有害物质限制在一定量以下，使人终生食用所致的危险性降低到可以接受的限度内。对食品中存在的有毒有害物质，应该制定限量标准，同时制定相应的标准检验方法和操作规程。

我国加入世界卫生组织(WTO)前，食品卫生标准的制定主要按《食品安全性毒理学评价程序和方法》进行毒性试验，以所获得的未观察到有害作用剂量(no observed adverse effect level，NOAEL)为基础，提出并制定人的每日允许摄入量(acceptable daily intake，ADI)，进而制定出食品卫生标准。

我国加入 WTO 以后，许多食品卫生标准将采纳或参照国际食品法典委员会(Codex Alimentarius Commission，CAC)所制定的标准。这些标准、准则和技术规范已经作为 WTO 指定的国际贸易仲裁标准，并得到许多国家的认同和采用。由于我国食品标准分类系统以及人群膳食结构等的特殊性，目前我国的食品卫生标准在某些方面还不能与 CAC 标准完全一致。今后，在解决重大食品安全问题和制定我国的食品卫生标准时，应从安全性评价(safety evaluation)发展到危险性评估(risk assessment)，并应尽可能将 CAC 标准逐步纳入我国的各级食品卫生标准中。

(二)国内外食品卫生标准简介

通过对 WTO 相关协定以及 CAC 标准的研究，我国已对现行的 464 个国家食品卫生标准及其检验方法(123 项产品标准、22 项食品污染物限量、69 项农药残留限量以及 250 项理化和微生物检验方法)进行了修订和补充。根据我国的食品卫生标准，目前与之配套的食品理化检验方法共有 203 个(2003 年 8 月发布，2004 年 1 月 1 日实施)。在进行食品理化检验时，应该尽可能采用国家标准检验方法来进行测定。尤其是当检验结果发生争议时，应该以国家现行的标准方法作为仲裁依据。

按照《中华人民共和国标准化法》的规定，我国标准分为四级：国家标准、行业标准、地方标准和企业标准。国家标准的编号由国家标准代号、发布的顺序号和发行的年号三个部分组成。我国国家标准代号，用"国标"两个汉字拼音的第一个字母"GB"表示，如：2003 年由国家技术监督局发布的膨化食品卫生标准的顺序为 17401，其标准号为

GB17401—2003。在食品标准中涉及安全、卫生的要求属于强制性标准，其他标准属于推荐性标准。强制性国家标准代号采用 GB 表示，如：熟肉制品卫生标准为 GB2726—2005；推荐性国家标准代号为 GB/T，我国的食品卫生标准中的理化检验部分均为推荐性国家标准，如食品中铅的标准检验方法为 GB/T5009.12—2003。

在国际贸易活动中，采用国际标准，可以排除因各国的标准不同所造成的贸易障碍。有关国际标准主要有：国际标准化组织(International Standardization Organization，ISO)制定的国际标准；CAC 标准，是由联合国粮农组织(FAO)和世界卫生组织(WHO)共同设立的食品法典委员会(Codex Alimentarius Commission，CAC)制定的食品标准；美国公职分析家协会(Association of Official Analytical Chemists，AOAC)制定的食品分析标准方法。

五、标准分析方法的制定

随着食品品种增加和食品市场繁荣，以及预防医学和卫生学的迅速发展，目前食品理化检验面临食品中种类繁多的营养成分、保健食品中功效成分或标志性成分的分析以及食品中微量甚至痕量化学污染物的检测任务，因此需要不断革新传统的检测技术，研究新的检测方法，以满足这些不断提高的检测要求，这也是卫生检验学的任务之一。

(一) 分析方法的建立

建立某项目分析方法之前，应首先了解待测物的理化性质、原有分析方法的原理和优缺点，并参照国内外有关文献，提出新的分析方法或改进原方法。对影响方法性能指标的各种因素、分析测试条件、样品前处理条件进行最优化选择，确立新的分析方法，并对所建立的新方法的性能指标进行评价，评价指标包括精密度、准确度、灵敏度、检出限和线性范围等。

1. 检测条件的优化

比如分光光度法，应选用灵敏度高，即吸光系数(K)大、选择性好的显色反应，生成的有色化合物应该组成恒定，化学性质稳定，以保证吸光度值测定的重现性及准确性。此外，显色剂在检测波长处应无明显吸收，使得试剂空白值低，从而降低测定方法的检测限。显色条件包括显色酸度、显色剂用量、显色温度和时间等。最佳实验条件需要通过条件实验来确定，例如显色剂用量，可以固定其他条件，改变显色剂加入量，测定其吸光度值，制作吸光度值-显色剂用量的关系曲线。通常选择吸光度值高且曲线平坦部分所对应的显色剂用量作为测定条件。

条件的选择可以采用单因素条件试验或正交试验，确定各种影响因素的最佳条件。

2. 样品前处理条件的优化

样品前处理的目的是使样品能适合分析方法的要求，是建立新分析方法的重要一环。不同样品的前处理方法各异，通常包括样品的消化或提取、分离和净化等步骤，均需要最优化的条件。如对样品中有机物的提取，可以选择液-液萃取、超声波萃取、振摇提取以及索氏提取器提取等方法，可以采用一种或几种溶剂混合进行提取，以待测物的提取效率作为评价指标，即以加标样品或阳性样品用不同溶剂和不同提取方法进行提取，将样品与标准溶液的测定结果进行比较，计算提取效率，以提取效率最高的提取条件和方法为最佳选择。

3. 干扰试验

根据食品中可能存在的干扰成分进行试验。例如在分光光度分析中，应该对本身有颜色的共存离子或可能与显色剂反应生成有色化合物的组分进行干扰实验。色谱分析中，应对样品中可能存在的与待测组分性质或结构相似的组分，考察它们是否会对测定产生干扰。通过干扰实验，可以确定干扰组分的允许浓度，通常在标准溶液中加入一定量的干扰成分，以测定值变化±10%作为是否产生干扰的判定依据。如果有干扰，则应该采取适当的措施予以消除。

4. 实际样品的测定

采用所建立的新方法检测不同类型、不同基体的实际样品，以说明方法的适用性。

5. 方法性能指标的评价

对于所建立的分析方法，应给出其线性范围、检出限、定量限、日内精密度与日间精密度以及不确定度计算，并对方法的准确度进行评价，通常可采用分析标准参考物质，与现行的国家标准分析方法或公认的分析方法比较，进行加标回收试验。

（二）标准分析方法的研制程序

对于目前国家尚未制定标准方法的检验项目，应尽可能采用或借鉴国际通用的检验方法，也可以在查阅国内外有关文献资料的基础上建立新的分析方法。所建立的新方法在实践中不断改进完善后，可以申报为国家、部门、地方或行业的标准分析方法。一般国家标准分析方法研制的主要程序包括：①立项：在调查和查阅有关文献资料的基础上，提出制定的标准项目建议书。②起草：通过上述新方法研制的实验程序，整理、编制分析方法的标准草案和标准编制说明，形成标准征求意见稿，并由3个以上的检验单位对所提出的方法进行验证。③征求意见：由标准化主管部门广泛征求意见，标准起草小组根据反馈的意见，修改标准征求意见稿和标准编制说明，形成标准送审稿。④审查：由标准化主管部门组织会审或函审。根据审查意见，修改标准送审稿和标准编制说明，形成标准报批稿，并整理"意见汇总"。最后将完整的研制报告和意见汇总表等材料上报标准化主管部门，待批准。

第二节　食品样品的采集与保存

进行食品卫生检验，通常是从某种属性相同的整批食品中抽取一部分来进行检验，将检验结果作为这一批食品的检验结论。这一批属性相同的食品，称为总体。如要说明几艘轮船运输粮食的质量，则每艘轮船为一个总体，要说明某艘轮船上不同舱位粮食的质量，则每个舱位为一个总体。总体应根据卫生学意义和实际情况，结合专业知识进行划分和规定。从总体中抽取的部分食品，称为该批食品的样品，抽取食品样品的过程，称为食品样品的采集或采样。样品的个数根据总体的个数来决定。

由于多数食品具有不均匀性和容易变质的特点，即同种食品由于成熟程度、加工保存条件、外界环境的影响等不同，食品中的营养成分及其含量、被污染的程度会有较大差别，即使同一分析对象各部位的组成和含量亦会不同，具有不均匀性。而且，多数食品为动植物组织，是具有生物活性的细胞成分，食品又是微生物的天然培养基，容易受到污染而变质。所以，必须根据各类食品的特点，采用合适的采样方法，使所采样品对总体具有充分的代表性，采集食品样品之后，在进行食品检验过程中和检验结束，都需要对食品进行妥善保存，以免样品发生变化。食品样品的采集和保存，是食品检验成败的关键环节。

一、食品样品的采集原则

(一)周密调查、亲自动手、详细记录

采样工作一般应由食品卫生管理人员或检验人员亲临现场，亲自动手。

采样者在采集样品之前，必须对被采食品进行周密细致的卫生学调查。对食品经销部门的食品，采样前的调查应结合运货单、兽医卫生人员证明、商品检验机关或卫生部门的化验单等文字材料，了解和验证食品的生产、运输、销售等过程的全面情况。对食品生产部门的食品，采样前的调查应包括生产食品的原料质量以及生产全过程的文字记录材料，文字材料包括食品的生产厂家、生产日期、批号、数量、品质及保质期、包装、化验记录、运输日期及工具等项目。采样人员还应观察现场的个人及环境清洁状况，有无污染源存在，食品的贮存条件如何，包装及外观状态是否异常，据实记录以上调查所得到的印象或发现的问题，并根据记录确定采样方案，同时，可为检验项目和步骤提供信息。

采样的同时，应详细填写采样单，主要包括采样地点、日期、样品编号、食品名称、采样单位和签名。并应向被采食品单位出具正式采样凭据。对于情况复杂、责任重大的采样工作，起码应由两人协同进行，共同编号签封，并按规定交接办法转送检验部门。

(二)保证样品的代表性和均匀性

样品必须能够代表整批食品所具有的特性，这样检验结果才有意义。但由于食品的不均匀性和容易变质的特点，所以对食品进行采样时，应特别注意样品的代表性和均匀性，灵活掌握采样方法，将采样误差减到最小，以保证样品的检验结果能够代表整批食品的现状。

为了保证样品的代表性和均匀性，采样时，确定采样点的位置和数量至关重要，一般应该尽量使整批食品的各个方面(周围和中心)，各个层次(上、中、下层)都有均等的被采集机会。数量较大的整批食品，应适当增加采样点数目，并加大每个采样点的采样量，即用均匀性保证代表性。特殊情况时，例如怀疑某批食品被农药污染，必须重点进行农药污染的特定项目检验。此时，采样点位置的选择，应按照"代表性"的采样原则，根据经验估计，设在最容易被污染或最严重的位置，检验结果才能可靠地说明污染情况，即用典型性保证代表性。

二、食品样品的采样方法

采样方法随食品的形态、种类和检验项目的要求而异。采样的数量应根据检验项目所需要的数量而定。一般每个食品的采样量为0.5~1kg(或L)；国家对测定某些项目的采样量有明确规定者，应按规定量采取，所采集的样品应分为检验、复查和备查三部分。

(一)液体、半流体食品

液体、半流体食品,如用大罐或大桶装的植物油、乳类、液态调味品、酒类或其他饮料,应先充分混匀后再用虹吸法分上、中、下三层采出部分样品,充分混合后装在 3 个干净的容器中,作为检验、复检和备查样品;对于散(池)装的液体食品,可采用虹吸法在储存池的三层四角及中心五点分层取样,每层取 500mL 左右,混合后再缩减到所需的采样量。混匀的方法,可以使用旋转摇荡、反复倾倒法或使用液体搅拌器。液体搅拌器为一个多孔圆盘,圆盘中央连接一根长柄。将搅拌器浸入样品,握住长柄上下提取数次,便可将样品混匀。

(二)均匀固体食品

均匀固体食品,如散装仓储粮食及其他固体食品,应使用固体采样器对每批食品的上、中、下三层和五点(周围四点及中心),分别采取部分样品,混合后按四分法(图 3-1)对角取样至采样量。袋装食品不便于打开包装混合取样,可取仓库中不同存放部位若干(可参考 $\sqrt{袋数/2}$),于每袋插入固体采样器抽取部分样品,混合后按四分法分取。

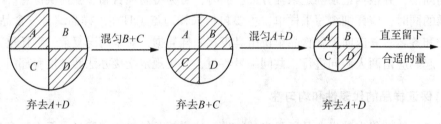

图 3-1　四分法取样

固体采样器分大型和小型两种,见图 3-2。大型采样器适宜于采集大量散装食品。它由金属套管构成,尖端封闭,中段开孔,孔间分隔,各孔表面的活门随采样器顺时针转动而关闭,反时针转动时活门打开。使用时,先将活门关闭再将其插入样品中,达一定深度时,反时针旋转采样器开启活门,食品则进入各孔填满各小隔层,关闭活门,抽出采样器,则可获得不同层次的食品样品。

小型采样器适宜于采集袋装食品。它由空心薄壁金属管制成,前尖后圆,管身沿轴方向有缝隙。使用时,将尖端插入包装袋,样品即沿管内壁流出,进行收集。

(三)小包装食品

小包装食品,如罐头、袋或听装奶粉、瓶装饮料等,一般按班次或批号随机取样,同一批号取样件数,包装 250g 以上的不得少于 6 个,250g 以下的包装不得少于 10 个。如果小包装外还有大包装(纸箱等),可在堆放的不同部位抽取一定数量的大包装,

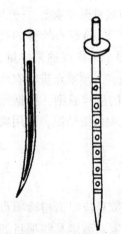

小型采样器　大型采样器

图 3-2

打开包装，从每个大包装中按"三层、五点"抽取小包装，再缩减到所需的采样量。

(四)不均匀固体食品

不均匀固体食品，如肉类、水产品、蔬菜等，采集具有代表性的样品难度较大，可参照下述方法采样：对个体较小的食品，如小鱼虾、蒜、葡萄等，可取若干个整体，切碎后混匀取样；对个体较大的食品，可按个体大小及成熟程度比例，选取几个整体，逐个沿生长轴方向纵切成4或8等份，取对称的2或4份，切碎混匀，按四分法分取；对个体特别大的食品，可从多个个体上切割少许可食部分(必要时分开肥瘦)，切碎混合，再按四分法分取。

采样完毕后，根据检验项目的要求，将所采集的食品样品装在适当的玻璃或聚乙烯塑料容器中，立即密封，贴好标签，填写采样记录单，带回实验室分析。对于某些不稳定的待测成分，在不影响检测的条件下，可以在采样后立即加入适当的试剂，再密封。

(五)含毒食物和掺伪食品

应该采集具典型性的样品，尽可能采取含毒物或掺伪最多的部位，不能简单混匀后取样。

三、食品样品的保存

食品样品在运输、化验、保存过程中，由于受潮、干燥挥发或者细菌生长繁殖以及酶的活动，容易使样品的外观及成分发生变化。这些变化都会影响检验结果的正确性。因此，必须采取有效措施，防止样品离开总体后的变化。

第一，应防止食品样品再次污染。为此，盛装样品的容器应该是清洁干燥的优质玻璃容器，接触样品的采样工具必须清洁，采样者接触样品时应该戴一次性手套，采样完毕，应立即将盛装样品的容器加盖密封。

第二，采集的样品应尽快送检，尽快化验。如不能完成化验工作，则应采取防止腐败变质措施。通常使用低温冷藏方法，以降低酶的活性和抑制细菌生长繁殖；如必要，可使用乙醇或食盐防腐，但乙醇和食盐不应对检验过程构成干扰。

第三，对样品容器密封和避免日晒，可以稳定待测成分。某些容易损失的待测成分，可以根据成分性质，在不干扰化验的前提下，在采样时进行固定。例如在采样时加入酸性试剂，可以使待测维生素C处于稳定的状态。

第四，应稳定水分，防止蒸发损失或干燥食品的吸湿，因为水分的含量直接影响样品中各种物质的浓度和组成比例。某些检验项目不受检品中水分含量的影响，为了延长这些样品的保存期限，可以保存干燥样品，即先测定样品水分含量，然后将样品烘干保存，计算出干燥样品相当于新鲜样品的量，以供计算测定项目的取样量和含量。

检验后的剩余样品，除易于腐败变质者不予保存外，一般保存1个月，以备复查。特殊要求的保存期应按规定执行。样品保存期限从检验报告书签发之日起计算。

第三节 食品样品的前处理

经过采样得到的食品样品，一般不能达到检验样品的要求，在检验前，尚需制备检验样品，并对此样品进行前处理。通过制备检验样品和前处理的过程，可除去样品中的机械性杂物及干扰成分，并使检验样品各部分组成均匀一致，符合分析步骤对样品的要求。制备检验样品及前处理的效果往往是决定分析成败的关键。

一、食品检验样品的制备

制备食品检验样品的目的是剔除非食用部分及机械性杂物，并使样品均匀，希望从样品中取出任何一部分，都能够得到相同的检验结果。

(一)剔除非食用部分

食品检验是分析可食部分，对于通常不食用部分应预先剔除。而在作为商品销售时，非食用部分常常同食用部分连同销售，特别是未加工的食品。对植物性食品，应除去某些不食用的根、皮、壳、核、茎等；对动物食品，常需剔除羽毛、鳞爪、胃肠内容物、胆囊、淋巴结、各种腺体及溃疡病灶等，罐头食品中的果核、葱、辣椒等调味品。必要时，应对剔除的部分计量。

(二)除去机械性杂物

一切肉眼可见的机械性杂物，如泥土沙石、玻璃、金属屑、非该食品应有的动植物及其尸体碎片等异物。

(三)均匀化处理

样品在采集时已经切碎或混匀，但还不能达到分析要求，食品样品送达实验室后，应进一步粉碎、磨细、过筛或混匀，方能达到检验方法对某些固体样品的颗粒大小要求，并达到均匀化。

制备固体食品检验样品的工具常用的有：各种类型的粉碎机、磨粉机、绞肉机、高速组织捣碎机等。各种机具的材料应该是不锈钢、高强度塑料、合金或玻璃等惰性材料。粉碎的过程也是样品混匀的过程。

为了控制固体样品的颗粒的大小和均匀，达到某些检验项目称样要求，粉碎后的颗粒样品应使用标准筛过筛。标准筛为金属丝或尼龙丝编织的不同孔径的配套过筛工具，可根据分析要求选用不同的筛号。过筛时，要求全部样品都要通过筛孔，未通过的部分应继续粉碎过筛，直到全部样品通过为止。不应将未过筛部分丢弃，否则将造成样品中的成分构成改变，从而影响样品代表性。反复过筛也是一种混匀的过程。称样前，仍需对已过筛的样品进一步充分混合，再行称样。

对于含水量较高的水果和蔬菜类，一般先洗净泥沙，揩干表面附着的水分，取不同部位的样品，放入高速组织捣碎机中匀浆(可加入等量的蒸馏水或按分析方法的要求加入一定量的溶剂)。液体或半流体样品的均匀化处理，只需充分搅拌即可。固体油脂应加热熔化后再充分搅拌。对制备好的食品样品，应尽可能及时处理或分析。

二、食品检验样品的前处理

制备好的食品检验样品还需要消除共存的干扰成分，浓缩待测组分，使样品适合分析方法要求。样品前处理的效果往往是分析成败的关键。

测定食品中的无机成分时，共存的或与无机物结合的大量有机物质将干扰测定，故预先必须将所有的有机物质进行破坏除去，使待测的金属或非金属转变成无机物的形式，然后进行测定。破坏有机物质的操作，称为样品的无机化处理，可用前面讲过的湿消化和干灰化法。

测定食品中的有机成分时，可以采用更多的前处理方法，如液-液萃取法、固相萃取法，水溶性成分可用透析法进行提取，具有挥发性的成分可用顶空分析法等，可根据样品的种类、被测成分和干扰成分的性质差异进行选择。

三、取样量的计算

分析样品中组分含量时，确定每份实验样品的取样量是重要的一环。取样量过多，会给前处理等操作带来困难；取样量过少，则达不到分析方法的检测限，所以，进行分析前必须计算出取样量，以确保能测出卫生标准浓度水平的成分。

决定取样量的因素与测定方法有关，如使用容器的大小、分析方法的灵敏度等；同时还与样品中的组分含量及卫生标准规定的限量等有关，如果缺乏计算的依据，则只能通过预试验确定取样量。

(一) 容器大小决定取样量

例如，使用直接干燥法测定固体食品中水分含量时，要求称量瓶中盛装磨碎混匀样品的厚度约 5mm，此时，应根据称量瓶的直径计算取样量。

(二) 比色分析取样量的计算

计算公式：

$$V = \frac{a \cdot c}{b \cdot d}$$

式中，V 为取样量(g 或 mL)；a 为样品处理后定容体积(mL)；b 为测定时所取样品处理液体积(mL)；c 为比色标准系列的下限或上限(μg)；d 为卫生标准或含量参考浓度(μg/mL 或 μg/g)。

例1 用高锰酸钾比色法测定酒中锰的含量，锰标准系列下限含量为 2μg，上限为 50μg，锰的卫生标准是 $\leqslant$2mg/L，样品经前处理后定容到 100mL，吸取处理液 10mL 进行比色分析，应取多少毫升酒样分析可使显色在标准系列范围内？

最小取样量： $$V = \frac{100 \times 2}{10 \times 2} = 10 (\text{mL})$$

最大取样量： $$V = \frac{100 \times 50}{10 \times 2} = 250 (\text{mL})$$

结论：取酒样10~250mL经前处理后定容至100mL，取10mL处理液测定，显色深浅均在标准系列范围内。考虑到酒样中锰的实际含最可能低于2mg/L或超过2mg/L，实际取酒样50mL左右较为合适。

例2　用钼蓝比色法测定绿豆中磷的含量，磷标准系列下限2μg，上限为40μg，绿豆中含磷的量为2200μg/g（取自食物成分表），样品经前处理定容100mL，取处理液2mL供测定，应称取绿豆样品多少克？

最小取样量：

$$V = \frac{100 \times 2}{2 \times 2200} = 0.045(g)$$

最大取样量：

$$V = \frac{100 \times 40}{2 \times 2200} = 0.91(g)$$

结论：称取绿豆0.045~0.91g，按规定方法测定，显色深浅均在标准系列范围内。考虑到含磷量的变化，有利于减少称量误差及方便有机质破坏，实际取样量为0.5g左右较合适。

（三）滴定分析取样量的计算

计算公式：

$$V = \frac{V_1 cE}{d\frac{b}{a}}$$

式中，V为取样量（g或mL）；a为样品处理后定容体积（mL）；b为测定时取样品处理液体积（mL）；c为标准滴定液物质的量浓度（mol/L）；V_1为消耗标准液体积（mL）；E为与1.00mL标准滴定液（$c = 1.000$mol/L）相当的以g表示的被测物质的量；d为卫生标准或含量参考浓度（g/mL或g/g）。

例3　用摩尔法测定酱油中食盐含量时，先吸取一定量的酱油于100mL量瓶中稀释定容，吸取该液2mL用硝酸银标准溶液[$c(AgNO_3) = 0.1$mol/L]滴定，预计消耗3mL左右，酱油中食盐的卫生标准为每升不低于150g，已知E值为0.0585，计算酱油样品取样量。

$$V = \frac{3 \times 0.1 \times 0.0585}{0.15 \times \frac{2}{100}}$$

结论：应吸取酱油样品5mL，依上法测定，消耗标准滴定液在3mL左右。

第四节　食品营养成分的测定

食品的营养成分，是指天然食品或加工食品中含有的对人体健康有营养意义的成分，是生命赖以生存和生长发育的营养条件。主要的营养成分有蛋白质与各种氨基酸、脂肪与类脂化合物、碳水化合物、维生素、无机盐（包括微量元素）和水分六大类。其中，蛋白质、脂肪、碳水化合物、灰分和水分在食品中含量较高，是组成食品的主要成分，而维生素和微量元素虽然含量低，但对人体健康至关重要。各种营养成分的多少及有无取决于食物的种类、生长条件和加工方法。

没有一种天然食物能提供人体所需的全部营养素，分析食品营养成分，可以具体指出食品中各种营养素的种类和含量，对评价食品品质和营养价值，对于人们合理营养、平衡膳食，具有重要意义；通过食品营养成分分析，可反映出食品内在质量是否与商品名称或标签标示的成分相符合，为食品卫生监督、管理和执法，打击伪劣食品提供依据；为控制和管理食品的加工、生产、运输和储存过程提供技术指导，掌握各环节中营养素含量和质量的变化，为开发食品新资源和新产品、实施新技术和新工艺提供可靠的依据。

一、食品中水分的测定

水分是动植物体内不可缺少的重要成分，具有极其重要的生理作用。水是体内营养素及其代谢产物的溶剂，是体内各种化学反应的介质，能帮助营养素的吸收和代谢产物的运输、排泄，在调节体温、润滑关节和肌肉、减少摩擦等方面都具有重要作用。

水是食品的天然成分，食品中水分含量直接影响着食品的感官性状，影响胶体状态的形成和稳定，水分可改变食品的组成比例和食品中各种营养素及有害物质的浓度。食品中的水分是微生物生长繁殖的重要条件，控制含水量，可防止食品腐败变质和营养成分的水解。过多的水分可加速污染物的扩散，使某些表面污染物很快渗入食品内部，加速污染变质，不易保存，缩短可食用期。所以，食品中水分是食品的重要质量指标。

食品中存在结合水和游离水两种形式水分。结合水是指与其他成分结合在一起形成食品胶体状态的水，如与蛋白质、淀粉水合作用和膨润吸收的水分，以及某些盐类的结晶水等，压榨不能使结合水与组织细胞分离，在达到水的沸点时，也不能蒸发脱去。游离水存在于动植物细胞外各种毛细管和腔体中，包括吸附于食品表面的吸附水和湿存水。食品中，水分通常是指结合水和游离水的总量。

测定食品中水分的含量，可掌握食品的基础数据，使其他测定项目的数据更具有可比性，即可在相同水分含量基础上进行各种组分浓度比较。水分含量是食品生产、加工、储存、运输、销售的重要条件和参数，是保存期限的决定因素，也是检查食品保存质量的依据。水分是国家卫生标准对某些食品的规定指标。如国家卫生标准规定，奶油中水分应≤16%，奶粉中水分应≤3%，方便面中水分应≤8%等。

食品中水分的测定一般采用直接干燥法、减压干燥法、真空干燥法、蒸馏法和卡尔费法等。

(一)直接干燥法

直接干燥法属于质量分析法。称取一定量样品，在常压下于95~105℃干燥，使其中的水分蒸发逸出，至样品质量达到恒重，根据样品所减失的质量，计算样品中水分的含量。

对黏稠样品，如酱类、乳类、含熟淀粉的食物，水分蒸发较慢，应先在蒸发皿内放入酸洗和灼烧过的细砂及一根小玻棒，干燥至恒重，将试样与砂子混匀后放在沸水浴上加热，蒸去大部分水，然后在95~105℃干燥箱中干燥至恒重。烘烤时间一般为2~4h。对易分解或易焦化的样品，应采取较低的烘烤温度和较短的烘烤时间。

食品中的其他挥发性成分在干燥过程中也会减失，如醇类、有机酸和芳香油等，故干燥法的测定结果又称为干燥失重。但一般食品中此类挥发性物质较少，通称为水分。如含挥发性物质较多时，如某些发酵食品，挥发油和香辛料，应采用蒸馏的方法测定水分。该法适宜于干燥温度下不易分解、不易被氧化的食品样品和含较少挥发性物质的样品中水分的测定，如谷物及其制品、豆制品、卤制品、肉制品等。

操作中，应避免样品损失和落入其他物质。在切碎和磨细样品时，操作速度要快，以防止水分损失和吸潮，并要防止处理工具黏附吸水。对含水量较多的样品，应控制水分蒸发的速度，要先低温烘烤至除去大部分水分，然后在较高温度下烘烤，可避免溅出和爆裂，使样品损失。

油脂样品及含油脂多的食品，在烘烤过程中先逐渐减轻，当继续烘烤时，有时反而增重，这是由于油脂氧化形成过氧化物所致，此时，可采取较低的温度烘烤，也可以按其中最轻的一次质量计算。

（二）减压干燥法

减压干燥法属于质量分析法，是在真空干燥箱内压力为 40~55kPa，温度为 50~60℃的条件下，烘烤 2~3h，对样品进行干燥处理，根据样品所减少的质量，计算样品中水分的含量。

减压干燥法是在真空干燥箱中进行干燥，由于箱体密闭，可以抽气减压，气压降低，水的沸点也降低，加快了水分的蒸发，缩短了分析测定的时间。采用较低温度干燥，使脂肪多的样品避免高温下氧化；使含糖量高的样品，如糖果、糖浆，特别是高果糖的样品，避免因高温造成脱水和炭化。此法适宜于高温易分解的样品、水分含量较多的样品，以及挥发较慢的食品样品中水分的测定，如淀粉制品、蛋制品、罐头食品、油脂、糖浆、味精、水果、蔬菜等。低温还可防止某些食品在高温下由于表面蒸发过快，内部水分来不及逸出，使食品表面形成一层干涸膜(结痂)，内部水分难以除尽。

尽量将样品磨细，并采用扁形铝制或玻璃称量瓶，以减少铺层厚度，并增加水分的蒸发面积，从而加快蒸发的速度。对于黏稠样品，可在样品中掺入处理过的海砂，使样品疏松透气，增加样品的挥发面和防止表面结痂。

（三）蒸馏法

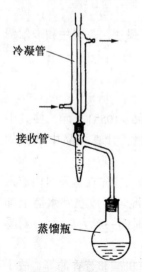

冷凝管

接收管

蒸馏瓶

图 3-3　水分蒸馏

将样品与某些比水轻且与水互不相溶的溶剂混合，放入水分蒸馏器(图 3-3)的蒸馏瓶中，加热蒸馏瓶，有机溶剂和食品中水分在低于各组分沸点的温度下共同蒸出，进入冷凝管，冷凝回流于接收管中。当上层有机溶剂的高度超过接收管的侧管时，又流回到蒸馏瓶中，冷凝的水则沉于接收管底，待接收管水量不再增加时，读取水的体积，即为样品中含水量。常用的有机溶剂是甲苯或二甲苯。

蒸馏法与烘干法不同，烘干法以烘烤后的减失质量为水分含量，其中包括挥发性物质的量，往往会使结果偏高。而蒸馏法则是通过加热蒸馏收集到的含水量，能溶于提取用有机溶剂的挥发性物质，如醇类、醛类、有机酸类、挥发性酚类、芳香油等，溶入有机溶剂，并与水分分开，不会干扰测定，因而特别适宜于含水量高和挥发性物质较多的食品样品，得到的含水更接近真实结果。

冷凝的水分有时呈小珠状黏附在冷凝器上，不能完全汇入集水管，可造成读数误差。此外，由于甲苯或二甲苯能溶解少量水分，故甲苯或二甲苯应先以水饱和，弃水层后蒸馏，取蒸馏液使用。

(四)卡尔-费休(Karl-Fischer)法

该法是 1935 年卡尔-费体首先提出的一种利用容量分析测定水分的方法。当碘氧化二氧化硫时，需要定量的水参与反应，利用该原理可测定液体、固体和气体中的含水量。将样品分散在甲醇中，用标准卡尔-费休试剂滴定，发生如下反应：

$$2H_2O+I_2+SO_2 \longrightarrow 2HI+H_2SO_4$$
$$H_2O+I_2+SO_2+3C_5H_5N \longrightarrow 2C_5H_5N \cdot HI+C_5H_5N \cdot SO_3$$
$$C_5H_5N \cdot SO_3+CH_3OH \longrightarrow C_5H_5N \cdot HSO_4CH_3$$

在第一个反应中会生成硫酸，当它的浓度高于 0.05% 时，可能发生逆反应，影响测定结果。而吡啶的作用是与反应所产生的酸结合，保证滴定反应顺利进行。水或其他含活泼氢的化合物会与中间化合物发生反应，干扰该反应的化学剂量关系，甲醇可替代水的这种作用，减小误差。因此，试剂和滴定底液中应有足够的吡啶和甲醇。在进行卡尔-费休滴定过程中，空气中的氧、光照以及样品和试剂中的氧化性或还原性物质都会干扰滴定反应，引起测定误差。

滴定终点可以通过观察溶液颜色突变和永停滴定法确定。

配制卡尔-费休试剂时，将适量碘溶解在 100mL 无水吡啶中，置于冰中冷却，在溶液中通入二氧化硫直至增重 32.3g 为止，补充无水甲醇至 500mL 后，放置 24h。此试剂中水含量相当于 5.2mg/mL。也可使用市售的卡尔-费试剂。

二、食品中蛋白质的测定

蛋白质(protein)是生命的物质基础，是构成动植物和人体组织的重要成分，如人体的瘦组织肌肉、心、肝、肾等含大量蛋白，细胞从细胞膜到细胞内的各种结构中均含蛋白，还有骨骼和牙齿中的胶原蛋白、指(趾)中的角蛋白等。蛋白质是保证生物体生长发育、新陈代谢和修补组织的原料。蛋白质构成体内各种重要的生物活性物质，如酶、激素、抗体等。一般情况下，蛋白质不作为热能供给，当不平衡膳食时，即摄入蛋白质过多或热量不足时，可作为热能消耗。食物中蛋白质的功能是给机体蛋白质的合成提供原料。人体对蛋白质的需要在一个时期内是固定的，一般成人每日需要从食品中摄入蛋白质约75g，由于人体不能贮存蛋白质，人体内蛋白质始终处于不断分解和不断合成的动态平衡之中，因此，必须细水长流地从食品中得到补充，如果蛋白质长期缺乏，可以引起严重疾病。

蛋白质是由 20 余种氨基酸按一定比例和顺序由肽键连接组成的高分子化合物，相对分子质量达数万至数百万。多数氨基酸在人体内可以合成，但有9种氨基酸在人体内不能合成，必须从食物中获得，称为必需氨基酸(essential aminoacids)，它们是赖氨酸、色氨酸、苯丙氨酸、苏氨酸、蛋氨酸、缬氨酸、亮氨酸、异亮氨酸和组氨酸。不同食品的蛋白质所含氨基酸的种类和比例不同，但从组成元素来看，主要有碳、氢、氧、氮4种，有的还含少量硫、铁、镁、碘等元素，并且含氮最恒定，为15%~17.6%，平均为16%。

测定蛋白质含量的方法有凯氏（Kjeldahl）定氮法和自动定氮法。

（一）凯氏定氮法

凯氏定氮法的主要依据是：各种蛋白质均有其恒定的含氮量，只要能准确测定出食物中的含氮量，即可推算出蛋白质的含量。多数蛋白质的平均含氮量为16%，即每克氮相当于100/16＝6.25g蛋白质，6.25为蛋白质的换算因子。不同的食品蛋白质含氮量略有差异，各种食品的换算因子列于表3-1中。

表 3-1　　　　　　　　　　　　　蛋白质换算因子

食品名称	换算因子
蛋、鱼、肉及制品、禽类、玉米、高粱、小豆、绿豆、豌豆、菜豆	6.25
乳及乳制品	6.38
麸皮、荞麦	6.31
大米	5.95
全麦、大麦、燕麦、裸麦、小米、小麦面、黑麦	5.83
小麦	5.80
黄豆、大豆	5.71
小麦面普通粉	5.70
明胶	5.55
花生	5.46
芝麻、葵花子、亚麻油、核桃、椰子	5.30

不清楚换算因子时，或当食品组成不明确时，通常采用6.25。另外，用多种原料制成的食品，可用占总氮量多的原料的换算因子。用定氮法测定蛋白质含量时，应注明所用的换算因子。

凯氏定氮法所测得的含氮量为食品中的总氮量，其中还包括少量的非蛋白氮，如尿素氮、游离氨氮、生物碱氮、无机盐氮等，故由定氮法计算所得蛋白质的量，称为粗蛋白（crude protein）。

凯氏定氮法的原理：首先采用硫酸高温催化法将食品样品消化，即样品与硫酸、硫酸钾、硫酸铜混合加热，破坏有机物质，使其中的碳和氢分别变成二氧化碳和水逸出，蛋白质中的氮转变成氨，在溶液中生成硫酸铵。同时，做空白试验。将消化液在强碱性条件下经水蒸气蒸馏，释放出氨，以硼酸溶液吸收。再用盐酸标准溶液滴定生成的硼酸铵，根据盐酸标准溶液用量，计算氮含量，乘以蛋白质换算系数，得蛋白质含量。

反应方程式如下：

$$2CH_3-\underset{\underset{NH_2}{|}}{CH}-COOH+13H_2SO_4=\!=\!=(NH_4)_2SO_4+6CO_2+12SO_2+16H_2O$$

$$(NH_4)_2SO_4+2NaOH \!\!=\!\!\!=\!\! 2NH_3\uparrow+Na_2SO_4+2H_2O$$
$$2NH_3+4H_3BO_3\!\!=\!\!\!=\!\!(NH_4)_2B_4O_7+5H_2O$$
$$(NH_4)_2B_4O_7+2HCl+5H_2O\!\!=\!\!\!=\!\!2NH_4Cl+4H_3BO_3$$

方法说明：

（1）消化测定蛋白质的样品只能用硫酸，而不能用高氯酸，以免生成氮氧化物；此处，硫酸铜既是消化反应的催化剂，也是蒸馏时消化液碱化的指示剂，当向消化液中加氢氧化钠溶液时，会产生蓝色溶液或褐色沉淀，这是由于消化液中的铜离子与氨生成铜氨配合离子，或与碱生成氢氧化铜、氧化铜，如果溶液不变色，则说明碱量不足，会使氨不能完全蒸出。

（2）蒸馏是在微量凯氏定氮蒸馏装置中进行，如图 3-4 所示。安装好微量凯氏定氮装置。于水蒸气发生瓶内装水至约 1/2，加甲基橙指示剂数滴及硫酸数滴，使水成酸性。加入数粒玻璃珠或碎瓷片以防暴沸。煮沸水蒸气发生瓶中的水。向接收瓶中加 10mL 硼酸吸收液及甲基红次甲基蓝混合指示剂 2 滴，使冷凝管的下端伸入吸收瓶口内（此时不要插入液面以下），准确吸取样品消化稀释液 10mL，由进样口徐徐流入反应室，并以少量水冲洗进样口并流入反应室。再从进口加入 2mL 饱和氢氧化钠溶液，使其缓缓流入反应室，立即将进样口堵塞严密，并加少量水密封以防漏气。夹紧废液排出口的螺旋夹，进行蒸馏。从第一滴蒸馏液滴下开始，将冷凝管的下端插入吸收液面以下，同时开始计时，蒸馏 2min，移动接受瓶，使冷凝管下端离开液面，再蒸馏 1min。然后用少量蒸馏水冲洗冷凝管下端外部，冲洗用水应事先用混合指示剂调整到指示剂终点。

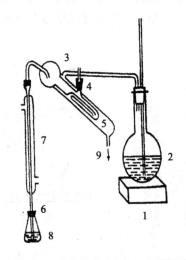

1—电炉；2—水蒸气发生瓶；3—蒸气进口；
4—进样漏斗；5—反应室；6—溜出液出口；
7—冷凝管；8—接收瓶；9—废液出口
图 3-4　微量凯氏定氮蒸馏装置

蒸馏装置要严密，加碱液后立即盖严加料口，动作要快，以防氨逸出。蒸馏过程不得中途间断，以免样品液从反应室吸出。操作过程要严防酸、碱污染硼酸吸收液，否则会造成较大测定误差。

确定样品液中的氨是否完全蒸出，可用精密 pH 试纸测试冷凝管口的冷凝液是否显碱性，也可用标准硫酸铵做回收实验，确定蒸馏条件和蒸馏时间。

滴定时，可用变色灵敏的混合酸碱指示剂，如 0.1% 亚甲蓝醇溶液与 0.2% 甲基红醇溶液等体积混合，或 1 体积 1g/L 亚甲蓝醇溶液与 4 体积 1g/L 甲基红醇溶液混合，此类混合指示剂酸色为紫红色，碱色为蓝绿色，变色点为 pH5.4，变色范围窄，变色点时显灰色。3 体积 1g/L 溴甲酚绿与 1 体积 2g/L 甲基红醇溶液混合，或 5 体积 2g/L 溴甲酚绿与 1 体积 2g/L 甲基红醇溶液混合，酸色为酒红色，碱色为绿色，变色点为 pH5.1，变色点时显灰色，变色也很敏锐。

(二) 自动定氮分析法

该法的原理与凯氏定氮法相同,其操作方法按照自动定氮分析仪说明书操作即可。

三、食品中氨基酸的测定

食品中氨基酸的测定方法有紫外-可见分光光度法、荧光分光光度法、氨基酸分析仪法、薄层色谱法、气相色谱法、高效液相色谱法等,其中,氨基酸分析仪法为国家标准分析方法。

氨基酸分析仪法原理:食物中的蛋白质经盐酸水解成为游离氨基酸,如仅测定食品中的游离氨基酸,则不经水解,经氨基酸分析仪的离子交换柱分离后,与茚三酮溶液产生颜色反应,经分光光度计测定氨基酸的含量。反应如下:

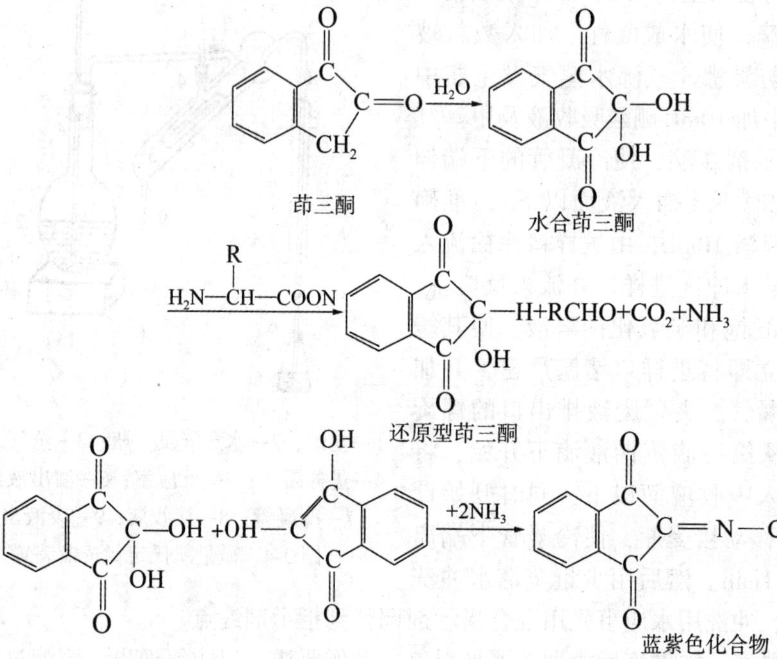

显色反应的 pH 为 5~5.5,10~15min 显色完全。生成的有色物在 570nm 波长比色测定,最低检出限为 10pmol。该法可以同时测定天冬氨酸、苏氨酸、甘氨酸、丙氨酸、丝氨酸、谷氨酸、脯氨酸、缬氨酸、蛋氨酸、异亮氨酸、亮氨酸、酪氨酸、组氨酸、赖氨酸、苯丙氨酸和精氨酸 16 种氨基酸。

酸水解时,称取一定量样品(蛋白质含量在 10~20mg 范围内)放入水解管中,加入盐酸(加酸量视样品中蛋白质含量而定)。含水量高的样品(如牛奶)可加入等体积的浓盐酸,加入新蒸馏的苯酚。将水解管放入冷冻剂中,冷冻 3~5min,抽真空,然后充入高纯氮气,再抽真空充氮气,重复 3 次,在充氮气状态下封口或拧紧螺丝盖。将水解管放在 110℃的恒温干燥箱内,水解 22h。冷却后,将水解液过滤,水解液全部转移到容量瓶中,以去离子水定容。吸取滤液 1mL 于容量瓶中,用真空干燥器在 40~50℃干燥,残留物用水溶解,再干燥,重复进行 2 次,最后蒸干,用缓冲液(pH2.2)溶解后,作为样品溶液供分析用。

用氨基酸自动分析仪分别测定混合氨基酸标准溶液和样品溶液，根据出峰时间确定氨基酸的种类，根据峰高和峰面积并采用外标法定量分析。见表 3-2。

表 3-2　　　　　　　　　　　　氨基酸标准出峰时间和保留时间

序号	出峰顺序	保留时间（min）	序号	出峰顺序	保留时间（min）
1	天冬氨酸	5.55	9	蛋氨酸	19.63
2	苏氨酸	6.60	10	异亮氨酸	21.24
3	丝氨酸	7.09	11	亮氨酸	22.06
4	谷氨酸	8.72	12	酪氨酸	24.52
5	脯氨酸	9.63	13	苯丙氨酸	25.76
6	甘氨酸	12.24	14	组氨酸	30.41
7	丙氨酸	13.10	15	赖氨酸	32.57
8	缬氨酸	16.65	16	精氨酸	40.75

含脂肪、核酸、无机盐多的样品，需除去杂质后水解测定。脂肪含量高时，需将样品研碎或匀浆处理，加入丙酮或乙醚等有机溶剂，充分混匀后离心或过滤抽提，弃滤液。含核酸的样品，将样品在 100g/L 氯化钠溶液中于 85℃加热 6h，然后用热水洗涤，过滤后将固体物用丙酮淋洗，干燥。样品经水解后含有大量无机盐时，必须用阳离子交换树脂进行去盐处理。其方法是用 1mol/L 盐酸将装在柱内的树脂洗成氢型，然后用水洗成中性。将水解样品用水溶解后上柱，并不断用水洗涤，直至洗出液无氯离子为止（用硝酸银溶液检验），此时氨基酸全被交换在树脂上，而无机盐被洗去。最后用 2mol/L 氨水溶液把交换的氨基酸洗脱下来。收集洗脱液进行浓缩、干燥，然后用 1mL pH2.2 的缓冲液溶解，作为样品溶液供分析用。

四、食品中脂肪的测定

人体内脂类是构成机体的重要成分，具有重要的生理功能，如甘油三酯可提供和储存能量，维持正常体温，保护内脏器官免受机械损伤，而且有重要的内分泌功能。又如，磷脂除提供能量外，可以作为体内脂肪的乳化剂，使体内脂肪悬浮，从而有利于吸收、转运和代谢，可防止胆固醇在血管内沉积，降低血液黏度，食物中的磷脂被吸收后可以合成乙酰胆碱，促进和改善神经功能。植物固醇具有降低人和动物血清胆固醇的作用。磷脂和固醇类是人体细胞的主要成分，一些固醇则是制造体内固醇类激素的必要物质。

食物中的脂类（lipids）包括中性脂肪（甘油和三分子脂肪酸组成的酯，fats 和一些类脂质，如磷脂和固醇类），食物中的脂类 95% 是甘油三酯，5% 是其他脂类，所以将食物中的脂类统称为脂肪。食品中脂肪以游离态和结合态两种形式存在，大多数食品以游离脂肪含量高，结合态含量较少。游离态脂肪可被有机溶剂提取，有的食品，如乳类脂肪，也属游离脂肪，但因脂肪球被乳中酪蛋白钙盐包裹，并处于高度分散的胶体中，不能直接被有机溶剂萃取，需经氨水水解处理后才能被萃取。天然存在的磷脂、糖脂、脂蛋白等脂类，只有在一定条件下进行水解转变成游离脂肪后，才可被有机溶剂萃取。

人类膳食脂肪主要来源于动物的脂肪组织和肉类，以及植物的种子。动物脂肪含饱和脂肪酸和单不饱和脂肪酸较多，而含有的多不饱和脂肪酸较少；植物油则含不饱和脂肪酸较多。按脂肪含量，可把食品分为高脂食品（如肥肉、食用油等）、低脂食品（如水果、蔬菜等）和无脂食品（如甜菜糖）。

脂肪是食品中重要营养成分之一，是人体热能的重要来源，每克脂肪在体内完全氧化能产生 9.3 千卡热量，较相同重量的蛋白质和碳水化合物多一倍。脂肪能供给人体必需脂肪酸，即在人和动物体内不能合成的亚油酸、亚麻酸和花生四烯酸三种多不饱和脂肪酸。脂肪是脂溶性维生素（维生素 A、D、E、K）的良好溶剂，可帮助脂溶性维生素的吸收。脂肪还能改善食品的感官性状，增加细腻感和美味。富含脂肪的食物在胃内消化较慢，有较长的停留时间，使人有饱腹感。脂肪与蛋白质结合生成的脂蛋白，在调节人体生理机能和完成体内生化反应方面都具有重要作用。因此，脂肪含量是各类食品的重要质量指标。

测定食品中脂肪的方法，主要是采用重量法，即将食品加乙醚或石油醚等有机溶剂在索氏（Soxhiet）提取器中连续萃取数小时，然后挥干溶剂进行称量。由于在此条件下游离脂肪和少量脂溶性成分，如脂肪酸、高级醇、固醇、蜡质、色素等均能被有机溶剂萃取，故所测得的脂肪含量，称为粗脂肪（crude fat）或醚萃取物。在一般食品中脂溶性成分的实际含量很少，故常忽略不计。如果在用有机溶剂萃取以前，先加酸或碱进行处理，使食品中的结合脂肪水解出游离脂肪，再用有机溶剂萃取，所测得的脂肪含量，称为总脂肪（total fat）或水解后的醚萃取物，称为酸水解法和碱水解法。

（一）索氏提取法

所用的仪器称为索氏脂肪提取器，它由提脂瓶、提取管和冷凝管三部分组成，各部分用磨砂口玻璃密合，如图 3-5 所示。有机溶剂从冷凝管上端加入到提脂瓶内，提取管内盛放用脱脂滤纸包好的固体样品。水浴加热提脂瓶使溶剂不断蒸发，溶剂蒸气经提取管左侧较粗的玻管，进入冷凝器，冷凝后滴入提取管内。溶剂在此与样品充分接触，浸泡溶解其中的脂肪。当提取管内液面高度超过提取管右侧虹吸管顶部时，提取管中的有机溶剂连同溶出的脂肪一并被虹吸出来，流回提脂瓶。流回提脂瓶的有机溶剂遇热再蒸发、冷凝、提取样品中脂肪，而提脂瓶内的脂肪由于不挥发，仍留在瓶内。重复循环，直到样品中所有的脂肪完全溶出并被带入提脂瓶中。

定量方法有两种：一种是烘干提脂瓶中的有机溶剂后，称取提脂瓶增加的质量，即增重法；另一种为取出装样品的滤纸包，经烘干后称取滤纸包减轻的质量，即减重法。

增重法适宜于脂肪含量较高的样品，否则会因提脂瓶的质量比脂肪重得多而使称重误差增大。整套仪器特别是提脂瓶，必须事先彻底清洗、烘干，并称至恒重。在水浴加热时，要防止水浴沾污提脂瓶外壁。挥干有机溶剂时温度不能太高，以免脂肪氧化而增加质量和恒重的困难。每套仪器只能作一

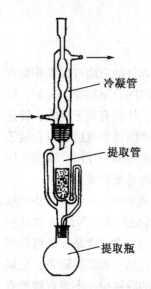

图 3-5 索氏脂肪提取器

冷凝管

提取管

提取瓶

份样品，较难保证平行操作条件。而减重法则可以克服增重法的一些不足，样品中脂肪含量高低均适用，对提脂瓶及整套仪器的清洗要求不必很严格，提脂瓶无需事前烘至恒重。除去有机溶剂时，直接烘烤滤纸包，有机溶剂损失少。因样品滤纸包无脂肪，不存在高温下脂肪氧化的问题，易达到恒重。在一套仪器中可同时放入数份样品，在完全一致的条件下提取，因而可得较好的平行结果。一套仪器安装好后可连续操作，只需更换新的样品滤纸包即可。整个操作较增重法简单、省时。

索氏提取法测定食品中的粗脂肪含量，应注意以下几点：

(1)样品应充分干燥和磨细，以免烘烤时样品中的水分失去而造成减重，必要时(如易结块)拌以精制海砂，以助干燥。另外，颗粒太大和含水分时，有机溶剂不易穿透，会影响对样品中脂肪的提取，故本法不适用于半固体样品中脂肪的直接提取，也不适用于液体样品中脂肪测定，液体样品会随提取溶剂一起流回提脂瓶中而无法操作。

(2)正确安装仪器和放置样品。仪器各部接口必须密闭吻合，不得在接口处涂抹凡士林。仪器应干燥。装样品的滤纸包不得超过虹吸管的高度，纸包应严密不漏样品细粉，但不宜过紧，所用滤纸最好事前用乙醚浸泡进行脱脂处理。

(3)所用的乙醚或石油醚应无水、无醇、无过氧化物。因为水和醇可导致水溶性物质(如盐类、蛋白质、可溶性糖)的溶解，使脂肪的测定值偏高。过氧化物会使脂肪氧化，影响测定结果，在烘烤时可引起爆炸。

乙醚中过氧化物的检查方法是：取适量乙醚加入碘化钾溶液，用力振摇，放置1min，若出现黄色，则证明有过氧化物存在。如果乙醚的质量较差，应进行处理后使用。将乙醚放入分液漏斗，先以1/5乙醚量的稀氢氧化钾溶液洗涤2~3次，以除去乙醇。然后用盐酸酸化，加入1/5乙醚量的硫酸亚铁或亚硫酸钠溶液，振摇，静置分层后弃去水层，以除去过氧化物，再用水洗至中性，以无水氯化钙或无水硫酸钠脱水，并进行恒温(34.5℃)重蒸馏。重蒸馏时，可放入几段无锈铁丝或几片光亮铝片，蒸馏后再以无水氯化钙或无水硫酸钠脱水，放置一昼夜，取上清液使用。处理和使用乙醚时，应特别注意防火。

(4)准确判断样品中脂肪是否提取完全的方法是：将提取完毕的滤纸包烘干称重后，再进行提取，如果质量不改变，便可确定已提取完全。一般测定脂肪的样品都会有少量的色素，因此，可以根据提取管中溶剂是否有色素做出判断，无色即可认为已提净。也可用一薄纸片滴一滴提取管内的乙醚液，立即吹干，对光观察，如无油迹，则可认为提取已完全。还可根据文献资料要求的提取时间进行操作，一般样品提取6~12h可提取完全。

(二)酸水解法

食品样品在一定温度下经酸水解，使结合脂肪游离后，用乙醚提取，除去溶剂即得总脂肪质量。

称取均匀的固体样品2~5g置于50mL试管中，加入8mL水，混匀后加10mL盐酸；或称取液体样品10g，置于大试管中，加10mL盐酸。将试管放入70~80℃水浴中，不时用玻棒搅拌，至全部结合脂肪游离为止，需40~50min。取出试管稍冷，加入10mL乙醇并振摇，使蛋白质沉淀。混合液移入100mL量筒中，用25mL乙醚分次洗试管，一并倒入量筒中。加塞振摇1min，小心开塞，放出气体，再塞好并静置10min。用25mL等体积乙醚石油醚混合液冲洗塞及筒口附着的脂肪，振摇提取，静置 10~20min，待上部液体清晰，记录醚层体积，准确吸取一定量醚液于已恒重的锥形瓶中。将锥形瓶置水浴上蒸干，再于 95~105℃ 电热干燥箱中干燥 2h，取出放干燥器中，冷致室温称量。

$$总脂肪（\%）= \frac{m_2 - m_1}{m \times \dfrac{V_2}{V_1}} \times 100\%$$

式中，m_1 为空锥形瓶的质量(g)；m_2 为锥形瓶加脂肪的质量(g)；m 为样品质量(g)；V_1 为含脂肪醚溶液的总体积(mL)；V_2 为测定时所取含脂肪的醚液体积(mL)。

样品水解后加入乙醇，可以使蛋白质沉淀，降低表面张力，促进脂肪球合并，但当用乙醚提取脂肪时，乙醇可溶于乙醚而妨碍分层，故加入石油醚以降低乙醇在醚层中的溶解度，促进分层。

醚水分层后应透明清亮，若混浊，则应先记录醚层体积，将其取出加入无水硫酸钠脱水，过滤，使其变成清亮液体后再取一定体积测定。

酸水解法适用于各类食品中总脂肪的测定，对固体、半固体、黏稠液体或液体等均适用，特别对于易吸潮、结块不易烘干的食品，当不能用索氏提取法时，应用此法测定脂肪的效果较好。

(三)碱水解法

碱水解法适用于乳、乳制品及含有乳类食品中脂肪的测定，将在"乳及乳制品检验"部分中介绍。

五、食品中碳水化合物的测定

碳水化合物(carbohydrates)，又名糖类，是由碳氢氧三种元素组成的一大类化合物。碳水化合物是构成机体的重要物质，如结缔组织中的粘蛋白、神经组织中的糖脂及细胞膜表面具有信息传递功能的糖蛋白等都是一些寡糖复合物。人体的很多生命过程必须有糖类参与，如脂肪在体内的正常代谢需要葡萄糖的协同作用(抗生酮作用)；当摄入足够的碳水化合物时，可以防止体内和膳食中的蛋白质转变成葡萄糖，起到节约蛋白质的作用；碳水化合物中纤维素和果胶虽不能被人体消化吸收，但能刺激胃肠蠕动，有助于正常的消化和排便机能，并且具有降低血糖及血胆固醇的作用；另外，摄入富含纤维素膳食的人群，很少患结肠炎和结肠癌。

食品中的碳水化合物是人体热能的主要来源，1g 碳水化合物可提供约 16.7kJ 的能量，人体活动热能的 60%~70% 由它供给。食品中的碳水化合物可以改变食物的色、香、味、型，如利用碳水化合物改变食品的甜味，利用直连淀粉的特点生产各种粉条，利用纤维水溶性的特点生产果冻等。食品中的碳水化合物还可为人体提供膳食纤维。

膳食中糖类的主要来源是粮谷类和根茎类。蔬菜和水果除含少量淀粉和糖外，也是纤维素和果胶的主要来源。动物性食品含糖量较少。

碳水化合物的化学通式是 $C_x(H_2O)_y$，此处的 x 与 y 是整数。根据结构可为分单糖

$(C_6H_{12}O_6)$、双糖$(C_{12}H_{22}O_{11})$和多糖$(C_6H_{10}O_5)_n$。食品中的单糖主要有葡萄糖、果糖和半乳糖，它们都是含有 6 个碳原子的多烃基醛或多羟基酮，分别称为醛糖或酮糖，是糖的最基本组成单位。除此之外，还有少量的戊糖，如核糖、脱氧核糖、阿拉伯糖和木糖。两分子单糖缩合形成双糖。常见的天然存在于食品中的双糖有蔗糖、乳糖和麦芽糖，两分子葡萄糖缩合生成麦芽糖，一分子葡萄糖与一分子半乳糖缩合生成乳糖，一分子葡萄糖与一分子果糖缩合生成蔗糖。甘蔗、甜菜和蜂蜜中蔗糖含量较高，自然界中不存在游离的麦芽糖，淀粉在酶的作用下可分解成麦芽糖，乳糖主要存在于奶及奶制品中。由很多单糖分子缩合而成的高分子化合物，称为多糖，如糖原(动物淀粉)、淀粉、纤维等，人体可利用的多糖主要是淀粉。人体摄入碳水化合物的主要形式是淀粉，其次是各种双糖和单糖。

单糖和双糖均可溶于水，微溶于醇，不溶于醚。其水溶液都有甜味。而多糖则不溶于水、醇和醚，也不具有甜味。

单糖是最基本的糖类，不能再水解成更简单的糖。双糖在一定条件下能水解成两分子单糖。多糖中的淀粉，在酶和酸的存在下，最终能水解成多个分子葡萄糖，根据水解产物的分子大小和与碘反应所呈的颜色，大致有以下几个阶段：

淀粉→蓝糊精→红糊精→消失糊精→麦芽糖→葡萄糖
　(紫蓝色)　(蓝色)　(红色)　　(无色)　　　(无色)　(无色)

通常使用淀粉酶可水解到麦芽糖，再经酸水解可得到葡萄糖。纤维素虽然也属于多糖，但在通常条件下不能水解，故不能被人体消化吸收利用。

所有的单糖分子结构中含有游离醛基和酮基，麦芽糖和乳糖分子结构中含有苷羟基，所以都具有还原性，统称为还原糖。它们都能被弱氧化剂氧化，使斐林(Fehling)试剂或班氏(Benedict)试剂生成红色氧化亚铜沉淀；使多伦(Tollen)试剂产生银镜。双糖中的蔗糖和多糖都没有还原性，属于非还原糖。它们必须在一定条件下水解后，才能与上述试剂起反应。

测定食品的含糖量，是利用还原糖的醛基或酮基的还原性，在碱性溶液中将二价铜盐还原为氧化亚铜，根据氧化亚铜的量计算含糖量。还原糖可以直接测定，非还原糖经水解后测定。

(一)还原糖的测定

常用斐林试剂滴定法和高锰酸钾滴定法，两者均为国家标准分析方法。

1. 斐林试剂滴定法

样品经除去蛋白质后，在加热条件下，直接滴定用葡萄糖标准溶液标定过的斐林试剂，还原糖将斐林试剂溶液中的二价铜还原成氧化亚铜。以亚甲蓝为指示剂，亚甲蓝具有氧化性，但其氧化能力较斐林试剂弱，故当斐林试剂被样品中的还原糖完全还原后，稍过量的还原糖与亚甲蓝反应，使指示剂蓝色退去，表示终点到达。根据样品液消耗体积，计算还原糖含量。反应方程式如下：

$$CuSO_4 + 2NaOH \Longrightarrow Cu(OH)_2\downarrow + Na_2SO_4$$

$$\begin{matrix}COONa\\|\\CHOH\\|\\CHOH\\|\\COOK\end{matrix}+Cu(OH)_2 =\!=\!=\begin{matrix}COONa\\|\\CHO\\\quad\diagdown\\\qquad Cu+2H_2O\\CHO\diagup\\|\\COOK\end{matrix}$$

$$2\begin{matrix}COONa\\|\\CHO\\|\\CHO\\|\\COOK\end{matrix}Cu+\begin{matrix}CHO\\|\\(CHOH)_4\\|\\CH_2OH\end{matrix}+2H_2O =\!=\!= 2\begin{matrix}COONa\\|\\CHOH\\|\\CHOH\\|\\COOK\end{matrix}+\begin{matrix}COOH\\|\\(CHOH)_4\\|\\CH_2OH\end{matrix}+Cu_2O\downarrow$$

$$Cu_2O+K_4Fe(CN)_6+H_2O =\!=\!= K_2Cu_2Fe(CN)_6+2KOH$$

（亚甲蓝还原型，无色）

$(CH_3)_2N\ \cdots\ N(CH_3)_2Cl+H_6H_{12}O_6+H_2O\longrightarrow$

（亚甲蓝化型，蓝色）

$(CH_3)_2N\ \cdots\ N(CH_3)_2+H_6H_{12}O_7+HCl$

　　斐林试剂由碱性酒石酸铜甲液和乙液等量混合而成，甲液由硫酸铜和次甲基蓝混合配制，乙液由酒石酸钾钠、氢氧化钠和亚铁氰化钾混合配制。由于硫酸铜与氢氧化钠作用生成蓝色的氢氧化铜沉淀，故加入酒石酸钾钠，使生成可溶于水的酒石酸钾钠铜配合物，呈蓝色溶液，以利于与还原糖作用。在斐林试剂中加入少量亚铁氰化钾，可与氧化亚铜反应生成可溶性的无色配合物，防止氧化亚铜的红色沉淀对滴定终点观察的干扰。

　　样品制备：食品样品经常规处理后，利用还原糖的水溶性，加水提取还原糖。含脂肪的食品，可于加水浸取前先加乙醚或石油醚脱脂，然后再加水进行提取；含有大量淀粉和糊精的食品，用水提取会使部分淀粉、糊精溶出，从而影响测定，宜采用 70%～75% 的乙醇溶液提取，淀粉和糊精沉淀后离心去除，提取液再蒸发除去乙醇。提取后，应除去和还原糖同时被提取的其他可溶性成分，如色素、蛋白质、可溶性果胶和淀粉、氨基酸等，蛋白质可在碱性条件下加重金属沉淀除去，常用中性醋酸铅、乙酸锌等，铅离子能与很多离子结合，生成沉淀，同时吸附除去部分杂质，样液中残留的铅离子加草酸钠等除去。用醋酸锌与亚铁氰化钾反应生成的亚铁氰酸锌沉淀吸附干扰物质，该法除蛋白质效果好，适用于乳制品、豆制品等蛋白质含量高的样液中蛋白质的处理。此处铜离子含量是定量的基础，不可用硫酸铜作为沉淀剂。含酒精和二氧化碳的样品可以通过加热振摇挥散除去，但应预先调节样品溶液至中性，以免在酸性条件下使可能存在的蔗糖水解引入误差。

　　测定时，首先用标准葡萄糖溶液标定 10mL 斐林试剂，然后进行样品预测定，记录滴定 10mL 斐林试剂（甲乙液各 5mL）所需样液的体积，消耗样液体积应与标定斐林试剂时所用标准葡萄糖溶液体积相近，约为 10mL，若样品中还原糖浓度太大或太小，应进行调整（约 0.1%），以减小测定误差。样品测定时，预先在 10mL 斐林试剂中加入比预测定少

1mL 的样品溶液，控制在预测定相同时间内煮沸，然后趁热继续滴定到终点，平行操作 3 次，记录滴定用样液的体积。标定、预测定、测定时，力求一致的实验条件(滴定速度、锥形瓶规格、热源的稳定程度、煮沸所用时间等)，实验条件对该测定结果影响很大。结果计算：

$$\text{还原糖(以葡萄糖计)}\% = \frac{m_1}{m \times \dfrac{V_2}{V_1} \times 1000} \times 100\%$$

式中，m 为样品质量(g)；m_1 为 10mL 碱性酒石酸铜液相当的还原糖(以葡萄糖计)的质量(mg)；V_1 为样品处理液总体积(mL)；V_2 为测定时消耗的样品处理液体积(mL)。

2. 高锰酸钾滴定法

样品中的还原糖将斐林试剂中的铜盐还原为氧化亚铜，酸性条件下加入硫酸铁试剂，氧化亚铜被三价铁氧化成铜盐，沉淀溶解，硫酸铁被还原形成亚铁盐，用高锰酸钾标准溶液滴定亚铁盐，根据高锰酸钾标准溶液消耗量计算氧化亚铜量。再查氧化亚铜相当的糖量表(见表3-3)，得到相应还原糖量。

表 3-3 氧化亚铜相当的糖量表 (单位：mg)

氧化亚铜	葡萄糖	果糖	含水乳糖	转化糖	氧化亚铜	葡萄糖	果糖	含水乳糖	转化糖
10	4.0	4.5	6.7	4.5	115	50.0	54.9	78.2	52.5
15	6.3	7.0	10.4	6.5	120	52.3	57.4	81.8	54.8
20	8.4	9.2	13.6	9.1	125	54.6	59.9	85.1	57.3
25	10.4	11.5	16.9	11.2	130	57.0	62.4	88.8	59.7
30	12.7	14.1.	20.6	13.7	135	59.2	64.9	92.1	62.0
35	14.8	16.3	23.8	15.8	140	61.5	67.4	95.6	64.5
40	16.9	18.7	27.0	18.0	145	63.8	69.9	99.0	66.8
45	19.2	21.1	30.6	20.4	150	66.0	72.2	102	69.1
50	21.4	23.5	34.0	22.7	155	68.4	74.8	106	71.5
55	23.5	25.9	37.4	24.9	160	70.5	77.1	109	73.8
60	25.8	28.5	41.0	27.3	165	72.8	80.0	113	76.4
65	27.9	30.8	44.3	29.5	170	75.2	82.2	116	78.6
70	30.1	33.1	47.6	31.8	175	77.5	84.6	119	80.9
75	32.3	35.6	51.0	34.1	180	79.9	87.3	123	83.5
80	34.5	37.9	54.4	36.3	185	82.2	89.6	126	85.9
85	36.8	40.4	58.0	38.7	190	84.5	92.2	130	88.3
90	39.0	42.8	61.3	41.0	195	86.8	94.7	133	90.7
95	41.3	45.3	64.8	43.4	200	89.3	97.3	137	93.1
100	43.5	47.8	68.2	45.7	205	91.5	99.7	140	95.5
105	45.6	50.1	71.4	47.9	210	94.0	102	144	98.0
110	48.0	52.7	75.0	50.4	215	96.5	105	147	100

还原糖与铜盐的反应与斐林试剂滴定法相同，其他反应方程式如下：

$$Cu_2O+Fe_2(SO_4)_3+H_2SO_4 \longrightarrow 2CuSO_4+2FeSO_4+H_2O$$
$$10FeSO_4+2KMnO_4+8H_2SO_4 \longrightarrow 5Fe_2(SO_4)_3+K_2SO_4+2MnSO_4+H_2O$$

样品处理方法与直接滴定法相同。测定时，准确吸取上述制备好的样品处理液 50mL 于 400mL 烧杯中，加入碱性酒石酸铜甲、乙液各 25mL，盖上表面皿，置电炉上加热，使之在 4min 内沸腾，再准确煮沸 2min，趁热用 G_4 垂熔漏斗或用铺好石棉的古氏坩埚抽气过滤，并用 60℃ 热水洗涤烧杯及沉淀，洗至洗液不呈碱性为止。将坩埚或漏斗放回原 400mL 烧杯中，加硫酸铁溶液 25mL 和水 25mL，用玻璃棒搅拌，使氧化亚铜全部溶解，用高锰酸钾标准溶液滴定至微红色为终点。另取水 50mL，加碱性酒石酸铜甲、乙液各 25mL，其余与上述同样的方法操作，做空白实验。

根据消耗高锰酸钾标准溶液的量，计算样品中还原糖相当于氧化亚铜的质量：

$$氧化亚铜(mg) = (V_1 - V_0) \times C \times 71.54$$

式中，V_0 为空白实验消耗高锰酸钾标准溶液的体积(mL)；V_1 为样品滴定消耗高锰酸钾标准溶液的体积(mL)；$C(1/5KMnO_4)$ 为高锰酸钾标准溶液物质的量浓度(mol/L)；71.54 为与 1.00mL 高锰酸钾标准溶液 $[C(1/5KMnO_4) = 1.000mol/L]$ 相当的以 mg 表示的氧化亚铜的质量。

由所得氧化亚铜量查表 3-3，得知相应的还原糖量，按下式计算样品中还原糖含量：

$$还原糖(\%) = \frac{m_1}{m \times \dfrac{V_2}{V_1} \times 1000} \times 100\%$$

式中，m_1 为查表得知还原糖的量(mg)；m 为样品质量(g)；V_1 为样品处理液体积(mL)；V_2 为测定时取用样品处理液的体积(mL)。

说明：

(1)加入碱性酒石酸铜甲、乙液后，务必控制在 4min 内煮沸，沸腾 2min 的时间要准确，否则会引起较大测量误差。可以先用同样体积的水进行预试验，调整好电炉温度，再测定样品。

(2)煮沸过程中如发现溶液蓝色消失，则说明糖浓度过高，应减少样品液取用体积，重新操作，不能增加酒石酸铜甲、乙液用量。

(3)样品中既有单糖又有麦芽糖或乳糖时，还原糖测定结果偏低，主要是由于麦芽糖和乳糖分子量大，只有一个还原基所致。

(4)抽滤时，要防止氧化亚铜沉淀暴露在空气中，应使沉淀始终在液面以下，以免被氧化。

(5)由于铁是测定的基础，故处理样品时不能用醋酸锌与亚铁氰化钾。

3. 测定还原糖的其他方法

(1)重量法：将前面两种方法析出的氧化亚铜沉淀，经洗涤后于恒重的坩埚中烘干称重。根据氧化亚铜的质量，求得相当的还原糖量。

(2)斐林试剂比色法：斐林试剂中的铜盐溶液在 590nm 光波长处有吸收，当与还原糖作用后离心除去氧化亚铜沉淀，溶液中因溶解的酒石酸钾钠铜减少而褪色，褪色的程度与溶液中还原糖的含量在一定范围内成正比，可用葡萄糖标准溶液制作标准曲线，空白管中不加葡萄糖标准溶液，但与其他标准管加相同量的斐林试剂，用空白管吸光度减去各标准管吸光度绘制标准曲线，计算样品管中还原糖含量。本法测定范围为 $0.1 \sim 0.5 \mathrm{g/L}$，要求样品液本身无色，否则需经脱色处理。

（3）蒽酮比色法：本法适用于己醛糖或己酮糖的测定。如葡萄糖在浓硫酸作用下能生成羟甲基呋喃甲醛，再与蒽酮作用便生成一种蓝色的化合物，在 620nm 波长下有最大吸收。当糖的量在 $10 \sim 100 \mu \mathrm{g}$ 范围内，其颜色的深度或吸光度与糖的含量成正比。反应方程式如下：

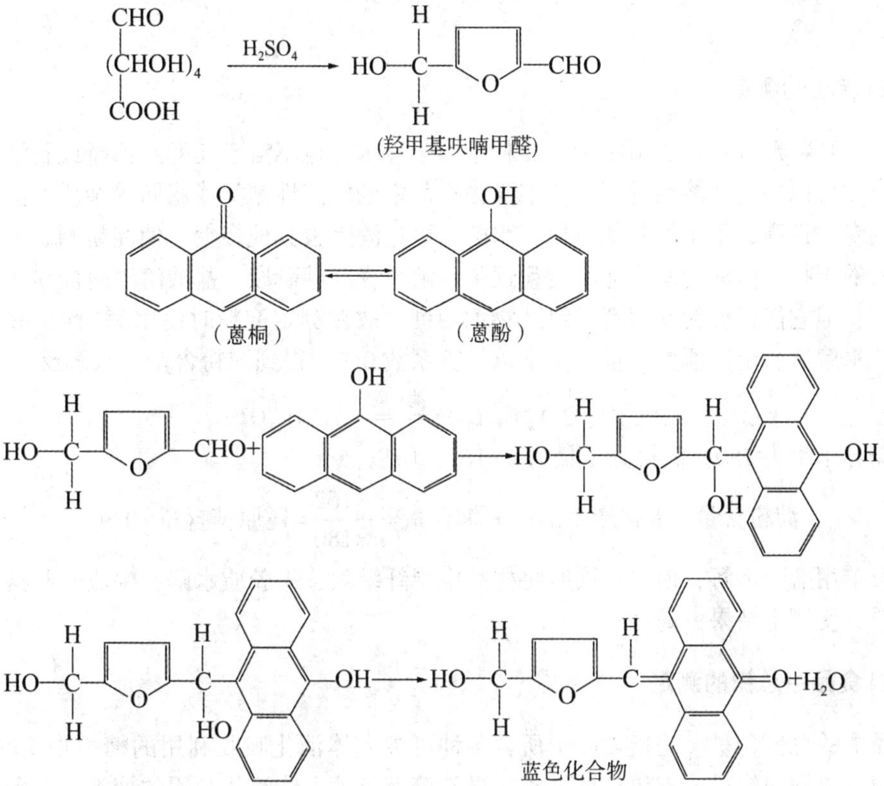

（羟甲基呋喃甲醛）

（蒽桐）　（蒽酚）

蓝色化合物

（4）3，5-二硝基水杨酸比色法：在氢氧化钠和丙三醇存在下，还原糖能将 3，5 二硝基水杨酸中的硝基还原为氨基，氨基化合物在氢氧化钠碱性溶液中显橘红色，对 540nm 波长的光有最大吸收，吸光度与还原糖量成直线关系，可用于定量测定。

（二）蔗糖的测定

蔗糖不具有还原性，但在一定条件下可水解为葡萄糖和果糖，用测定还原糖的方法测定水解产生的还原糖量，计算蔗糖量。

取两份相同的样品，经乙醚脱去脂肪后，利用蔗糖的水溶性，用水提取，提取液经澄清处理除去蛋白质、淀粉、纤维素等固形物，其中一份直接测定还原糖量，另一份用盐酸进行水解，蔗糖水解为葡萄糖和果糖，水解反应如下：

$$C_{12}H_{22}O_{11} + H_2O \xrightarrow{\text{HCl}} C_6H_{12}O_6 + C_6H_{12}O_6$$

　　　　　　　蔗糖　　　　　　葡萄糖　果糖

水解液调整 pH 值后，按还原糖的测定方法测定水解后样液中还原糖含量，与第一份

样品测定结果的差值为蔗糖水解产生的还原糖量，乘以换算系数 0.95 即为蔗糖含量，即

蔗糖含量=（水解后样品中还原糖含量-未水解样品中还原糖含量）×0.95

样品处理方法与直接滴定法相同。根据标准方法规定，吸取两份样品澄清液各 50mL，其中一份加盐酸（1+1），在 68~70℃水浴中加热 15min，可使蔗糖完全水解，其他双糖和淀粉在此条件下不水解，也不破坏单糖。水解液冷却后调 pH 为中性，定容。另一份直接加水稀释，不进行水解。按直接滴定法分别测定水解前后两份样品液中的还原糖含量。在测定中，应保持水解的酸度、温度、水解时间等条件的一致，如水分因蒸发减少，则应及时补充。

（三）淀粉的测定

淀粉以颗粒形式存在于植物中，淀粉不溶于冷水，也不溶于乙醇、乙醚或石油醚等有机溶剂，故可以用这些溶剂淋洗、浸泡除去样品中的水溶性糖类或脂肪等杂质。淀粉酶水解淀粉的专一性高，不水解其他多糖，水解后可过滤除去其他多糖，使淀粉测定不受纤维素、果胶的干扰，但淀粉酶只能将淀粉逐步水解至麦芽糖阶段。盐酸溶液对淀粉水解的专一性较差，但它能将淀粉水解至最终产物葡萄糖。故在测定淀粉时使用酶-稀盐酸分阶段水解法，水解后测定还原糖含量，再乘以换算系数 0.9，得到淀粉含量。水解反应如下：

$$(C_6H_{10}O_5)_n + nH_2O \xrightarrow{\text{酶、酸}} nC_6H_{12}O_6$$

单糖分子量为 180，淀粉分子量为 $n \times 162$，所以：

$$淀粉含量 = 水解产生的还原糖含量 \times \frac{n \times 162}{n \times 180} = 还原糖含量 \times 0.9$$

也可单用盐酸水解，但它可同时将样品中半纤维素、果胶质水解，生成一些具有还原性的物质，使测定结果偏高。

（四）食品中总糖的测定

食品中的总糖含量，是指食品中所含各种可被人体消化吸收利用的糖类物质的总和，包括单糖、双糖和淀粉，不包括纤维素、果胶等不能被人体消化利用的糖类。在食物成分表上往往只标出该食物的糖类物质总量，而不是分别标出单糖、双糖和多糖各自的含量。从营养角度考虑，重要的是人体热量的供给情况，故了解食品中的总糖含量情况更为重要。

食品中总糖含量的测定，一般是分别测定还原糖、蔗糖、淀粉含量，然后将三者含量相加，得到食品中含糖的总量。该法测定结果精确，但操作较烦琐。此外，还可用差减法计算食品中总糖含量，即由食品总量减去脂肪、蛋白质、水分、粗纤维的量，作为食品中总糖含量。该法测定结果误差较大。

（五）食品中纤维的测定

纤维是指食用植物细胞壁中的碳水化合物和其他物质的复合物，通常不认为是营养物质。但纤维是食物消化后的残渣，使肠道充盈物质，能促使肠道蠕动，有利于废物的排出，因此，对人体是不可缺少的。测定纤维素含量，可了解食物消化残渣，确定食品利用价值，是食品成分全分析的项目之一。纤维包括纤维素、半纤维素、果胶质、木质素等，

"粗纤维"（crude fiber）的概念是19世纪60年代德国科学家首次提出的，它表示食物中不能被稀酸、稀碱、有机溶剂所溶解，不能为人体消化利用的物质。它包括食品中部分纤维素、半纤维素、木质素及少量非蛋白含氮物质，不能代表食品中纤维的全部内容。

从营养学的观点出发，近年来提出了"膳食纤维"（dietary fiber）的概念，它是指存在于食物中不能被人体消化的多糖类和木质素的总和，包括纤维素、半纤维素、戊聚糖、果胶质、木质素和二氧化硅等。

1. 粗纤维的测定

粗纤维不溶于水、稀酸、稀碱和有机溶剂，在规定浓度的稀酸、稀碱中加热煮沸，粗纤维不会溶解，而食品中的非纤维部分会溶解，可过滤除去，将残渣洗净烘干后称重，所得的质量是含灰分的粗纤维。然后进行高温灰化，使有机物氧化挥发，所损失的质量即为粗纤维的量。

测定时，称取一定量捣碎混匀的样品，加入1.25%硫酸200mL煮沸30min，用水洗至不显酸性，样品中的糖、淀粉、果胶质和半纤维素等物质经水解后去除；再加1.25%氢氧化钠溶液200mL煮沸30min，用水洗至不显碱性，使蛋白质溶解、脂肪皂化而除去。然后依次用乙醇和乙醚洗涤一次，于105℃烘箱中烘干称重；再移入高温炉中灼烧，冷却后称重。所减轻的质量即为粗纤维的量。

粗纤维亦可由食品总量减去五大成分（脂肪、蛋白质、总糖、水分、灰分）而求得。

2. 膳食纤维的测定

膳食纤维又分为不溶性膳食纤维和可溶性膳食纤维两类。不溶性膳食纤维相当于植物细胞壁，它包括了样品中全部的纤维素、半纤维素、木质素、角质和二氧化硅，这些成分不溶于水，不被淀粉酶消化，也不被中性洗涤剂溶解；可溶性膳食纤维来源于水果的果胶、海藻的藻胶、某些植物的黏性物质等，可溶于水。可溶性膳食纤维含量较少，所以不溶性膳食纤维的量接近于食品中膳食纤维的真实含量。

食品中膳食纤维的测定方法是：将磨细过筛的样品加中性洗涤剂溶液（含月桂基硫酸钠等的中性溶液），加热煮沸60min，过滤，用热水洗去可溶性成分，样品中的糖、淀粉、蛋白质、果胶等物质被溶解除去；然后在残渣中加入淀粉酶的中性溶液，于37℃保温18h以上，分解结合态的淀粉，使淀粉全部水解，并用热水洗去酶液，再以丙酮洗残渣，除去残存的脂肪、色素等，残渣于110℃烘干至恒重，即为不溶性膳食纤维量。不溶性膳食纤维量中包括不溶性灰分，可灰化后扣除。

由于膳食纤维的测定条件比粗纤维（采用强酸、强碱水解）更符合人体消化的条件，故在营养学上，测定膳食纤维的意义更大。

六、食品中维生素的测定

维生素（vitamin）是维持机体生命活动过程所必需的一类低分子有机化合物。维生素的种类很多，与人体健康有关的就有20余种。各种维生素的化学结构各不相同，在生理上既不是构成各种组织的主要原料，也不是体内的能量来源，但维生素是生命活动不可缺少的物质，它在机体物质和能量代谢过程中起着重要作用。如维生素A、E、C及一些类胡萝卜素有抗氧化作用，维生素A、D等有遗传调节作用，许多维生素是机体内各种辅酶或辅酶前体的组成部分。由于大多数维生素在体内不能合成，也不能大量储存于机体组织中，少部分维生素如尼克酸、维生素 D 可由机体合成，维生素 K 和生物素可由肠道细菌合成，但合成量不能完全满足机体的需要，必须由食物供给。当膳食中某些维生素长期缺乏或摄入量不足时，会引起代谢紊乱，影响正常生理功能，在初期尚无临床表现时称为维生素不足症，进而产生维生素缺乏病。

根据溶解性不同维生素可分为脂溶性维生素和水溶性维生素两大类。脂溶性维生素是指不溶于水而溶于脂肪及有机溶剂中的维生素，包括维生素 A（包括胡萝卜素）、D、E、K。水溶性维生素是指可溶于水的维生素，包括 B 族维生素、维生素 C、PP、泛酸和生物素。

食品中各种维生素的含量主要取决于食品的品种，通常某种维生素相对集中于某些品种的食品中。还与食品加工与贮存有关，由于许多维生素对热、光、氧、pH 值的变化很敏感，在烹调加工与贮存过程中都会有一定损失，测定食品中维生素的含量具有重要的营养学意义。人体比较容易缺乏而在营养上又较重要的维生素有维生素 A、D、B_1、B_2、烟酸、维生素 B_6、B_{12} 和 C 等。现将常见维生素的食物来源和主要作用列于表 3-4。

表 3-4　　　　　　　　　　**常见维生素的食物来源和主要作用**

维生素	主要食物来源	主要作用
维生素 A	鱼肝油、禽蛋、肝脏、肾脏、奶类	抗干眼病
维生素 D	鱼肝油、蛋黄、肝脏、奶类	抗佝偻病
维生素 E	植物油、豆类、硬果、种子类	抗不孕症
维生素 K	绿叶蔬菜、大豆	抗出血因子
维生素 B_1（硫胺素）	谷类和豆类表皮和胚芽、干果、动物内脏	抗神经炎
维生素 B_2（核黄素）	肝、肾、蛋黄、乳汁、豆类、酵母	生长促进因子
维生素 B_3（泛酸）	心、肝、肾、鸡蛋、蘑菇、大豆、小麦	
维生素 B_5（烟酸、尼克酸）	动物肝脏、鱼、坚果、玉米	抗癞皮病
维生素 B_6（吡哆素）	白色肉类、肝脏、蛋黄、大豆、果蔬	蛋白质代谢
维生素 B_7（生物素）	肝、肾、鸡蛋、豆、奶	
维生素 B_{11}（叶酸）	肝、肾、鸡蛋、蚕豆、柑橘、香蕉	
维生素 B_{12}（钴胺素）	肉类、鱼类、家禽、奶类	抗贫血因子
维生素 C（抗坏血酸）	新鲜蔬菜、水果、豆芽	抗坏血病

（一）维生素 A 的测定

维生素 A 是指含有视黄醇（retinol）结构，并具有其生物学活性的一大类物质，包括已形成的维生素 A（preformed vitamin A）和维生素 A 原（provitamin A）及其代谢产物。类维生素 A（retinoids A）是指视黄醇和其代谢产物以及合成的类似物。动物体内具有视黄醇生物活性的类维生素 A 称为已形成的维生素 A，包括视黄醇、视黄醛（retinal）、视黄酸

(retinoic acid)和视黄基酯复合物。视黄基酯复合物并不具有维生素 A 的生物活性,但它能在肠道中水解产生视黄醇。

在植物中不含已形成的维生素 A。某些有色(黄、橙和红色)植物中含有类胡萝卜素(carotenoids),其中一小部分可在小肠内和肝细胞内转变成视黄醇和视黄醛的类胡萝卜素称为维生素 A 原,如 α-胡萝卜素、β-胡萝卜素、β-隐黄素、γ-胡萝卜素等。其中 β 胡萝卜素在 C_{15} 和 C'_{15} 之间断裂可形成两分子维生素 A。目前已经发现的类胡萝卜素约 600 种,仅有约十分之一是维生素 A 原,其中最重要的为 β-胡萝卜素。相当一部分的类胡萝卜素,如玉米黄素、辣椒红素、叶黄素和番茄红素,不能分解形成维生素 A,不具有维生素 A 的活性。

β-胡萝卜素

维生素A

维生素 A 最好的来源是各种动物肝脏、鱼肝油、鱼卵、全奶、禽蛋等动物性食品,植物性食品中不含维生素 A,只能提供类胡萝卜素,在深绿色或红黄色蔬菜水果中含有类胡萝卜素,其中最重要的为 β 胡萝卜素(β-carotene),如西兰花、菠菜、空心菜、胡萝卜、辣椒、杧果、莴笋叶、芹菜叶等,除膳食来源外,维生素 A 补充剂也常使用。

从理论上看,1 摩尔胡萝卜素应转变成 2 摩尔维生素 A,但由于胡萝卜素的吸收率远低于维生素 A,因此就生理活性而言,实验证明 6μgβ-胡萝卜素才相当于 1μg 维生素 A,故测得 β 胡萝卜素含量除以 6 才等于视黄醇当量。

维生素 A 的量可用国际单位(IU)表示,每一个国际单位相当于 0.3μg 维生素 A(醇)、0.344μg 乙酸维生素 A(脂)。

维生素 A 和胡萝卜素均不溶于水,但溶于脂肪和有机溶剂;维生素 A 和胡萝卜素对酸、碱、热较稳定;两者均能被空气、氧化剂氧化,也能被紫外线分解,分解速度随温度升高而加快,当油脂酸败时可引起严重破坏,当与酸败油脂共存时,胡萝卜素为橙红色。

维生素 A 的测定方法有三氯化锑比色法、荧光法、紫外分光光度法和高效液相色谱法等。国家标准中食品卫生检验方法的第一法是高效液相色谱法,可同时测定维生素 A 和维生素 E;第二法是三氯化锑分光光度法,测定维生素 A。

1. HPLC 法测定维生素 A

食品中的维生素 A 常与脂肪共存,因此应先经皂化法除去脂肪。对于代乳品类,可用 KOH 的乙醇液在沸水浴上将脂肪皂化,然后在分液漏斗中用乙醚提取维生素 A,脂肪皂化后不溶于乙醚,故可将维生素 A 从脂肪中分离出来。对于肉类食品等,可用甲醇-三氯甲烷在匀浆器中打成匀浆，加碱使脂肪皂化，然后用环己烷提取维生素 A。维生素 A、E 容易被氧化，皂化过程中需加抗氧化剂（如抗坏血酸）保护。同时，加入一定量的内标物苯并（a）芘。提取后，弃水层，用水洗涤有机提取层，直到不显碱性（pH 试纸），无水硫酸钠脱水后，减压蒸除有机溶剂（蒸馏时剩余少量的有机溶剂可用氮气吹干），乙醇溶解并过滤，清液供高压液相色谱测定。此法可同时测定维生素 A 和 E。采用反相色谱柱，以 ODS，4.5cm×4mm，10μm 为预柱，以 ODS，25cm×4.6mm，10μm 为分析柱，常用的流动相为甲醇–水，以紫外检测器检测，检测波长 300nm，用标准溶液色谱峰的保留时间定性，根据标准和样品中待测维生素峰面积与内标物峰面积的比值，计算其含量。

2. 三氯化锑比色法测定维生素 A

维生素 A 与三氯化锑的饱和三氯甲烷溶液反应，能形成蓝色化合物，在 620nm 波长处有最大吸收，其吸光度与维生素 A 的含量成正比。

首先处理样品。采取皂化法除去脂肪，或从脂肪中将维生素 A 分离出来。然后加入乙醚提取维生素 A，并对乙醚提取液进行净化处理，挥干乙醚，用三氯甲烷定容。因为三氯化锑遇水会出现沉淀，干扰比色测定，故应保证三氯甲烷中不含有水分。

$$SbCl_3 + H_2O \longrightarrow SbOCl \downarrow + 2HCl$$

可在每毫升三氯甲烷中加入 1 滴乙酸肝，以保证脱水。

由于三氯化锑与维生素 A 所产生的蓝色物质通常只能稳定 3~6s，6s 以后便开始褪色，因此要求反应在吸收池中进行，产生颜色后立即读取吸光度值。而且维生素 A 见光易分解，整个实验应在暗处进行，防止阳光照射，或采用棕色玻璃避光。

（二）β 胡萝卜素的测定

胡萝卜素广泛存在于有色蔬菜和水果中，本身是一种色素，在 450nm 处有最大吸收。胡萝卜素易溶于有机溶剂中。在植物中，β 胡萝卜素经常与叶绿素、叶黄素等共存，提取时，这些色素也可能被有机溶剂同时提取，因此应先将 β 胡萝卜素与色素分离，再测定。常用的测定方法有柱色谱法、薄层色谱法、纸色谱法和高效液相色谱法等，国家标准方法规定食品中胡萝卜素的测定方法为后两种。

1. 纸色谱法测定 β 胡萝卜素

首先将样品用 KOH 的乙醇液皂化处理，除去与维生素 A 共存的脂肪，用石油醚提取食品中的胡萝卜素及其他植物色素，水洗提取液，除去水溶性色素和碱液，无水硫酸钠脱水，60℃水浴上将提取液蒸发至约 1mL，并用氮气吹干，石油醚定容。

将提取液在层析滤纸上点样，于石油醚饱和的层析缸中展开，由于胡萝卜素极性小、移动速度快，而与其他色素分离，待胡萝卜素与其他色素完全分开后，取出滤纸，自然挥干石油醚，将 R_f 值与胡萝卜素标准相同的层析带剪下，立即放入盛有石油醚的具塞试管中，振摇，使胡萝卜素溶解。以石油醚调零点，于 450nm 波长下测定吸光度值，标准系列法定量。

操作需在避光条件下进行。乙醇使用前，需经脱醛处理。如果标准品不能完全溶解于有机溶剂中，必要时应先将标准品皂化，再用有机溶剂提取，经洗涤、脱水、浓缩、定容后，再进行标定。

本方法最低检出限为 0.11μg，线性范围为 1~20ng。

2. 高效液相色谱法测定 β 胡萝卜素

首先用石油醚和丙酮混合溶剂(80+20)反复提取，直至提取液无色为止，合并提取液，于 30~40℃水浴上蒸干溶剂，用少量石油醚溶解。

提取物用三氧化二铝(100 目~120 目，140℃活化 2h)层析柱(1.5cm×4cm)分离。先用丙酮+石油醚(5+95)洗脱液淋洗层析柱，再加入样品提取液，用丙酮+石油醚(5+95)洗脱 β 胡萝卜素，分离后用洗脱液定容，并用 0.45μm 滤膜过滤后备用。

高效液相色谱条件：C$_{18}$柱，15cm×4.6cm；流动相：甲醇+己腈(90+10)，流速：1.2mL/min；紫外检测器波长：448nm。

配制 β 胡萝卜素标准溶液时，应将准确称量的 β 胡萝卜素用少量三氯甲烷溶解后再用石油醚溶解定容。

(三)维生素 C 的测定

维生素 C，因具有抗坏血病的作用，故又称为抗坏血酸(ascorbic acid)。维生素 C 在蔬菜和水果中含量很丰富，极易溶于水，水溶液显酸性，具有较强的还原性。在酸性及还原性环境中，维生素 C 较稳定，在中性和碱性条件下很不稳定，加热容易破坏，烹调时损失较多。对铜离子特别敏感，破坏严重。维生素 C 对氧敏感，氧化后的产物称为脱氢型抗坏血酸，仍然具有生理活性，当进一步水解成 2,3-二酮古洛糖酸后，便失去生理价值，在食品中，这三种形式均存在，但主要是前两者，许多国家的食物成分表以抗坏血酸和脱氢型抗坏血酸的总量表示。

还原型抗坏血酸　　脱氢型抗坏血酸　　二酮古洛糖酸

测定维生素 C 常用的方法有 2,6-二氯靛酚滴定法、2,4-二硝基苯肼分光光度法、荧光法和高效液相色谱法等。2,6-二氯靛酚滴定法可以测定还原型抗坏血酸的含量，荧光法和苯肼分光光度法则可测得总抗坏血酸的含量，即三种存在形式均被测定。

1. 还原型抗坏血酸的测定

还原型抗坏血酸分子中的烯二醇结构具有较强的还原性，在中性或弱酸性条件下能还原 2,6-二氯靛酚染料，而本身被氧化成脱氢抗坏血酸。2,6-二氯靛酚染料在中性或碱性溶液中呈蓝色，在酸性溶液中呈红色，被还原后颜色消失。当滴定含维生素 C 的酸溶液时，还原型抗坏血酸将 2,6-二氯靛酚还原为无色，终点时，稍过量的 2,6-二氯靛酚使溶液呈现微红色。

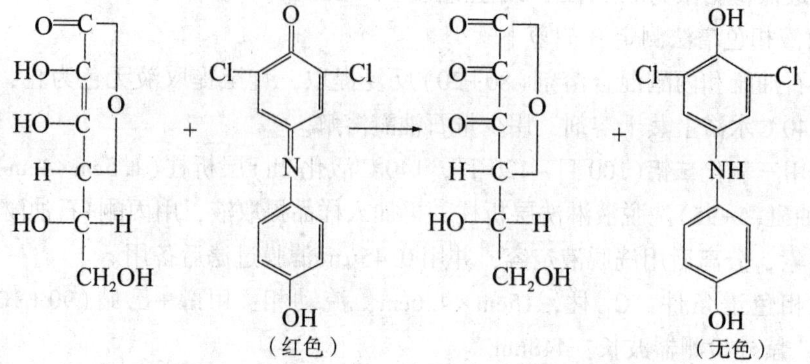

（红色）　　　　　　　　　　　（无色）

本法是维生素 C 测定的最简便方法，但由于终点时溶液呈红色，不能用于红色蔬菜中维生素 C 的测定。样品中某些杂质也可还原 2，6-二氯靛酚，但速度较慢，以粉红色出现 15s 不退为终点。整个测定过程要迅速，以免维生素 C 被空气中氧所氧化，并避免接触金属离子。

测定前，将水果和蔬菜样品经捣碎混匀后，用偏磷酸-乙酸提取，过滤或离心后，上清液供测定用。滴定前，配制的 2，6-二氯靛酚溶液要用已知浓度的抗坏血酸标准溶液标定，同时作空白。

2. 总抗坏血酸测定

1. 2，4-二硝基苯肼分光光度法：用草酸提取样品中的维生素 C，加入活性炭使提取液中还原型抗坏血酸氧化成为脱氢型抗坏血酸，进一步氧化成二酮古洛糖酸，然后与 2，4-二硝基苯肼作用生成红色的脎，经 85% 硫酸溶液脱水，可转变为橘红色的无水化合物在硫酸溶液中显色稳定，其吸光度值与总抗坏血酸的量成正比，在最大吸收波长 520nm 处比色定量。本法操作简便、不需特殊仪器，适用于各种食品。

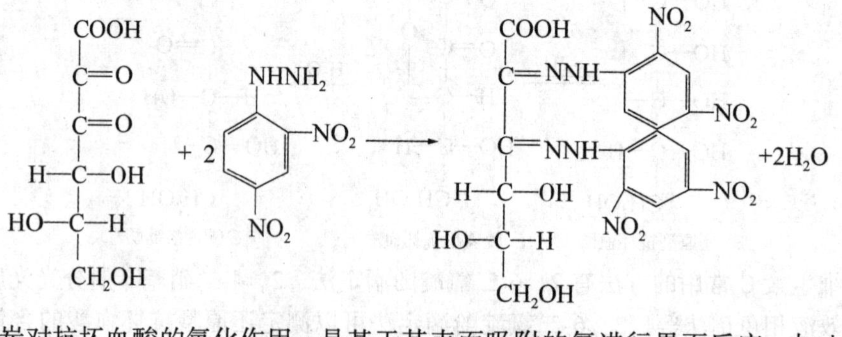

活性炭对抗坏血酸的氧化作用，是基于其表面吸附的氧进行界面反应，加入量过少，氧化不充分，测定结果偏低，加入量过多，对抗坏血酸有吸附作用，也会使结果偏低。

3. 荧光法

样品中的还原型抗坏血酸被活性炭表面吸附的氧氧化为脱氢抗坏血酸后，与邻苯二胺（OPDA）反应生成有荧光的喹喔啉（quinoxaline）衍生物，其荧光强度与抗坏血酸的浓度在一定条件下成正比，以此测定食品中抗坏血酸和脱氢抗坏血酸的总量。本方法检出限为 0.022μg/mL，线性范围为 5~20μg/mL。

称取一定量新鲜样品，加偏磷酸-乙酸溶液，匀浆，调节酸度为 pH1.2（用百里酚蓝指示剂指示），过滤。分别取滤液及标准使用液，加适量活性炭，振摇过滤，收集滤液，即为试样氧化液和标准氧化液。各取一份试样氧化液和标准氧化液，分别加入硼酸-乙酸钠溶液，混合摇动，在4℃冰箱中放置2~3h，作为试样和标准空白。再取试样氧化液一份和标准氧化液若干份，分别加入乙酸钠溶液。取上述试样和标准空白溶液、试样氧化液、标准氧化液于暗室中迅速加入邻苯二胺溶液，混合后在室温下反应35min，于激发光波长338nm、发射光波长420nm处测定荧光强度。用标准溶液抗坏血酸含量为横坐标，对应的荧光强度减去标准空白荧光强度为纵坐标，绘制标准曲线。同条件测定试样和试样空白荧光强度，由两者之差于标准曲线上得出试样中抗坏血酸量，并计算样品中抗坏血酸含量。

氧化时，活性炭加入量过多，会吸附抗坏血酸，加入量过少，则氧化不充分，均会使测定结果偏低。邻苯二胺溶液在空气中颜色变暗，影响显色，应临用前配制。影响荧光强度的因素很多，各次测定条件很难完全再现，因此，标准曲线应与样品同时做。应根据样品提取液中抗坏血酸浓度酌情取样，使测定结果在方法的线性范围内。硼酸与脱氢抗坏血酸结合生成硼酸脱氢抗坏血酸配合物，便不与邻苯二胺反应生成荧光物质，作为空白，可以消除试样中荧光杂质产生的干扰。

第五节　保健食品功效成分的检验

一、概述

各个国家对保健食品（health food）无统一的定义。早在古代我国就有"滋补食品""疗效食品"等说法。1962年，日本出现"功能性食品"（functional food），欧美国家将这类食品称为健康食品（health food）、营养食品（nutritional food）或归入膳食补充剂（dietary supplement）的范畴。2005年，我国食品药品监督管理局发布的《保健食品注册管理办法（试行）》中指出，"保健食品是指具有特定保健功能或者以补充维生素、矿物质为目的的食品。即适用于特定人群食用，具有调节机体功能，不以治疗疾病为目的，并且对人体不产生任何急性、亚急性或者慢性危害的食品"。保健食品应具备以下特征：

（1）保健食品首先必须是食品，具备食品的基本特征，即无毒无害，符合应当有的营养和卫生要求，长期服用可确保安全，具有相应的色、香、味等感官性状。

（2）保健食品必须具有特定的保健功能。保健功能应包括纠正人体营养失衡；调节与此有密切关系的代谢和生理功能异常；抑制或缓解有关的病理过程。经试验证实保健功能明确且稳定，这是评价保健食品质量的关键。

（3）保健食品不可代替药品。保健食品是以调节机体功能为主要目的，而不是以治疗为目的，在正常条件下食用安全。保健食品在某些疾病状态下也可以食用，但它不能代替药物的治疗作用。

目前我国已经发布的《保健食品注册管理办法（试行）》（2005年）中，保健食品包括27种保健功能，如增强免疫力、辅助降血脂、抗氧化、辅助改善记忆功能等。随着保健食品的发展，保健功能将会更加全面。

与功能相关的功效成分或标志成分有：总黄酮、皂苷、腺苷、红景天苷、芦荟苷、大蒜素、茶多酚、膳食纤维、洛伐他丁、脂肪酸、免疫球蛋白、角鲨烯、10-烃基癸烯酸、褐黑素、粗多糖、花青素、低聚糖、SOD、牛磺酸、维生素和矿物质等。

目前我国保健食品功效成分或标志性成分的主要检测方法有 HPLC 法、TLC 法、GC 法、分光光度法及极谱法等。各种测定方法适用于不同成分的测定。GC 法和 HPLC 法用于测定功效成分明确的物质，定性、定量准确。分光光度法一般是测定一大类物质的总含量，主要用于检测总黄酮、总皂苷、茶多酚、原花青素、粗多糖等。TLC 法主要用于定性鉴别。有的保健食品功效成分检验方法已列入国家标准分析方法和《保健食品检验与评价技术规范》推荐方法，如保健食品中盐酸硫胺素、盐酸吡多醇、烟酸、烟酰胺和咖啡因的测定（GB/T5009.197—2003），保健食品中吡啶甲酸铬的测定（GB/T5009.195—2003），保健食品中人参皂苷的高效液相色谱测定，保健食品中原花青素的分光光度测定等。

为了加强保健食品的管理，我国目前已制定的技术法规有《保健食品注册管理办法》《保健食品功能学检验机构认证与管理办法》《保健（功能）食品通用标准》《保健食品功能学评价程序和检验方法》《保健食品评审技术规程》《保健食品通用卫生要求》《保健食品标识规定》《保健食品企业良好生产规范》等。

二、保健食品中总黄酮的测定

黄酮类化合物（flavonoids）泛指具有 15 个碳原子的多元酚化合物，其中两个芳环（A 环、B 环）之间以一个三碳链（C 环）相连，其骨架可用 C_6—C_3—C_6 表示。其中，C 环部分可以是脂链，也可以与 B 环部分形成六元或五元的氧杂环。一般黄酮类化合物根据 C 环的结构分类，以 C 环的氧化状况和 B 环所连接的位置不同可分为：黄酮及黄酮醇类，双黄酮类，二氢黄酮及二氢黄酮醇类，查耳酮类，黄烷醇类，花色素类，异黄酮类以及其他黄酮类等。保健食品中常见的黄酮类化合物主要有：银杏素、槲皮素、儿茶素、葛根素等。

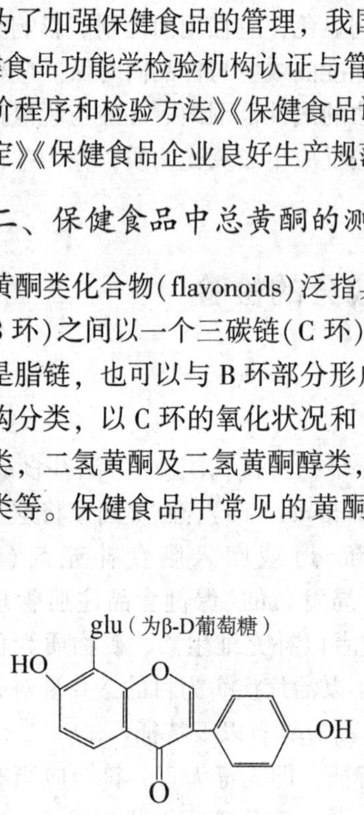

葛根素（黄酮类）

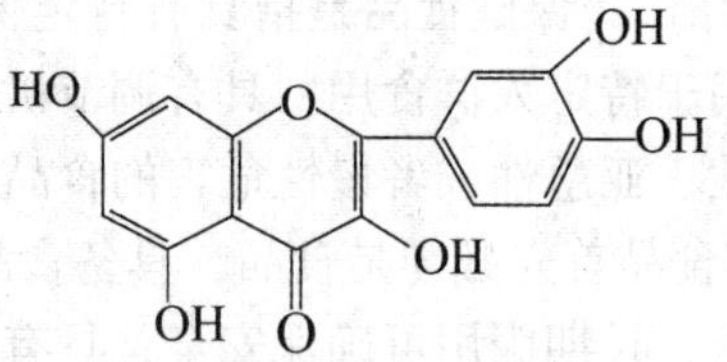

槲皮素（黄酮醇类）

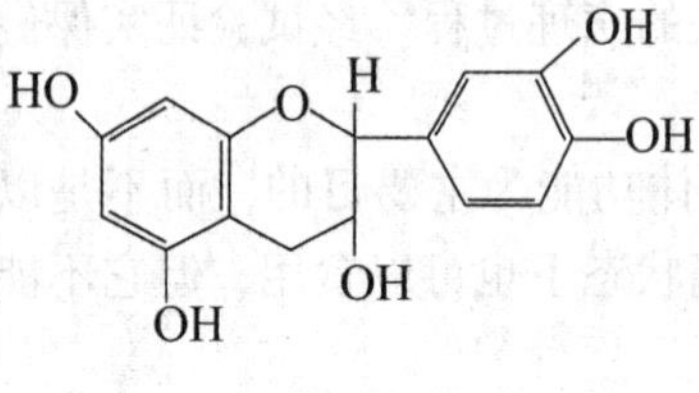

儿茶素（黄烷醇类）

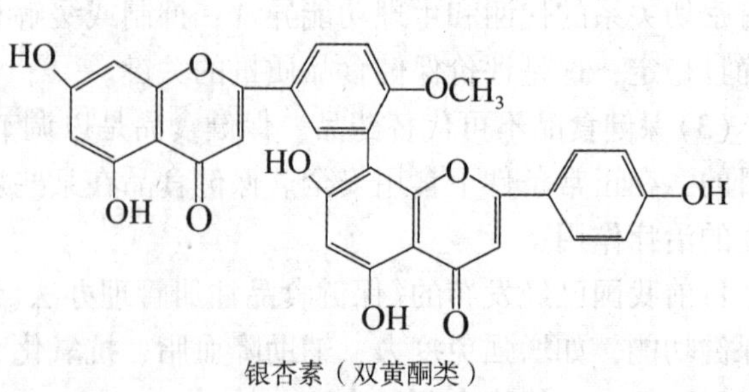

银杏素（双黄酮类）

黄酮类化合物具有多个苯环和酚羟基结构，苯环为疏水基团，而酚羟基为亲水基团。黄酮类化合物有以甙的形式存在，也有以游离态存在，二者的溶解性共同点是都可溶于甲醇、乙醇、乙酸乙酯、稀碱水。不同点是，甙可溶于热水，不溶于乙醚、氯仿等亲脂性溶剂。而游离黄酮则不溶于水而溶于乙醚、氯仿等有机溶剂。由于大多数黄酮类化合物有酚羟基取代基，故显酸性，其酸性强弱与酚羟基的位置和数目有关。黄酮类化合物能与多种金属离子发生配合；由于分子中含有的多个酚羟基使其具有很强的还原性和捕获自由基的特性；能与蛋白质结合，具有许多衍生化反应活性等。

黄酮类化合物是一类低分子天然植物成分，目前已知的黄酮类化合物单体已有 8000 多种，广泛存在于蔬菜、水果和药用植物中，毒副作用小。许多植物的叶、皮、根和果实中都含有一定量的黄酮类化合物。

研究表明，许多黄酮类化合物具有很强的清除活性氧自由基的能力，在抗氧化反应中不仅能清除链引发阶段的自由基，而且可以直接捕获自由基反应链中的自由基，是很强的天然抗氧化剂；通过影响细胞的分泌过程、有丝分裂及细胞间的相互作用起到抗炎免疫作用；另外，还具有治疗心血管疾病、抗病毒的功效。大多数异黄酮具有降血脂和总胆固醇的作用，可明显提高载脂蛋白 A 等抗动脉硬化成分含量，还可使动脉硬化损伤、外周血管动脉损伤及脂质化程度减小。黄酮化合物还表现出显著的抗肿瘤作用，主要为抗细胞增殖、诱导肿瘤细胞凋亡、干预细胞信号转录、增强抑癌基因活性及抑制癌基因表达。

可见和紫外分光光度法、荧光分光光度法、气相色谱法和高效液相色谱法、高效毛细管电泳法及示波极谱法等很多方法都可以测定黄酮类化合物。保健食品的总黄酮含量测定通用的是分光光度法。可以不加显色剂，将样品提取液直接在 360nm 处测定吸收值，是目前我国《保健食品检验与评价技术规范》推荐方法。也可以在样品提取液中加入硝酸铝，生成红色配合物，与芦丁标准系列比较定量。后者抗干扰能力较强，特异性好。此外，单扫示波极谱法亦可用于测定保健食品中总黄酮的含量。

下面介绍直接分光光度法测定保健食品中的总黄酮。用乙醇超声波提取样品中的总黄酮，聚酰胺粉吸附柱分离净化，用甲醇洗脱，以芦丁为标准，于 360nm 波长处比色定量。

称取一定量的试样，加乙醇摇匀后，超声提取。吸取上清液加聚酰胺粉吸附总黄酮，于水浴上挥去乙醇，然后转入层析柱。先用苯洗脱杂质，然后用甲醇洗脱总黄酮，定容。于 360nm 波长处测定芦丁各标准溶液的吸光度值，绘制标准曲线，同条件下测定样品溶液的吸光度值，由标准曲线计算样品中总黄酮的含量。

聚酰胺层析法不论是分离游离黄酮还是分离黄酮甙类成分都有较好的效果。一般认为，聚酰胺分子中的酰胺键的羰基与黄酮类化合物中的酚羟基形成氢键而被吸附。化合物被聚酰胺吸附强弱程度与化合物本身的化学结构有密切关系，另外也和溶剂介质有关。

常用的聚酰胺吸附剂有 30~60 目和 14~30 目两种粒度，不同粒度的聚酰胺吸附效果有差异，因此，在用该法测定时，应注意选用并加以说明。

样品应尽可能研磨细，以达到较好的提取效果。

除上述直接分光光度法外，黄酮类化合物中的 3-羟基、4-羟基、5-羟基、4-碳基或邻二位酚羟基，在碱性条件下，可与 Al^{3+} 生成红色配合物，于 510nm 波长处与芦丁标准系列进行比较定量。本法的最低检测限为 1μg/mL。

第六节 食品添加剂的测定

1962 年 FAO/WHO 食品添加剂专家委员会（joint FAO/WHO expert committee on food additives, JECFA）对食品添加剂（food additives）的定义是：食品生产加工、处理、包装、运输、贮存过程中为其技术目的而添加的物质。认为食品添加剂作为辅助成分直接或间接成为食品成分，但不能影响食品的特性，是不含污染物并不以改善食品营养为目的的物质。2005 年我国《食品添加剂卫生管理办法》（修订）中对食品添加剂的定义是，为改善食品品质和色、香、味，以及加工工艺需要而加入食品中的化学合成或天然物质。另外，复合添加剂是指由两种以上单一品种的食品添加剂经物理混合而成的食品添加剂。在我国，营养强化剂也属于食品添加剂范围，营养强化剂是指"为增强营养成分而加入食品中的天然或人工合成的属于天然营养素范围的食品添加剂"。

食品添加剂的种类很多，目前全世界已达到 25000 种以上，其中直接使用的 4000~5000 种，我国 2003 年公布批准使用的有 1694 种，其中允许使用的食用香料有 1027 种。食品添加剂可按不同方法进行分类。按来源可分为天然食品添加剂和人工合成食品添加剂。前者指来自动、植物组织或微生物的代谢产物及一些矿物质；后者则是通过多种化学方法合成，其中可分为一般化学合成与人工合成的天然等同物，如天然等同香料、天然等同色素。天然食品添加剂品种少、价格较高，人工合成食品添加剂品种齐全、价格低、使用量少，但毒性往往大于天然食品添加剂，特别是混杂有害物质或用量过大时，容易对机体造成伤害。按生产方法可分为生物技术产品，如柠檬酸、红曲米，物理方法提取物，如甜菜红、辣椒红素，化学合成的纯化学合成物，如苯甲酸钠、胭脂红。按用途分类，是便于按用途需要迅速查出所需要的品种。我国《食品添加剂使用卫生标准》将其分为 22 种。我国 1990 年颁布的"食品添加剂分类和代码"，按主要功能不同，其分类和代码分别为：酸度调节剂（01）、抗结剂（02）、消泡剂（03）、抗氧化剂（04）、漂白剂（05）、膨松剂（06）、胶姆糖基础剂（07）、着色剂（08）、护色剂（09）、乳化剂（10）、酶制剂（11）、增味剂（12）、面粉处理剂（13）、被膜剂（14）、水分保持剂（15）、营养强化剂（16）、防腐剂（17）、稳定和凝固剂（18）、甜味剂（19）、增稠剂（20）、其他（00）共 21 类，另有食用香料、加工助剂。

使用食品添加剂除应遵守《食品添加剂卫生管理办法》《中华人民共和国食品安全法》《食品营养强化剂卫生管理办法》外，还应遵循以下原则：

（1）食品添加剂应经过《食品安全性毒理学评价程序》证明在允许使用的范围和限量内长期使用对人体安全无害。

（2）应有国家卫生主管部门颁布并批准执行的使用卫生标准和质量标准。不得经营和使用无卫生许可证、无产品检验合格证及污染变质的食品添加剂。

（3）对食品的营养成分不应有破坏作用。加入食品添加剂以后的产品质量必须符合卫生要求，各项理化指标应经卫生部门审定，并不得产生新的有害物质，对可能出现有害作用的杂质应限制其最高允许量。

（4）食品添加剂在摄入人体后，最好能参加人体正常代谢，或能被正常解毒过程解毒后全部排出体外，而不产生有毒有害物质，在达到一定使用目的后，能够经过加工、烹调或储存被破坏或排除。

(5)禁止以掩盖腐败变质或以掺杂、掺假、伪造为目的而使用食品添加剂。

(6)未经国家卫生主管部门允许，婴儿及儿童食品不得加入食品添加剂。

合理使用食品添加剂对防止食品腐败变质、改善食品感官性状、满足人们对食品品种日益增多的需要等方面均会起到积极的作用。但是如果使用不当，则会出现一些卫生问题，甚至造成对食品的污染。如果使用不合格的食品添加剂，则可能引起中毒。有些添加剂本身对人就有一定毒性，不当使用时危害更为严重。所以，进行食品添加剂的检测，对食品安全、保障人体健康具有重要意义。

一、食品中防腐剂的测定

防腐剂(preservatives)是指在食品保存过程中具有抑制微生物繁殖或杀灭微生物、防止食品腐败变质、延长食品保存期的物质的总称。防腐剂种类较多，按分子组成可分为酸型、酯型和生物型，按来源可分为化学和天然防腐剂两类，按照抗微生物的作用特点可分为杀菌剂和抑菌剂。我国允许使用的有苯甲酸及其钠盐、山梨酸及其钾盐、脱氢醋酸、丙酸钙(钠)、对羟基苯甲酸乙酯等32种，不同种类防腐剂其杀灭或抑制微生物种类及其最佳防腐条件不相同，应选择使用。几种常用防腐剂卫生标准见表3-5。过氧化氢、硝酸盐和亚硝酸盐也具有防腐作用，并为食品生产所使用。硼酸、硼砂和水杨酸虽有防腐作用，但对人体毒性较大，是禁用防腐剂。

表 3-5 防腐剂使用卫生标准

名称	使用范围	最大使用量 （g/kg）	备注
苯甲酸 苯甲酸钠	酱油，醋，果汁，果酱，栗子露，罐头	1.0	浓缩果汁不超过2g/kg，苯甲酸和苯甲酸钠同时使用时以苯甲酸计，不得超过最大使用量
	葡萄酒，果酒，琼脂软糖	0.8	
	汽酒，汽水	0.2	
	果子汽水	0.4	
	低盐酱菜，面酱类，蜜饯类，果味露	0.5	
山梨酸 山梨酸钾	酱油，醋，果酱，人造奶油，琼脂软糖	1.0	浓缩果汁不超过2g/kg，山梨酸和山梨酸钾同时使用时以山梨酸计，不得超过最大使用量
	葡萄酒，果酒，果汁类，果子露	0.6	
	汽酒，汽水	0.2	
	低盐酱菜，面酱类，蜜饯类，果味露	0.5	
	山楂糕，罐头		
二氧化硫 焦亚硫酸钠(钾)	葡萄酒，果酒	0.25	二氧化硫残留量不得超过0.05

苯甲酸(benzoic acid)，又名安息香酸，性质稳定，白色有丝光的鳞片或针状结晶，

微有安息香或苯甲醛的气味，熔点为 121~123℃，约于 100℃开始升华；有吸湿性，难溶于水，易溶于乙醇、乙醚、三氯甲烷、丙酮、二硫化碳等有机溶剂；酸性条件下，可随水蒸气蒸馏；在低酸性条件下，对多种微生物(酵母、霉菌、细菌)有明显杀菌抑菌作用，但对产酸菌作用较弱。苯甲酸能抑制微生物呼吸酶系统的活性，特别是对乙酰辅酶 A 缩合反应具有较强的阻断作用。pH 值为 4.5~5.5 时抑菌效果最好，当 pH>5.5 时，对很多霉菌及酵母效果差；当 pH>6.5 时，基本无抑菌效果。当 pH=4.5 时，对一般微生物完全抑制的最小浓度为 0.05%~0.1%。苯甲酸主要用于碳酸(果汁)饮料、低盐酱菜、酱类、蜜饯、葡萄酒、果酒、软糖、食醋等食品中。由于溶解度低，实际使用的是其钠盐，但抗菌作用是转化为苯甲酸后起作用的。苯甲酸钠为白色粉末，易溶于水和乙醇。

由于进入人体后，苯甲酸大部分与甘氨酸结合生成无害马尿酸，或与葡萄糖醛酸结合生成葡萄糖苷酸均随尿排出体外，故认为毒性较低。但使用不当，也会引起中毒，所以应用范围较窄，我国将其列为 A 级绿色食品不可使用的食品添加剂。

山梨酸(sorbic acid)，化学名为 2，4-己二烯酸，结构式为 CH_3—CH＝CH—CH＝CH—COOH，别名花秋酸，是白色针状结晶或粉末，熔点为 133~135℃，无臭，微有酸味，难溶于水，酸性条件下可随水蒸气蒸馏出来，易溶于乙醇、乙醚等有机溶剂。山梨酸钾为白色鳞片状结晶或粉末，无臭或略有臭气，在水中的溶解度为 67.6g/L。山梨酸(钾)可与微生物酶系统中的巯基结合而达到抑菌作用，对霉菌、酵母菌和需氧菌均有抑菌作用，但对兼性厌氧菌、厌氧芽孢杆菌和乳酸菌无作用。如果食品中已有大量细菌生长繁殖，再加入山梨酸或其钾盐，不但不能抑制细菌生长，反而会被细菌分解成为细菌的养料。

山梨酸是酸性防腐剂，在 pH 值在 8 以下时，防腐作用稳定。适用范围在 pH 值为 5.5以下，pH 值越低，抗菌作用越强，pH>7 时基本无抑菌活性。山梨酸属不饱和脂肪酸，在人体内直接参与脂肪代谢，最后被氧化为二氧化碳和水，是目前国际上公认的安全防腐剂，毒性远比其他防腐剂为低，为苯甲酸的 1/4。1996 年，FAO/WHO 提出的人体每日允许摄入量(ADI)以山梨酸计为每千克体重 0~25mg。

《测定食品中山梨酸和苯甲酸的国家标准分析方法》(GB/T5009.29—2003)为气相色谱法、高效液相色谱法和薄层色谱法。

(一)薄层色谱法

1. 样品处理

(1)除酒精。因酒精既可溶于乙醚，又可溶于水，当用乙醚提取苯甲酸或山梨酸时便容易乳化，故应先加热挥去酒精，再将样品酸化使苯甲酸钠和山梨酸钾转化为相应的酸，用乙醚提取苯甲酸或山梨酸。含二氧化碳的样品应先加热挥发二氧化碳后，再用乙醚提取。

(2)除蛋白质。蛋白质是高分子化合物，结构中既有亲脂基团，又有亲水基团，当用乙醚提取有机酸时，蛋白质的存在就容易乳化而给分离带来困难。可采用盐析法除去蛋白质，即在样液中加入大量中性盐如氯化钠，中和蛋白质的电荷，从而使之聚沉；或加蛋白质沉淀剂，如金属离子(Zn^{2+}、Cu^{2+}、Hg^{2+}、Pb^{2+})及一些生物碱(如单宁、苦味酸)，与蛋白质生成难溶物质而沉淀；也可用透析等方法进行分离。

2. 样品提取及测定

称取适量混匀的样品，加盐酸酸化，用乙醚提取两次，用氯化钠酸性溶液洗涤乙醚提取液，经无水硫酸钠脱水后，挥干乙醚，加乙醇溶解残留物，备用。测定时，将样品液和山梨酸、苯甲酸标准溶液分别在聚酰胺薄层板下端点样，用正丁醇-氨水-无水乙醇(7+1+2)或异丙醇-氨水-无水乙醇(7+1+2)作展开剂展开，取出薄层板，挥干展开剂，用显色剂(0.04%溴甲酚紫的50%乙醇溶液，用0.1mol/L氢氧化钠调pH=8)显色，斑点呈黄色，背景为蓝色。比较样品斑点与标准斑点颜色深浅定量。山梨酸、苯甲酸的比移值分别为0.82和0.73。

(二)气相色谱法测定山梨酸和苯甲酸

样品处理和提取方法与薄层色谱法相同。色谱条件为：

色谱柱：长2m，内径3mm，玻璃柱。

担体：Chromosorb WAW，60~80目。

固定相：5%DEGS+1%H_3PO_4。

检测器温度：230℃。

进样口温度：230℃。

色谱柱温度：170℃。

载气流速：N_2：50mL/min，H_2：40mL/min，空气：300mL/min。

(三) 高压液相色谱法

该法测定时，汽水、果汁、配制酒等经过滤后的滤液，可直接进样。酱油、面酱、罐头等食品，取均匀试样适量，酸化后用乙醚提取，挥干乙醚，用甲醇溶解定容后进样。

高压液相色谱条件：

色谱柱：RADIAL PAK μBondapak C_{18}，8mm×18cm，粒径10μm，常温。

流动相：甲醇-0.02mol/L乙酸铵(5+59)。

流速：1mL/min。

检测波长：230nm；灵敏度0.2AUFS。

进样量：10μL。

根据保留时间定性，外标法定量。

二、食品中着色剂的测定

食品着色剂(food colouring agent)是以为食品着色和改善食品的色泽为目的的食品添加剂，着色剂本身有颜色，故又称食用色素。按来源和性质可分为天然色素和合成色素两大类。天然色素是动、植物组织的提取物或微生物代谢产物，如姜黄素、红曲米、焦糖、β-胡萝卜素、甜菜红、虫胶色素、番茄红素等。天然色素本身的安全性高，但在加工制造过程中也可被杂质污染或化学结构改变而产生毒性，因此，使用时必须进行毒性试验。天然色素色泽不鲜艳，难溶，着色力弱，难以调出任意的色泽，受光、热、pH 值、氧化剂等影响易褪色，造成食品在加工、贮存时变色或褪色，且资源不丰富，难以满足食品工业化生产的需要，我国允许使用的有 60 多种。合成色素主要指用人工合成的方法从煤焦油制取，常以苯、甲苯、萘等为原料，经多种化学反应合成的有机色素，又称煤焦油色素或苯胺色素。资源广泛，同时具有性质稳定、色泽鲜艳、着色力强、色调多、能随意调色、成本低廉等优点，因而应用很广。主要缺点是对人有一定毒性，使用时需进行严格的毒理学评价。

我国允许使用的合成色素有 22 种，下面介绍几种常用合成色素。

苋菜红(amaranth)，又名食用红色 2 号、亮光酸性红，染料索引(CI)编号为 16185，$\lambda_{max} = 520nm$，结构式为：

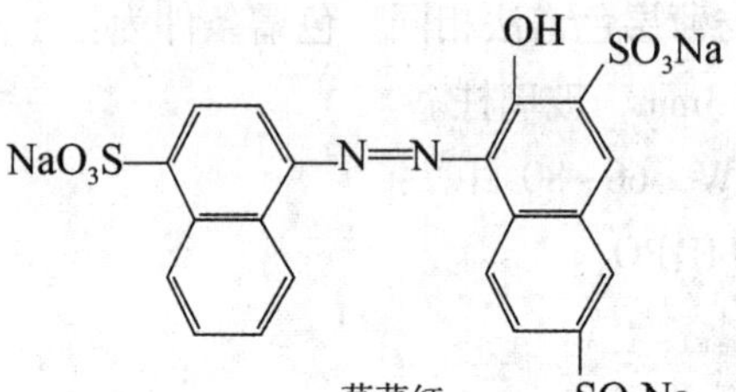

苋菜红

苋菜红为红褐色颗粒或粉末，无臭，溶于水，微溶于乙醇，溶于丙二醇、丙三醇，不溶于油脂，对光、热、酸稳定，碱溶液中变为暗红色。对氧化剂、还原剂敏感。经 JECFA 评定，未发现有致癌作用。ADI 值为 $0 \sim 0.5mg/(kg \cdot bw)$。我国规定苋菜红可用于果味(汁)饮料、碳酸饮料、配制酒、糖果、青梅、山楂制品等，最大使用量不得超过 0.05g/kg。

胭脂红(ponceau 4R)，又称为丽春红 4R，CI 编号为 16255，$\lambda_{max} = 508nm$，结构式为：

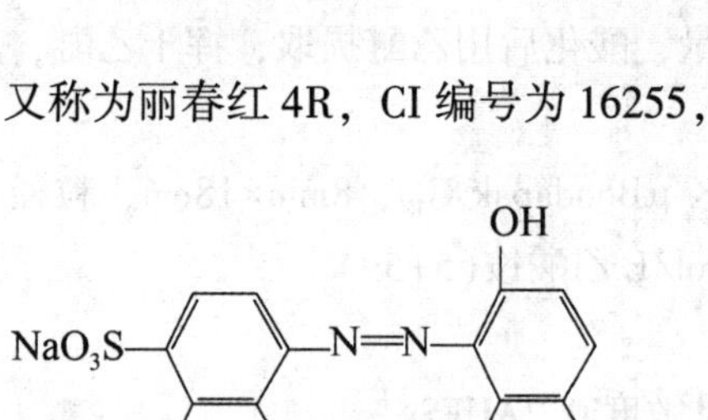

胭脂红

胭脂红为暗红色颗粒或粉末，无臭，溶于水和丙三醇，难溶于乙醇，不溶于油脂，对光、热和酸稳定，对碱和还原剂稳定性差，遇碱变为褐色。ADI 值为 $0 \sim 4mg/(kg \cdot bw)$。

新红(new red)，为我国自己研制，其他国家不使用，红色粉末，易溶于水，微溶于乙醇，不溶于油脂。结构式为：

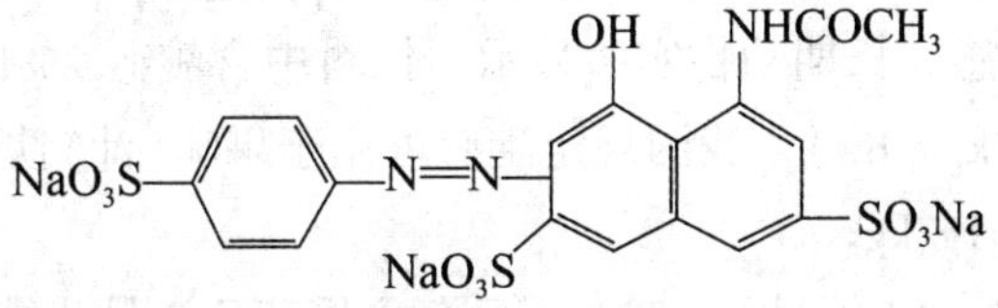

新红

新红的 ADI 值为 0~0.1mg/(kg·bw)。

日落黄(sunset yellow)，CI 编号 15985，又名食用黄色 3 号，橙红色粉末或颗粒，耐光、酸、热性好，遇碱变为红褐色，易溶于水和甘油，不溶于油脂。结构式为：

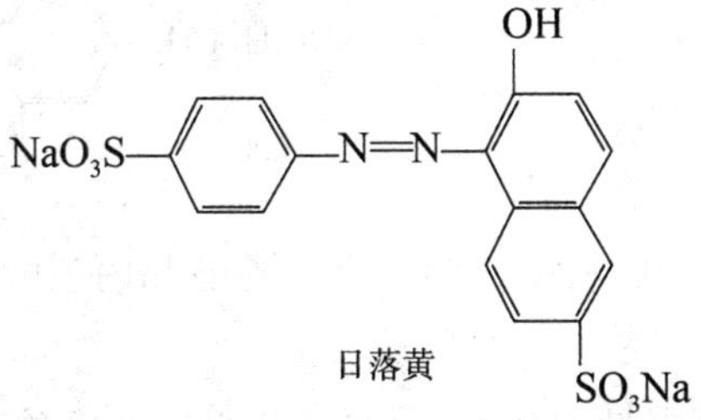

日落黄

日落黄的 ADI 值为 0~2.5mg/(kg·bw)。

柠檬黄(tartrazine)，又称食用黄色 5 号、肼黄，CI 编号为 19140，$\lambda_{max}=408nm$，结构式为：

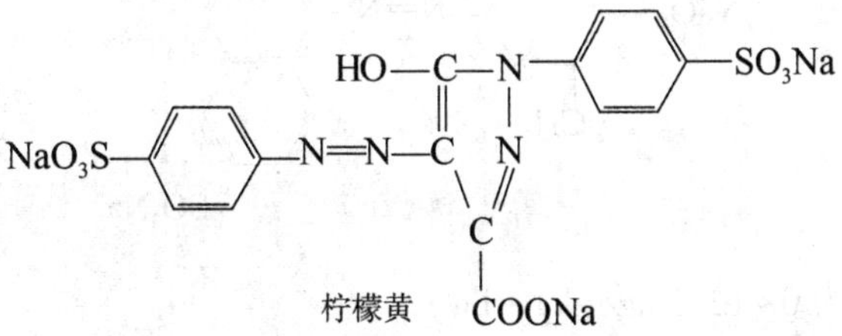

柠檬黄

柠檬黄为橙黄色颗粒或粉末，无臭，溶于水、丙二醇和丙三醇，微溶于乙醇，不溶于油脂，对酸、光、热均稳定，对碱较稳定，耐氧化性差。长期动物实验证明安全性较高，ADI 值为 0~0.75mg/(kg·bw)。我国规定柠檬黄可用于果汁饮料、碳酸饮料、配制酒、糖果、腌制小菜等，最大使用量 0.1g/kg；用于乳酸菌饮料、植物蛋白饮料，最大使用量 0.05g/kg；用于冰激凌，最大使用量 0.02g/kg。

靛蓝(indigo carmine)，又名食用蓝色 1 号、磺化靛蓝、酸性靛蓝，CI 编号为 73015，$\lambda_{max}=610nm$，结构式为：

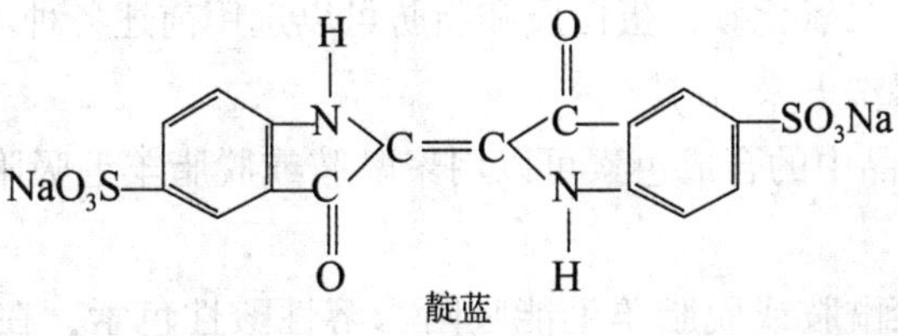

靛蓝

靛蓝为深紫蓝色粉末，水溶性较其他合成色素差，溶于丙二醇、丙三醇，对光、热、酸、碱和氧化剂均较敏感。长期动物实验显示，饲料中含靛蓝 2% 以上时，可抑制大鼠生长。ADI 值为 $0 \sim 5 mg/(kg \cdot bw)$。我国规定靛蓝可用于果味(汁)饮料、碳酸饮料、配制酒等食品，最大使用量 0.1g/kg。

亮蓝(brilliant blue)，CI 编号为 42090，又名食用蓝色 2 号，结构式为：

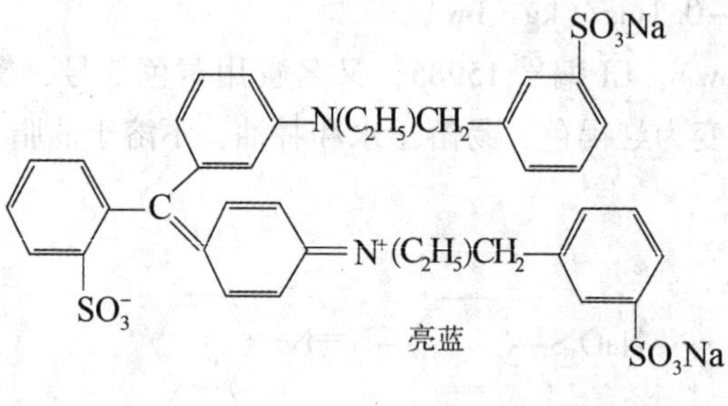

$$\text{亮蓝结构式}$$

亮蓝

亮蓝为红紫色带金属光泽的粉末，溶于水、乙醇和丙三醇，耐光、热、酸和碱。ADI 值为 $0 \sim 12.5 mg/(kg \cdot bw)$。

诱惑红(allura red)，CI 编号 16035，又名芳香红，深红色均匀粉末，溶于水、甘油和丙二醇，微溶于乙醇，不溶于油脂，耐光、热，对碱和氧化还原剂敏感。结构式为：

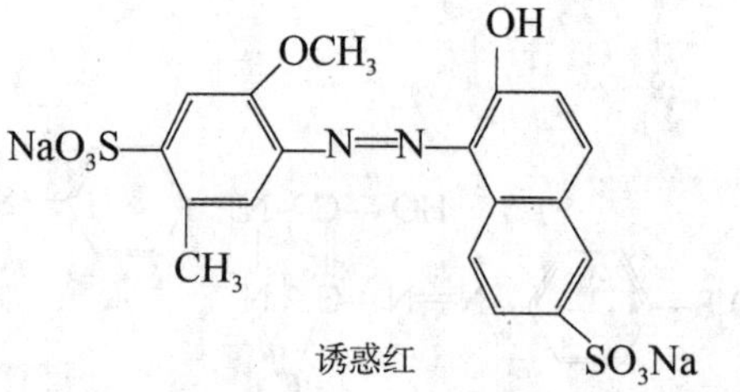

$$\text{诱惑红结构式}$$

诱惑红

诱惑红的 ADI 值为 $0 \sim 12.5 mg/(kg \cdot bw)$。

以上色素均为水溶性酸性人工合成色素。国产合成色素商品纯度除靛蓝为 40%±2% 外，其余均为 60%±2%，在配制标准时以 100% 计。

人工着色剂的测定方法主要有高效液相色谱法、薄层色谱法、示波极谱法，其中，高效液相色谱法为国标法，该法快速灵敏，且可以同时测定多种色素。薄层色谱法为测定色素的经典方法，干扰多，样品处理较繁杂。示波极谱法测定速度快，样品处理简单，且可以连续测定多种色素。

(1)样品处理。由于酒精和脂肪会影响吸附效果，蛋白质和淀粉本身会吸附色素，二氧化碳影响液体样品体积，所以在吸附或提取分离色素前应除去这些干扰。先用加热法除去酒精，用振摇法除去二氧化碳，蛋白质和脂肪可以选用前述各种方法除去，淀粉吸附的色素可用洗脱法将色素洗下来。

(2)提取色素。样品中的合成色素可以用聚酰胺或脱脂羊毛吸附法，也可以用萃取法进行分离提取。

在酸性条件下，聚酰胺或脱脂羊毛能吸附水溶性酸性色素，在碱性条件下又能解吸附，以羊毛为例，以 NaD 代表酸性水溶性色素，吸附及解吸附过程如下所示：

$$NaD \longrightarrow Na^+ + D^-$$
(酸性水溶性色素)　(色紫母体)

即酸性条件下羊毛表面带正电荷的铵基可吸附带负电荷的合成色素母体，而在碱性条件下铵基上的正电荷被中和，从而解析出合成色素。

将样品液用柠檬酸调节 pH 至弱酸性，加热，加入羊毛或糊状聚酸胺，色素被吸附，以 G3 垂熔漏斗过滤，反复用柠檬酸酸化的 pH = 4 的热水清洗吸附物，以除去水溶性杂质，若样品中有天然色素，可用 6+4 的甲醇–甲酸洗，并用水洗去甲醇–甲酸。用 10%氨水–乙醇溶液解析色素，收集解析液，经浓缩后定容至一定体积，可供纸色谱或分光光度法测定；如用高压液相色谱法分析，则可用乙酸中和解析液并蒸发至干，然后加水溶解定容，经滤膜过滤后，作为待测液。

萃取法分离时，首先将样品液用盐酸酸化，用三正辛胺–正丁醇(5+95)提取两次，合并提取液，饱和硫酸钠洗涤，于蒸发皿内水浴加热浓缩至约 10mL，加正己烷 60mL，在分液漏斗中用氨水(2+98)提取 2~3 次，合并氨水层，用乙酸调节 pH 值至中性，水浴加热至近干，加水溶解、定容。

(3)定性定量分析。

纸色谱法：在层析纸上点样，要求原点直径不大于 0.3cm，不同颜色的色素最好交叉点样。将点好样并吹干的层析纸卷成圆筒(接头处用线或钉书钉连接，注意不可重叠)，放入已为展开剂蒸气饱和的层析缸内。待溶剂上升到 10~15cm 处时取出，晾干，与标准比较，便可定性和定量。常用的展开剂有：正丁醇–无水乙醇–1%氨水(6+2+3)；正丁醇–吡啶–1%氨水(6+3+4)。

分光光度法：取点样液 0.5mL 于层析纸一边作条状点样，另一边点标准，经晾干、展开后，将各条状色斑(包括扩散部分)分别剪下，用少量热水洗涤，移入比色管内，在标准参照下，于最大吸收波长处测定吸光度，测其含量，根据吸收光谱定性。

高压液相色谱法：根据保留时间定性，峰面积定量。其色谱条件为：

色谱柱：C_{18} 8 mm×100 mm，不锈钢柱；

流动相：甲醇–0.02mol/L 乙酸铵(pH = 4)。

梯度洗脱：甲醇 20%~35%，3%/min；35%~98%，9%/min；98%，继续 6min。

流速：1mL/min。

检测器：UV254nm。

颜色反应：用 5%乙酸酸化已除去二氧化碳、脂肪、蛋白质或酒精的样液，加 8~10

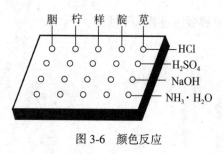

图 3-6　颜色反应

根脱脂白毛线(市售白毛线置 0.1%氢氧化钠溶液中煮沸 30min，用水洗去碱液，晾干，剪成长 5~10cm 小段)，煮沸数分钟。若毛线着色，表示有酸性色素存在，取出毛线晾干。然后将毛线剪成小段，置白瓷板孔穴中，分别用盐酸、硫酸、10%氢氧化钠、12%氨水润湿，如图 3-6 所示。参考水溶性色素颜色反应表(表 3-6)，观察颜色变化，同时与标准色素着色毛线的颜色反应对照，进行定性。

表 3-6　　　　　　　　　　水溶性酸性色素颜色反应表

色素名称	毛线色泽	着色毛线加酸或碱后的色泽			
		HCl	H_2SO_4	10%NaOH	12%$NH_3 \cdot H_2O$
锭蓝	蓝色	微变暗	微变暗	带黄绿色	黄绿色
胭脂红	粉红色	红色	紫红色	黄褐色	橙红色
苋菜红	红色	微变暗	紫褐色	缓慢变褐色	无变化
柠檬黄	黄色	微变暗	微暗带橙	无变化或略带红色	无变化

(王雪玲、玉王宁)

第七节　食品中有害物质的测定

通常食品中并不含有有害物质，但是，食品从种植、养殖，到生产、加工、贮存、运输、销售、烹调直至餐桌的全过程的各个环节，都有可能受到多种有毒有害物质污染，以致降低食品的卫生质量，对人体产生不同程度的危害。这些有害物质可以直接进入人体产生危害，也可以通过食物链由低等生物间接进入人体，由于食物链的生物富集作用，轻微的环境污染可能造成严重的食品污染。随着生产发展和环境污染的日益加重，食品中有害物质的种类和来源也更加复杂。主要污染物有：农牧业生产中不当使用农药、兽药，引起残留；利用工业废水灌溉农田，引起金属、非金属和有机物污染；生产和贮存不当引起霉菌和霉菌毒素、亚硝胺等的污染，生产过程中产生有害物质，如酒中的醇、醛类、苯并(a)芘等；不符合卫生要求的食品容器具和包装材料、运输工具污染多种有机物、重金属及放射性物质，滥用食品添加剂，掺假制假过程中加入的物质，外环境污染，均可以在食品中产生有害物质。

一、食品中农药残留测定

农药，是指用于预防、消灭或控制危害农业、林业的病、虫、草和其他有害生物及有目的地调节植物、昆虫生长的化学合成或者来源于生物、其他天然物质的一种物质或者几种物质的混合物及其制剂。

食品中农药残留指任何由于使用农药而在食品、农产品和动物饲料中出现的特定物质，包括农药原体和有毒理学意义的衍生物，如代谢物、降解物和杂质。

农田施用农药时，可直接污染食用作物，也可污染空气、土壤及水域，对地面生长的食用农作物和渔业带来影响。饲料中残留的农药转入禽畜类食品，通过食物链污染食品。植物的外皮、外壳、某些根茎，对人来说是非可食部分，常用做禽畜的饲料，而这一部分农药的污染程度要比可食部分大得多。农药的蓄积和消解受多种因素的影响，如农药的品种、浓度、剂型、施用方法、土壤和气象条件等。一般均随时间的延长，农药及其代谢产物的残留逐渐减少。

常见食品中农药残留的种类是有机氯农药、有机磷农药、氨基甲酸酯农药、拟除虫菊酯农药、杀菌剂、除草剂等。有机氯农药在环境中相当稳定，我国 1983 年已停止生产。有机磷农药主要用作杀虫剂，部分品种可用作杀菌剂。氨基甲酸酯农药可用作杀虫剂或除草剂，拟除虫菊酯农药可用作杀虫剂和杀螨剂。

有机磷农药在环境中易降解，多数有机磷农药在体内蓄积较低，但有些品种急性毒性强，可致急性中毒甚至死亡。有机磷农药属于神经毒物，可以抑制胆碱酯酶的活性，丧失对乙酰胆碱的分解能力，使体内乙酰胆碱蓄积，从而引起神经传到功能紊乱，出现中毒症状。我国对食品中常见的有机磷农药残留量做了规定，见表 3-7。

表 3-7　　　　　　　　　　　　　有机磷农药在食品中限量标准

品种	最 大 残 留 限 量(mg/kg)						
	敌敌畏	乐果	马拉硫磷	对硫磷	甲拌磷	杀螟硫磷	倍硫磷
原粮	0.1	0.05	8	0.1	0.02	5	0.05
成品粮	—	—	3	—	—	3	—
蔬菜、水果	0.2	1.0	不得检出	不得检出	不得检出	0.5	0.05
食用油	不得检出	不得检出	不得检出	0.1	不得检出	不得检出	0.01

有机磷农药是由无机磷酸结构上的羟基被不同的有机基团取代形成的磷酸酯类化合物，品种非常多，目前大量生产的至少有 60 种之多。以下是一些常见的有机磷农药的化学结构式：

(1)敌敌畏，又名 DDVP，英文名 dichlorvos，化学名 O，O-二甲基-O-(2，2-二氯乙烯基)磷酸酯。剧毒，残效期短。

$$
\begin{array}{c}
CH_3O \quad \overset{\displaystyle O}{\underset{\displaystyle \parallel}{C}} \\
\underset{\displaystyle \big|}{P} \\
CH_3O \quad OCH=CCl_3
\end{array}
$$

(2)甲拌磷，又名 3911，英文名 phorate，化学名 O，O-二乙基-S-(乙硫基)甲基二硫代磷酸酯。多用于拌种子，残效期 30~40 天。

$$C_2H_5O-\overset{\overset{\displaystyle S}{\|}}{\underset{\displaystyle C_2H_5O}{P}}-SCH_2{-\!-}SC_2H_5$$

（3）内吸磷，又名1059，英文名demeton，化学名O，O-二乙基-O-(2-乙硫基) 乙基硫代磷酸酯，常用于棉花杀虫，剧毒，残效期90天。

$$C_2H_5O-\overset{\overset{\displaystyle S}{\|}}{\underset{\displaystyle C_2H_5O}{P}}-OCH_2CH_2SC_2H_5$$

（4）甲基对硫磷，英文名parathion-methyl，化学名O，O-二甲基-O-对硝基苯基硫代磷酸酯。

$$CH_3O-\overset{\overset{\displaystyle S}{\|}}{\underset{\displaystyle CH_3O}{P}}-O-\overset{}{\bigcirc}-NO_2$$

（5）乙硫磷，英文名ethion，化学名O，O，O，O-四乙基-S，S'-亚甲基双(二硫代磷酸酯)。

$$CH_3CH_2O-\overset{\overset{\displaystyle S}{\|}}{\underset{\underset{\displaystyle S}{|}}{\underset{\displaystyle CH_3CH_2O}{P}}}-S-\overset{}{\underset{\displaystyle H_2}{C}}-S-\overset{\overset{\displaystyle OC_2H_5}{|}}{\underset{\underset{\displaystyle OC_2H_5}{|}}{\underset{\displaystyle S}{P}}}$$

（6）敌百虫，英文名trichlorfon，化学名O，O-二甲基-2，2，2-三氯-1-羟基乙基磷酸酯。使用范围广，低毒，残效期短。

$$CH_3O-\overset{\overset{\displaystyle O}{\|}}{\underset{\displaystyle CH_3O}{P}}-\overset{\overset{}{}}{\underset{\underset{\displaystyle OH}{|}}{CH-CCl_3}}$$

（7）乐果，英文名dimethoate，化学名O，O-二甲基-S-(N-甲基胺基甲酰甲基)二硫代磷酸酯。使用范围广，中等毒性，残效期5天。

$$CH_3O-\overset{\overset{\displaystyle S}{\|}}{\underset{\displaystyle CH_3O}{P}}-S-\overset{}{\underset{\displaystyle H_2}{C}}-\overset{\overset{\displaystyle O}{\|}}{C}-NHCH_3$$

（8）对硫磷，又名1605，英文名parathion，化学名O，O-二乙基-O-(对硝基苯基)硫代磷酸酯。常用于粮油作物，剧毒，残效期 7 天。

各种有机磷农药在水和有机溶剂中的溶解性能各不相同，差异较大。大多数有机磷农药具有中等极性，不溶于水，易溶于丙酮、苯、二氯甲烷、三氯甲烷等有机溶剂及乙腈、二甲基亚砜等亲水性有机溶剂，也易溶于脂肪，故能通过皮肤浸入体内。

有机磷农药属于酯类，即磷酸酯或硫代磷酸酯类化合物，故在一定条件下可水解，尤其在碱性介质、高温和某些金属离子的催化下，更易水解，生成相应的酸、醇和酚类物质。硫代磷酸酯在一定条件下可以被氧化为磷酸酯。比如，在有溴存在时或者在紫外光照射下，硫代磷酸酯中的硫原子被氧原子取代，生成毒性更大的磷酸酯。后者对酶的抑制作用更强，当用酶抑制法测定时灵敏度也会提高。有些有机磷农药在一定条件下会发生分子重排而相互转化，比如在氨碱性条件下，敌百虫经过分子重排生成敌敌畏。

食品中有机磷农药残留的分析方法主要是气相色谱法以及近年来发展起来的快速检验法。薄层酶抑制法可以对食品中有机磷农药残留量进行半定量，但该法的影响因素太多，不易掌握，重现性差，现在已经较少使用。我国目前有《测定食品中有机磷残留的气相色谱标准方法》（GB/T5009.20—2003），包括水果、蔬菜、谷类（第一法），粮、菜、油（第二法），以及肉类、鱼类（第三法），以及测定蔬菜中有机磷和氨基甲酸酯类农药残留量的快速检测标准方法（GB/T5009.199—2003）。

（一）水果、蔬菜、谷类中有机磷农药的多残留测定

1. 样品处理

称取一定量的制备好的水果、蔬菜和谷物检验样品，加入丙酮水，用组织捣碎机匀浆提取，匀浆液经抽滤，滤液中加入足够的氯化钠固体，使溶液处于氯化钠饱和状态。猛烈振摇，静置，丙酮与水相分层。水相用二氯甲烷提取。将丙酮与二氯甲烷提取液合并，无水硫酸钠脱水。旋转蒸发器减压浓缩，浓缩液用二氯甲烷转移并定容。

丙酮对植物细胞有较强的穿透性，对于植物性样品，可以用丙酮来进行提取。

2. 测定原理

样品经处理后，有机磷农药组分经气相色谱柱分离，进入火焰光度检测器，在富氢焰上燃烧，以 HPO 碎片的形式，发射出 526nm 波长的特征光线。检测该波长光线的强度，经与标准品对照，用色谱峰保留时间定性，峰高或峰面积定量。

3. 色谱参考条件

色谱柱：①玻璃柱 2.6m×3mm（内径），填充物为涂有 4.5%DC-200+25%OV-17 的 Chromosorb WAW DMCS（80~100 目）担体；②玻璃柱 2.6m×3mm（内径），填装涂有质量分数为 1.5% 的 QF-l 的 Chromosorb WAW DMCS（60~80 目）担体。③气体流速：氮气 50mL/min、氢气 100mL/min、空气 50mL/min。④温度：柱箱为 24℃，汽化室为 260℃，检测器为 270℃。

此法用于水果、蔬菜、谷类样品中 20 种有机磷农药残留的测定。20 种有机磷农药以及前 16 种的最低检出浓度分别为：敌敌畏 0.005mg/kg、速灭磷 0.004mg/kg、久效磷 0.014mg/kg、甲拌磷 0.004mg/kg、巴胺磷 0.011mg/kg、二嗪磷 0.003mg/kg、乙嘧硫磷 0.003mg/kg、甲基嘧啶磷 0.004mg/kg、甲基对硫磷 0.004mg/kg、稻瘟净 0.004mg/kg、水胺硫磷 0.005mg/kg、氧化喹硫磷 0.025mg/kg、稻丰散 0.017mg/kg、甲喹硫磷 0.014mg/kg、克硫磷 0.009mg/kg、乙硫磷 0.014mg/kg、乐果、喹硫磷、对硫磷、杀螟硫磷。

（二）粮、菜、油中有机磷农药的多残留测定

1. 样品处理

称取一定量的制备好的蔬菜检验样品，先加无水硫酸钠脱水，再加活性炭脱色，然后用二氯甲烷提取有机磷农药。室温下自然挥干二氯甲烷，转移定容。

稻谷样品经磨碎后，加中性氧化铝吸附油脂，加二氯甲烷振摇提取。小麦和玉米样品除加中性氧化铝脱油外，还要加入活性炭脱色，然后加二氯甲烷振摇提取。提取液浓缩定容。

油脂类可用石油醚提取，此时，油脂和有机磷农药均溶解。然后，用二甲基亚砜反萃取有机磷农药，由于脂肪极性小，仍留在石油醚层，可弃去。在二甲基亚砜中加入硫酸钠溶液，增加其亲水性，降低有机磷农药的溶解度，并用石油醚进行萃取，再经无水硫酸钠脱水后浓缩、定容，供测定用。注意，在浓缩过程中不能蒸干，防止农药损失。

2. 测定原理

同第一法。

3. 色谱参考条件

①色谱柱：玻璃柱，内径 3mm，长 1.5~2.0m。分离测定敌敌畏、乐果、马拉硫磷和对硫磷用以下固定相：涂以 2.5%SE-30 和 3%QF-1 混合固定液的 60~80 目 Chromosorb WAW DMCS；涂以 1.5%OV-17 和 2%QF-l 混合固定液的 60~80 目 Chromosorb WAW DMCS；涂以 2%OV-101 和 2%QF-l 混合固定液的 60~80 目 Chromosorb WAW DMCS。分离测定甲拌磷、虫螨磷、稻瘟净、倍硫磷和杀螟硫磷用以下固定相：涂以 3%PEGA 和 5% QF-l 混合固定液的 60~80 目 Chromosorb WAW DMCS；涂以 2%NPGA 和 3%QQF-l 混合固定液的 60~80 目 Chromosorb WAW DMCS。②体流速：载气为氮气 80mL/min；空气 50mL/min；氢气 180mL/min。③温度：进样口为 220℃；检测器为 240℃；柱温为 180℃，但测定敌敌畏柱温为 130℃。

经与标准品对照，用保留时间定性、峰高或峰面积定量。

此方法用于测定粮食、蔬菜、食用油等食品中敌敌畏、乐果、马拉硫磷、对硫磷、甲拌磷、稻瘟净、杀螟硫磷、倍硫磷、虫螨磷的有机磷农药的残留量。方法最低检出量为 0.1~0.3ng，进样量相当于 0.01g 试样，最低检出浓度范围为 0.01~0.03mg/kg。

对于粮油中有机磷农药残留量的测定，可以选择此方法。对于蔬菜水果中有机磷农药残留量的测定，可以在第一法和第二法中任选一种，但注意，两法适用的有机磷农药的种类和数目有所不同。可以根据测定的目标物选用合适的色谱条件，如固定相、柱温等。

（三）肉类、鱼类中有机磷农药的残留量测定

1. 样品前处理

将制备好的检验样品加丙酮振摇提取。滤液中加入硫酸钠溶液和二氯甲烷萃取，分离

出下层二氯甲烷提取液，加入中性氧化铝脱油，然后加入无水硫酸钠脱水，水浴浓缩二氯甲烷至少量体积，用丙酮转移定容。

2. 测定原理

同第一法。

3. 色谱参考条件

①色谱柱：内径 3.2mm，长 1.6m 的玻璃柱，填充物为涂以 1.5% OV-17 和 2% QF-1 混合固定液的 80~100 目 Chromosorb WAW DMCS 担体。②流量：氮气 60mL/min；氢气。③温度：检测器为 250℃，进样口为 250℃，柱温为 220℃（测定敌敌畏时为 190℃）。如同时测定四种农药，可用程序升温。

此方法用于测定动物性食品中有机磷农药残留量。适用范围为肉类、鱼类中敌敌畏、乐果、马拉硫磷、对硫磷的残留量的分析，相应检出限分别为 0.03mg/kg、0.0l5mg/kg、0.0l5mg/kg、0.008mg/kg。

二、食品中霉菌毒素的测定

霉菌（fungi）是菌丝体比较发达而又没有较大子实体的一部分真菌的通称，在自然界分布很广，由于其可形成各种微小的孢子，因而很容易污染食品。与食品卫生关系密切的霉菌大部分属于曲霉菌属、青霉菌属和镰刀菌属，此外，在食品中常见的霉菌还有毛霉属、根霉属、木霉属、交链孢霉属和芽枝霉属。霉菌毒素（mycotoxin）是霉菌污染食品后产生的有毒代谢产物，霉菌毒素对人体危害性很大。目前已知的霉菌毒素约有 200 余种，但霉菌只限于少数菌种的个别菌株产毒。常常一种菌种或菌株可以产生几种毒素，而同一种毒素又可由不同霉菌产生，故产毒菌株与霉菌毒素间无严格的专一性。常见的毒性较大的霉菌毒素有黄曲霉毒素（aflatoxin，AFT）、杂色曲霉素（sterigmatocytin）、赭曲霉毒素（ochratoxin）、伏马菌素（fumonicin）、展青霉素（patulin）、桔青霉素（citrinin）、单端孢霉烯族化合物（trichothecenes）、玉米赤霉烯酮（zearalenone，ZEN）等。

霉菌和霉菌毒素污染食品，可引起食品变质，降低食品的食用价值，甚至完全不能食用，据统计，全世界每年约有 2% 的粮谷由于霉变不能食用，造成经济损失。各毒素的毒性大小、毒作用机理、毒素作用的器官、系统不尽相同，通常具有耐高温、无抗原性、主要侵害实质器官的特性，多数霉菌毒素同时也是致癌、致畸和致突变的物质。人和动物一次摄入含大量霉菌毒素的食物，常会发生急性中毒，而长期摄入含少量霉菌毒素的食物，则会导致慢性中毒和癌症。主要表现为神经系统、肝脏、肾脏、消化系统、生殖系统损害和免疫抑制、细胞毒性等。

霉菌毒素的产生受许多因素的影响，产毒条件主要包括食品的基质、水分、湿度、温度以及空气流通等情况。一般营养丰富的食品更有利于霉菌的生长，且不同的霉菌菌种易在不同的食品中繁殖。粮食类食品水分在 14% 以下、大豆类在 11% 以下、干菜和干果品在 30% 以下，微生物是较难生长的；粮食类水分为 17%~18% 时，最适宜霉菌繁殖与产毒。不同的相对湿度中易于繁殖的霉菌也不同，相对湿度为 80%~90% 时，多数霉菌生长良好。大多数霉菌繁殖的适宜温度为 25~30℃，少数菌种适宜在低温（0℃ 以下）或高温（25~40℃）下繁殖和产毒。大部分霉菌繁殖和产毒需要有氧条件，个别菌种（毛霉、庆绿曲霉）是厌氧菌，并可以耐受高浓度 CO_2。酸度在中性附近利于霉菌的繁殖。

黄曲霉毒素（aflatoxin，AF 或 AFT）是黄曲霉（A. flavus）、寄生曲霉（A. parasiticus）等的代谢产物。寄生曲霉的所有菌株都能产生黄曲霉毒素，但我国，寄生曲霉罕见，黄曲霉是我国粮食和饲料中常见的真菌。当粮食未能及时晒干及储藏不当时，往往容易被黄曲霉或寄生曲霉污染而产生此类毒素。黄曲霉毒素污染的主要食品为粮油及其制品，最易受污染的食品是花生、玉米，其次是大麦、小麦、大米、豆类，此外，胡桃、调味品、香辛料、药材以及一些发酵食品等也易受到污染。动物可因食用黄曲霉毒素污染的饲料而在内脏、血液、奶和奶制品等中检出毒素。黄曲霉的产毒能力因菌株不同而差异很大，除基质外，温度、湿度、空气均是黄曲霉生长繁殖和产毒的必要条件。一般寒冷地区产毒株少，湿热地区产毒株多、产毒量高。我国华北、东北、西北地区除个别食品外，一般不易受污染。

黄曲霉毒素（AFT）是一类结构类似的化合物，目前已分离鉴定出结构的有 20 余种。其结构的共同点是均含有二呋喃环和香豆素（氧杂萘邻酮），在紫外线照射下均可发出荧光。根据荧光颜色和结构把它们分成 B 族和 G 族两大类，从 B 族和 G 族又派生出许多衍生物。这种分类方法是在研究 AFT 初期，用氧化铝板作薄层板，在紫外光照射下，发蓝色荧光的物质，称为 B 族；另一些发绿色荧光的物质，称为 G 族。虽然后来发现，高纯的 G 族也有显蓝色荧光的，而观察到的绿色是因有些未被分离干净的黄色杂质所引起的，但这种分类方法至今仍然沿用。

B 族有 AFTB$_1$、B$_2$、B$_3$、B$_{2a}$、M$_1$、M$_2$、Q$_1$、H$_1$、P$_1$、2-甲氧基B、3-甲氧基 B$_2$、2-乙基 B$_2$、2, 3-环氧 B$_1$等。G 族有 AFTG$_1$、G$_2$、G$_{2a}$、GM$_1$、2-乙基 G$_2$等。在已分离鉴定出的黄曲霉毒素中，毒性强的有 6 种，分别是 AFTB$_1$、B$_2$、G$_1$、G$_2$、M$_1$、M$_2$，其结构式如下：

146

天然食品中最常检出的是 AFTB$_1$、B$_2$、G$_1$、G$_2$、M$_1$，其中，AFTB$_1$不仅对食品的污染率高，而且毒性最大，比氰化钾大 100 倍。一般情况下，当检出 AFTB$_1$时，才可能检出 B$_2$、G$_1$、G$_2$，故食品中污染 AFT 含量常以 AFTB$_1$为主要指标。

由以上结构式可见，AFTB$_1$、AFTG$_1$、AFTM$_1$结构中都含有双呋喃和香豆素，B 族还含有环戊酮，G 族还含有吡喃邻酮。

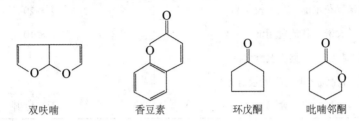

双呋喃　　　　香豆素　　　　环戊酮　　　　吡喃邻酮

AFTB$_1$、AFTG$_1$、AFTM$_1$加氢，便分别得到 AFTB$_2$、AFTG$_2$、AFTM$_2$；AFTB$_1$体内羟基化便成为 AFTM$_1$，M 是 Milk(牛乳)的含意，AFTM$_1$最早是从喂过含 AFTB$_1$饲料的乳牛乳中分离出来的。AFTB$_2$羟基化便成为 AFTM$_2$。

AFT 难溶于水、乙醚、石油醚、己烷等，易溶于甲醇、三氯甲烷、苯、乙腈、二甲基甲酰胺等溶剂。AFT 对光较稳定，AFTB$_1$和 G$_1$的溶液在日光下照射 1 天，才分解 40%。在长波紫外光(365nm)照射下，AFTB 族和 M 族能发蓝色荧光，G 族发绿色荧光，借以检出 AFT 的存在，但在强紫外光照射下，可破坏 AFT。AFT 对热很稳定，在一般的烹调加工温度下不被破坏，如黄曲霉毒素 B$_1$要在 268℃以上才发生裂解。在弱酸和中性介质中稳定，pH<3 时开始分解。如 AFTB$_1$和 G$_1$在酸催化加水的条件下，可得到毒性较小的 AFTB$_{2a}$和 G$_{2a}$。AFT 对碱不稳定，当 pH=9~10 时，可迅速分解生成几乎无毒的盐。反应式如下：

AFT 对氧化剂也不稳定，如次氯酸盐、氯气、漂白粉、高锰酸钾、过氧化氢等，均能将 AFT 破坏，氧化剂浓度越高，毒素分解越快。这一性质可用于对 AFT 消毒。

黄曲霉菌毒素属于剧毒物，其毒作用部位主要为肝脏，一次摄入中毒剂量，可出现肝实质细胞坏死、胆管增生、肝出血等。持续摄入 AFT 所造成的慢性毒性，表现为生长障碍、肝功能变化、肝组织学变化等。黄曲霉毒素是目前发现的最强的化学致癌物之一，其中，以黄曲霉毒素 B$_1$的致癌性最强，它的致癌力为奶油黄的 900 倍，比二甲基亚硝胺诱发肝癌的能力大 75 倍，被世界卫生组织(WHO)癌症研究机构划定为 I 类致癌物；它也可引起其他部位的肿瘤，如胃癌、直肠癌等。

我们国家制定的食品中 AFTB$_1$的限量标准见表 3-8。

测定 AFTB$_1$常用薄层色谱法、高效液相色谱法、荧光分光光度法、免疫分析法等。我国的标准分析方法（GB/T5009·22—2003）为薄层色谱法、酶联免疫吸附法和微柱筛选法（GB/T5009·23—2003）。

表 3-8　　　　　　　　　　　　食品中黄曲霉毒素 B₁的允许量

品种	指标（μg/kg）
玉米、花生油、花生及制品	≤20
大米、其他食用油	≤10
其他粮食、豆类、发酵食品	≤5
牛乳、乳制品（按含牛乳量折算）	0.5
婴儿代乳食品	不得检出

（一）食品中 AFTB₁的提取、净化和浓缩

通常的提取方法是，一定量样品加正己烷（或石油醚）和甲醇-水（55+45）振摇提取，此时食品中的油脂、色素等杂质进入正己烷层，AFTB₁和水溶性杂质留在甲醇-水层。甲醇可溶解 AFTB₁，水可使食品组织膨胀疏松，有利于提取其中的 AFTB₁，并能促进分层。然后取一定量甲醇-水溶液（相当原样品 4g），加三氯甲烷进行萃取，由于 AFTB₁更易溶于三氯甲烷，所以几乎全部 AFTB₁转入三氯甲烷层，而水溶性杂质则留在甲醇-水层。在操作中若出现乳化现象，可用滴管吸取少量甲醇插入三氯甲烷层慢慢放出，可促使分层。将三氯甲烷提取层通过盛有无水硫酸钠的慢速定量滤纸过滤至蒸发皿中，并在通风处于水浴上蒸发挥干。放冷后，用苯-乙腈（98+2）溶解 AFTB₁，密塞冷藏，供薄层色谱点样用。

如果样品含油脂太多，可用甲醇-水溶液重复提取，然后再用三氯甲烷提取甲醇-水溶液中的 AFTB₁。对于含水较多的食品，如酱油、醋等，应扣除所含的水，通常可取一定量样品按甲醇与水的比例接近 55+45 加入甲醇进行提取。

对于用酶联免疫吸附法（ELISA）测定的样品，可将粉碎均匀样品用乙腈-水（50+50）（碳酸盐缓冲液调 pH 值至 8.0）进行提取，滤纸过滤，滤液用含 0.1% 牛血清白蛋白（BSA）的洗液稀释后，供 ELISA 法检测用。

用高效液相色谱法测定时，首先用三氯甲烷提取，无水硫酸钠脱水过滤后，需将样品进行净化和衍生化反应，使 AFTB₁转化为 AFTB₂ₐ再测定，如果样品中 AFTB₁和衍生化样品中的 AFTB₂ₐ均在各自保留时间出峰，便可确证样品检出 AFTB₁。取少量三氯甲烷提取液通过装有硅镁型吸附剂的层析管，用三氯甲烷-正己烷、三氯甲烷-甲醇淋洗除去杂质，再用丙酮-水洗脱，收集洗脱液，水浴上挥干溶剂，用少量三氯甲烷溶解残渣，并转移到具塞小试管中。取部分三氯甲烷溶液于试管中，加入正己烷和三氟乙酸，混匀，密塞试管，静置 30min，使 AFTB₁转化为 AFTB₂ₐ，用氮气吹干，加少量流动相溶解供高效液相色谱法测定用。

（二）食品中 AFTB₁的测定

1. 微柱筛选法

微柱法主要用于玉米、面粉、大米等大批样品的筛选。毒素含量不超过食品允许含量

时可以不做确证试验和准确定量，若微柱法测定结果发现毒素可能超过食品允许含量，再做薄层色谱法的确证试验。若确证含有黄曲霉毒素 B_1，再进行准确定量，这样可节省检测时间和减少工作量。该法的最低检出量为 $0.5\mu g/g$。

玻璃微柱管是长 12cm、内径 0.4cm 的玻璃管。为了便于加入溶液，可在管上端连接一段粗管。在微柱管下端塞入一小团棉花，使松紧适宜，作为支持物。依次从管的上口加入无水硫酸钠 0.5cm、硅镁型吸附剂 0.5cm、无水硫酸钠 0.5cm、中性氧化铝 2.5cm、无水硫酸钠 1cm 厚，再铺一层棉花。装管时，管要垂直放置在层析架上，每装一种试剂要轻轻敲击，使之紧密。微柱管应在临用前装填或保存于干燥器中供用，以免减低活性。

在三支微柱管中，分别加入样品提取液、AFT 标准应用液和三氯甲烷（作为空白管）。待顶层近干时，立即加展开剂丙酮-三氯甲烷（1+9）展开，待展开剂流完后即可观察结果。在 365nm 波长紫外灯下，将展开后的样品微柱管与 AFT 标准柱管比较，若样品管内硅镁型吸附剂层无荧光或只显微黄色荧光环，则样品中 AFT 含量为未检出；若出现蓝紫色荧光环，则需进一步进行定性定量测定。

由于在微柱上不能分离 $AFTB_1$、B_2、G_1、G_2，所测得结果为 AFT 总含量。

50g/L 的次氯酸钠溶液可有效破坏黄曲霉毒素，使用后的玻璃器皿、接触过毒素的棉花或纸片等，都应及时消毒处理。

此外，还可用直接观察荧光的方法对玉米样品进行筛选。取约 2kg 玉米样品在紫外灯下观察，若看到有亮黄绿色荧光，则可再进行定量测定；若看不到黄绿色荧光，则应将玉米敲碎后再观察，若仍看不到，则为阴性样品。把霉坏花生选出来在低倍显微镜下检查，若检查不出黄曲霉菌，则该批花生检出 AFT 的机会很少。这些简单方法，在工业生产与粮食收购上都很实用。

2. 薄层色谱法

(1)定性：将点样液和 $AFTB_1$ 标准液点在硅胶 G 薄层板上，放在展开槽内，用丙酮-三氨甲烷（8+92）混合溶剂展开，取出晾干，在 365nm 波长紫外光下观察，如果样品和标准在 R_f 值 0.6 附近出现蓝紫色荧光，则说明可能含有 $AFTB_1$，但为了避免其他荧光物质的干扰，防止假阳性，还应做确证试验。方法是：在点样处覆盖三氟乙酸，三氟乙酸能使 $AFTB_1$ 水解成 $AFTB_{2a}$。由于在 $AFTB_{2a}$ 结构中增加了羟基，分子极性增强，R_f 由原来的 0.6 变为 0.1 左右。$AFTB_1$ 水解反应如下：

(2)定量：定性试验 $AFTB_1$ 为阳性的样品，应做定量测定，确定其含量是否超过国家卫生标准允许的量。

用硅胶 G 薄层板，以最低检出量法进行定量。第一点 $10\mu L AFTB_1$ 标准液（0.04$\mu g/mL$），此点是 $AFTB_1$ 的最低检出量（0.0004μg $AFTB_1$）。此外，在同一张薄层板上点加不同体积的点样液(如 5μL、10μL、15μL、20μL)，每一点间隔 1~1.5cm，经展开后，在紫外光下观察，找出与最低检出量点荧光强度一致的样品点，则该样品点中 AFTB$_1$ 的含量为 0.0004μg，便可计算出食品中 AFTB$_1$ 的含量。

黄曲霉毒素
$$B_1(ppb) = \frac{0.004}{m \times \dfrac{V_1}{V_2}} \times 1000$$

式中，0.0004 为黄曲霉毒素 B_1 的最低检出量(μg)；V_1 为点样液的总体积(mL)；V_2 为与最低检出量相当的点样液体积(mL)；m 为制备样品时相当样品的质量(4g)。

如果样品斑点的荧光比标准的最低检出量的荧光强，则可将点样液稀释适当倍数后再点样或减少点样量，直到样液点的荧光强度与最低检出量的荧光强度一致为止。

3. 酶联免疫吸附法(ELISA)

AFTB$_1$ 为小分子化合物，本身不能产生抗体，使其与羧甲基羟胺反应生成含羧基的衍生物，该衍生物可与牛血清白蛋白结合生成大分子化合物，再将该大分子化合物注入兔体内，即可能产生抗体，并对小分子的 AFTB$_1$ 产生特异结合。将抗体包被于酶标微孔板的孔穴中，4℃过夜。用洗液洗去酶标微孔板中未交联的抗体及杂质。在酶标微孔板的各孔穴中分别加入不同浓度的 AFTB$_1$ 标准溶液和样品萃取液，再加入 AFTB$_1$ 与辣根过氧化物酶(HRP)的结合物，进行竞争吸附，洗去未吸附的物质。加邻苯二胺底物液(含邻苯二胺和过氧化氢的缓冲液)进行显色，如果样品中的 AFTB$_1$ 含量少，则结合在抗体上的 AFTB$_1$－HRP 就多，酶与底物反应显色深，用盐酸终止反应后，在 490nm 处测定其吸光度，与标准曲线比较定量。

显色反应为：

本法的检测范围为 0.1~1ng/mL。最低检出浓度 0.0μg/kg。测定时，应注意控制测定条件，保证样品与标准测定条件的一致。试剂盒应低温保存，并注意有效期。

第八节 几类常见食品的卫生检验

一、调味品的卫生检验

调味品，是指赋予食物咸、甜、酸、鲜、辛辣等特殊味道或特定风味的天然或加工食品，从而改善和增加食品色、香、味等感官性状的一类物质，包括咸味剂、甜味剂、酸味剂、鲜味剂、辛辣剂等。常用的如酱油、醋、酱、食盐、味精等，辛香类物质如八角、茴香、花椒、芥末等。多数调味品不含或很少含有营养成分，实际上不具有营养学意义。这里介绍酱油的各项卫生学指标的测定。

酱油是以富含蛋白质的豆类和富含淀粉的谷类及其副产品为主要原料，经过浸泡、蒸煮后，接种专用的曲霉菌种，有控制地进行发酵，利用微生物酶的催化作用将蛋白质分解，产生一些有特殊风味的鲜味物质，再加入适量的食盐和色素，必要时加一定的防腐剂及香味品等酿制而成。酱油按生产工艺可分为酿造酱油和配制酱油，酿造酱油是原料经微生物发酵制成的具有特殊色、香、味的液体调味品；配制酱油是以酿造酱油为主体，与酸水解植物蛋白调味液、食品添加剂等配制而成的液体调味品。酱油按食用方法还可分为烹调酱油和餐桌酱油，前者为不直接食用，适于烹调的酱油，如老抽酱油；后者既可直接食用，也可用于烹调，如生抽酱油。

酱油在生产、加工、贮存、运输及销售过程中，在各环节均存在各种卫生问题。如生产中所用的各种原辅料和添加剂均应符合相关规定，如原料应符合《粮食卫生标准》（GB2715—2005），生产配制酱油所使用的酸水解植物蛋白调味液应符合《酸水解植物蛋白调味液》（SB10338—2000）等相关规定，应选用蛋白酶活力强、不产毒、不变异的曲霉菌种，并定期进行筛选、纯化，防止杂菌污染、菌种退化和变异产毒。

酱油中的正常成分为水、蛋白质、氨基酸、有机碱、糖类、乳酸、乙酸、乙醇、甘油、食盐、硫酸盐、磷酸盐、钙、镁、钾等。国家食品卫生标准规定，酱油必须具有正常酱油的色泽、气味和滋味，无不良气味，不得有酸、涩、苦等异味和霉味，不浑浊、无沉淀、无霉花浮膜；氨基酸态氮≥4g/L，食盐（以 NaCl 计）≥150g /L，总酸（以乳酸计）≤25g /L。为了防止原料霉变及被污染，或加工过程中接触工具污染，卫生标准还规定酱油中砷（以 As 计）≤0.5mg/kg，铅≤1mg/kg，黄曲霉毒素 B_1 ≤5μg/L，细菌总数≤50000 个/mL，大肠菌群≤300 个/L，不得检出肠道致病菌。

酱油中使用添加剂种类和用量，应符合添加剂使用卫生标准。禁止使用氨法生产的人工酱色增加酱油的色泽深度。人工酱色学名焦糖色，是饴糖、蔗糖或葡萄糖在高温下焦化制得的，呈深咖啡色。若在生产过程中用氨或铵盐作催化剂，则酱油中会含有 4-甲基咪唑，为致惊厥物质。酱油中如添加氨法生产的人工酱色，其铵盐含量会明显增加，故可辨别。

(一)感官检查

(1)取 2mL 样品，置于 25mL 具塞比色管中，加水至刻度，振摇混匀，观察色泽、透明度，应不浑浊，无沉淀物。

(2)取 30mL 样品于 50mL 烧杯中观察，应无霉味，无霉花浮膜。

(3)用玻棒搅拌上述烧杯中的样品，尝其味，不得有酸、涩、苦等异味。

(二)相对密度

酱油的相对密度通常在 1.14～1.20 之间。相对密度的大小，意味着酱油中干涸物质的含量多少。在一般情况下，干涸物质含量多，相对密度大，则外观较浓厚，质量也比较优良。

相对密度测定使用比重计或波美计，结构见图 3-7。上部细玻璃管中有刻度标签表示相对密度读数，下端球形玻璃泡内部装有汞或铅粒。

将样品摇匀，置于 100mL 干燥量筒中约 3/4 体积，勿使产生气泡，

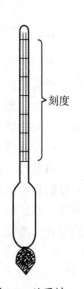

图 3-7 比重计

记录样液温度。将比重计洗净擦干，缓缓沉入样液中，待静止后，再轻轻按下少许，松手让其自由上下跳动。再次静止后，读取酱油水平液面与比重计相交处的读数，即为样品的相对密度。不可读取因附着力而升起的液面接触比重计的刻度。还要注意比重计放入后，不能触及容器的四周和底部。

相对密度值要求在 20℃ 测定，如样品测定温度不是 20℃ 时，测定结果应按表 4-9 校正后报告结果。

表 3-9　　　　　　　　　　　　　不同温度时相对密度补正值

温度(℃)	补正值	温度(℃)	补正值	温度(℃)	补正值
30	+0.0046	21	+0.0005	12	-0.0034
29	+0.0041	20	0	11	-0.0038
28	+0.0036	19	-0.0004	10	-0.0042
27	+0.0031	18	-0.0009	9	-0.0047
26	+0.0026	17	-0.0013	8	-0.0051
25	+0.0022	16	-0.0018	7	-0.0056
24	+0.0018	15	-0.0022	6	-0.0061
23	+0.0013	14	-0.0026	5	-0.0067
22	+0.0009	13	-0.0030	4	

工业生产上常用波美度表示酱油的相对密度。波美计的构造与比重计相同，但刻度标签为波美度(Be')，两者换算关系如下：

$$波美度 = 145 - \frac{145}{相对密度}$$

(三) 总酸和氨基酸态氮

酱油为发酵食品，均具有一定酸度。酱油中的总酸包括乳酸、乙酸、琥珀酸和柠檬酸等多种有机酸，以乳酸含量最高，故总酸以乳酸含量表示。适量的有机酸对增加酱油的鲜味有帮助，但酸度过高，不但酱油滋味不好，而且表示有酸败现象，当酱油受到微生物污染时，其中的糖分被分解成有机酸而使其酸度增。酱油的总酸以氢氧化钠标准溶液滴定，电位计指示 pH = 8.2 为终点。

氨基酸是酱油鲜味的重要来源之一，也是决定酱油质量等级及营养价值的重要指标。氨基酸含有羧基和氨基，由于它们作用生成中性内盐，在滴定总酸时不消耗氢氧化钠标准溶液。测定氨基酸态氮时，加入甲醛以固定氨基的碱性，使羧基游离显示酸性，以氢氧化钠标准溶液滴定，用酸度计指示 pH = 9.2 为终点。

$$R—CH—COO^- + 2HCHO \longrightarrow R—CH—COO^- + H^+$$
$$NH_3^+ \qquad\qquad N(CH_2OH)_2$$
$$H^+ + OH^- \longrightarrow H_2O$$

酸度计法测定总酸与氨基酸态氮可连续进行。取一定体积 $V(mL)$ 样品稀释到 V_1 (mL)，从中取 $V_2(mL)$ 用氢氧化钠标准溶液滴定至酸度计指示 pH=8.2，消耗氢氧化钠标准溶液的体积为 $V_3(mL)$；然后加入一定量甲醛后，继续用氢氧化钠标准溶液滴定至酸度计指示 pH=9.2，消耗氢氧化钠标准溶液的体积为 $V_5(mL)$；同时用相同量的稀释用水做空白试验，记录每次终点分别消耗氢氧化钠标准溶液的体积为 $V_0(mL)$ 和 $V_4(mL)$，样品中总酸和氨基酸态氮计算如下：

$$总酸(以乳酸计，g/L) = \frac{(V_3 - V_0) \times c \times 0.09}{V \times \dfrac{V_2}{V_1}} \times 1000$$

$$氨基酸态氮(N，g/L) = \frac{(V_5 - V_4) \times c \times 0.014}{V \times \dfrac{V_2}{V_1}} \times 1000$$

式中，c 为氢氧化钠标准溶液的量浓度(mol/L)；0.09 为与 1.00mL 氢氧化钠标准溶液 $[c(NaOH)=1.0mol/L]$ 相当的以 g 表示的乳酸的质量；0.014 为 1.00mL 氢氧化钠标准溶液 $[c(NaOH)=1.0mol/L]$ 相当的以 g 表示的氮的质量。

测定时应注意：

(1)甲醛不应含有聚合物，如果含有聚合物，可过滤澄清后使用。加入甲醛后应立即滴定，如放置时间过久，甲醛会聚合形成聚甲醛，从而影响测定结果。

(2)据报道，酱油中铵盐可使氨基酸态氮测定结果偏高，因铵盐与甲醛作用产生酸。

$$4NH_4Cl + 6HCHO \longrightarrow (CH_2)_6N_4 + 4HCl + 6H_2O$$

计算时应扣除铵盐，否则会引起误差。

(四)食盐

食盐与氨基酸相辅给予酱油鲜味，食盐含量太少，达不到调味作用，且酱油易腐败变质；太多，则味苦，咸而不鲜，造成酱油质量不佳。酱油中一般含食盐 150g/L 以上。

测定酱油中食盐(以氯化钠计)的含量，可用电位滴定法和摩尔法，前者判断滴定终点不受酱油颜色的影响，后者无需电位滴定计，但由于酱油颜色的影响，判断终点较为困难。

(五) 铵盐(包括胺盐)

酱油中铵盐有两个来源，一是蛋白质的分解产物，如酱油不洁，含细菌多，细菌可将酱油中的蛋白质分解而产生游离的无机铵盐；二是加入氨法生产的酱色时引入。所以测定酱油中铵盐，可判断是否加入氨法生产的酱色，另外，当用凯氏定氮法测定氨基酸态氮时，需要减去铵盐中的氮量，才能表示氨基酸态氮的准确结果。

铵盐测定时，将酱油在弱碱性环境中蒸馏，氨游离蒸出被硼酸溶液吸收，再用盐酸标准溶液滴定。根据盐酸标准溶液消耗量计算铵(胺)盐含量。反应式如下：

$$NH_4^+ + MgO \Longrightarrow 2NH_3\uparrow + Mg^{2+} + H_2O$$

$$2NH_3 + 4H_3BO_3 \Longrightarrow (NH_4)_2B_4O_7 + 5H_2O$$

$$(NH_4)_2B_4O_7 + 2HCl + 5H_2O \Longrightarrow 2NH_4Cl + 4H_3BO$$

二、乳与乳制品的检验

乳与乳制品包括生鲜乳及由生鲜乳经不同的加工方式而成的消毒乳、乳粉、炼乳、酸乳、奶油及奶酪。乳中含有蛋白质、脂肪、乳糖、可溶性无机盐、维生素及各种酶类，它们均匀地分散在水中，形成稳定而复杂的胶体系统。

一般牛乳主要成分含量为：水分占 87.5%～87.6%；脂肪占 3.4%～3.8%；乳糖占 4.6%～4.7%；蛋白质占 3.3%～3.5%；无机盐占 0.7～0.75%；总固体占 12.4%～12.5%。

乳与乳制品富含多种营养成分，适宜微生物的生长繁殖。微生物污染乳与乳制品后，在其中大量繁殖并分解其营养成分，造成腐败变质。蛋白质分解产物，如硫化氢、吲哚等可产生臭味，影响乳及乳制品的感官性状，且使其失去食用价值。乳及乳制品中的乳糖分解成乳酸，使其 pH 值下降，呈酸味，并导致蛋白质凝固，所以可通过感官检查及酸度的测定判断其新鲜程度。病畜乳应用抗生素，饲料中农药残留，或受到有害金属或受霉菌、霉菌毒素等污染，加工贮存设备中有害物转移等因素均可导致乳与乳制品的污染。此外，人畜共患传染病的病原体污染、乳与乳制品的掺伪等，也是应重视的卫生问题。对于各种乳与乳制品，我国制定了相应的卫生标准及分析方法。表 3-10 是《鲜乳卫生标准》（GB19301—2003）所规定的理化指标，本节讨论脂肪、酸度的测定。

表 3-10　鲜乳理化指标

项目	指标	项目	指标
相对密度（20℃/4℃）	≥1.028	杂质度，mg/kg	≤4.0
蛋白质，g/100g	≥2.95	铅（Pb），mg/kg	≤0.05
脂肪，g/100g	≥3.1	无机砷，mg/kg	≤0.05
非脂乳固体，g/100g	≥8.1	黄曲霉毒素 M_1，μg/kg	≤0.5
酸度，°T		六六六，mg/kg	≤0.02
牛乳	≤18	滴滴涕，mg/kg	≤0.02
羊乳	≤16		

(一) 乳与乳制品中脂肪的测定

乳与乳制品中脂肪以脂肪球形式存在，脂肪球被酪蛋白钙盐包裹，处于高度分散的胶体分散系中，不能直接被乙醚、石油醚提取，需预先处理使脂肪游离出来，再进行测定。我国国家标准检验方法有哥特里-罗紫法（即碱性乙醚提取法）、盖勃氏法、巴布科克氏法和伊尼霍夫氏碱法。哥特里-罗紫法为国际标准化组织（ISO）、联合国粮农组织/世界卫生组织（FAO/WHO）等采用，是乳及乳制品脂类定量的国际标准法，其准确度较盖勃氏法及巴布科克氏法高。此外，还有自动化仪器分析法等。

1. 哥特里-罗紫法

利用氨溶液使包裹脂肪球的酪蛋白钙盐成为可溶性的铵盐，破坏包裹脂肪球的乳化层，使脂肪游离出来，用乙醚提取出脂肪，蒸馏去除溶剂后，残留物即为乳脂肪。反应式为：

$$NH_2R(COO)_6Ca_3 + 6NH_4OH \longrightarrow NH_2R(COONH_4)_6 + 3(CaOH)_2$$

取一定量样品于抽脂瓶中（见图3-8，也可用100mL具赛量筒代替），加入氨水，充分混匀，置60℃水浴中加热5min，振摇2min。加入乙醇，充分摇匀，水浴冷却后，依次加乙醚和石油醚振摇，静置澄清，读取醚层体积。取一定体积醚层至一已恒重烧瓶中，蒸馏回收乙醚，将烧瓶置98~100℃烘箱中干燥，直至恒重。计算样品中脂肪含量。

哥特里-罗紫法测定乳脂方法准确，可作为其他测定方法的校证方法。加入乙醇，可使乙醚提取的醇溶性物质转溶入乙醇。加入石油醚，可以降低水分（包含水溶性物质）在乙醚中的溶解度，使分层清晰。

2. 盖勃氏法

以硫酸溶解乳中的非脂成分，使酪蛋白钙盐变成可溶性的重硫酸酪蛋白化合物，减小脂肪球的附着力，并增加液体密度，而使脂肪容易浮出。其反应式如下：

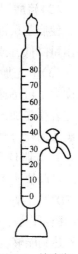

图3-8　抽脂瓶

$$NH_2R(COO)_6Ca_3 + 3H_2SO_4 \longrightarrow NH_2R \cdot (COOH)_6 + 3CaSO_4$$
$$NH_2R(COOH)_6 + H_2SO_4 \longrightarrow H_2SO_4 \cdot NH_2R(COOH)_6$$

加入异戊醇，能降低脂肪球的表面张力，促使脂肪从乳中游离出来，从而使其集合，再经加热和离心，使脂肪完全析出，浮集于表面而达到乳脂计上部的刻度部分，即可直接读取乳中的脂肪含量。

测定时按照步骤操作：于盖勃氏乳脂计（图3-9）中加入硫酸10mL，再用乳吸管准确吸取混匀乳样11mL，沿着管壁小心加入乳脂计中，注意避免与硫酸混合。加入异戊醇1mL，塞紧橡皮塞，以纱布包好、扎紧，反复振摇至乳蛋白凝块全部溶解，此时温度升高，溶液呈均匀的棕色液体。将乳脂计塞朝下，静置数分钟，置于65~70℃水浴中，5min后取出擦干。将乳脂计用天平平衡后，对称地放入乳脂离心机中，尖端朝向中心，以800~1000r/min速度离心5min。取出乳脂计，塞朝下，再置于65~70℃水浴中5min，注意水浴的液面应高于乳脂计中的脂肪层。将乳脂计取出擦干，塞朝下，细心调节橡皮塞，使脂肪层的底缘与乳脂计的某一刻度重合。立即读取脂肪层所占的刻度数，即得脂肪含量（%）。盖勃氏乳脂计的颈部标有刻度1~8，8个大格的容积为1mL，每1大格容积为0.125mL。每一大刻度相当于脂肪含量1%，每小刻度相当于0.1%。因为乳密度平均为1.030，11mL乳样质量为11×1.030=11.33（g）。脂肪密度平均为0.9，则每大格脂肪质量为0.125×0.9=0.1125（g），所以，当脂肪层占据乳脂计上1大格时，说明11.33g乳样中约含有0.113g脂肪，即1%脂肪含量。

操作时应注意：

（1）加入试剂和乳样时，注意勿沾湿乳脂计口；否则，须擦干后

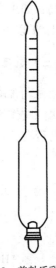

图3-9　盖勃氏乳脂计

再塞橡皮塞，以防止塞子滑出。

（2）硫酸用量和浓度必须严格控制。用量太多或浓度过高，容易使乳中有机物质炭化，使脂肪层混有黑色炭粒；用量不足或浓度过低，则乳蛋白质不能充分溶解，而使乳脂检出量降低，或脂肪层内出现白色凝聚物，引起混浊。

（3）应先加硫酸，再加乳样，最后加异戊醇。如果先加乳样，后加硫酸，则由于硫酸密度大，可迅速下沉与乳样相混，立即产生高热，引起炭化或使橡皮塞不易塞紧；若异戊醇比乳样先加入，可直接与硫酸混合，除了生成可溶于酸的硫酸酯外，还可形成许多不溶于硫酸的化合物，经离心后这些化合物与脂肪同时分离出来，导致测定结果偏高。

3. 乳脂仪器分析法简介

乳脂快速测定仪是检测牛乳脂肪含量的专用仪器。这种仪器带有配套的稀释剂，稀释剂由 EDTA 二钠、氢氧化钠、表面活性剂和消泡剂组成。测定原理是利用螯合剂破坏牛乳中悬浮的酪蛋白胶束，使其溶解。悬浮物中只有脂肪球，用均质机将脂肪球大小调整均匀，再经稀释达到能够应用朗伯-比尔定律测定的浓度范围，利用比浊分析测定脂肪含量。

牛乳成分综合分析仪利用红外光谱法，可同时测定牛乳中的脂肪、蛋白质、乳糖等组分，它们的特征波长分别是：脂肪为 $5.723\mu m$（脂肪酯键中的碳基），蛋白质为 $6.465\mu m$（蛋白质的肽键），乳糖为 $9.610\mu m$（乳糖中的羟基）。

仪器分析法的最大优点是操作简单，且分析速度快，每小时可完成几十个甚至数百个样品的分析。

（二）乳与乳制品酸度测定

乳与乳制品酸度常用°T 表示，酸度度数是以酚酞作指示剂，中和 100mL 乳及乳制品所需 0.1mol/L 氢氧化钠标准溶液的毫升数。

正常新鲜牛乳的酸度为 16~18°T，国家食品卫生标准规定≤18°T。乳牛品种、饲料、挤乳与泌乳期不同可能使酸度略有差异。如果牛乳存放时间过长，因细菌繁殖可使酸度明显增高；如果乳牛患病或患急、慢性乳房炎，则酸度可降低；向乳中掺水或掺碱，酸度可降至 16°T 以下。所以鲜乳酸度反映了乳的新鲜程度及乳质情况。

（三）乳与乳制品消毒效果检查

生牛乳含磷酸酶，能分解有机磷酸化合物苯基磷酸双钠生成苯酚，苯酚再与 2，6-双溴醌氯酰胺作用呈蓝色，消毒牛乳中磷酸酶被破坏，不能发生蓝色反应。蓝色深浅与消毒完全与否有关。反应式如下：

第九节 食品器具和包装材料的卫生检验

食品器具和包装材料,是指直接接触食品的各种容器及其内壁涂料、各种食品工具和包装材料。这些材料材质种类很多,有纸、竹、木、天然纤维、金属、搪瓷、陶瓷、玻璃、塑料、橡胶、化学纤维等。在使用过程中,材质中的某些成分可能迁移到食品中,产生各种卫生问题,纸、竹、木、天然纤维易引起微生物污染,金属、搪瓷、陶瓷、玻璃的主要问题是有害金属溶出,塑料、橡胶、化学纤维、涂料等可释放出游离单体、低聚物、添加剂以及降解产物等。

为保证使用安全,我国对食品容器、包装材料和食品用工具、设备等进行了规范化管理,制定了相应的管理办法、卫生标准和检验方法。针对食品容器和包装材料的理化特点,其检验方法常采用浸泡试验,即用蒸馏水、乙酸、乙醇和正己烷来分别模拟水性、酸性、酒精性、油性等食品,在规定条件下对容器或材料进行浸泡,然后对浸泡液做综合检验及有毒有害成分的单项检验,以检测可能溶出的各种有害物质的量。

一、样品的采集与制备

(一)成型品的采集

每批样品常按 0.1% 随机采样。其中,金属、瓷器类 ≥6 个,小于 500mL 的,采 10 个;塑料制品 ≥10 个,小于 500mL 的,则加倍采样。管材按长度采集,随机截取材质和直径相同并有一定长度(根据浸泡液需要量计算)的管材 5 根,纸张采样时随机截取10cm×10cm 大小共 10 张。

(二)成型品的原料的采集

按每批包数 10% 随机取样,小批时不得少于 3 包,从选出的包数中取出不少于 2kg 的样品总量,用四分法缩分成 500g,分装两份,一份供检验,一份密封保存 2 个月,以备仲裁分析。对食品容器涂料则由生产厂按该产品相同工艺条件制备全覆盖涂料的试片10cm×10cm 或 5cm×15cm、厚度小于 2mm 的试片共 6~10 片供检验。若所提供的试片为单面覆盖涂料的,则应同时提供基材作为对照。

所采样品要有代表性,而且必须满足检验方法的需要量,样品量为检验需要量的 3 倍,供检验、复验和备查用。如某种容器,要求用 4 种浸泡液进行浸泡,还要做平行试验,则需取 24 个容器。

(三)样品的浸泡处理

(1)样品先用餐具洗涤剂洗涤,自来水冲洗,再用蒸馏水冲洗后晾干。根据样品接触食品的种类选择合适的浸泡液,常用蒸馏水、4%乙酸、20%或 65%乙醇和正己烷浸泡,分别模拟水性、酸性、酒精性、油脂性食品。此外,还用乳酸、碳酸氢钠和蔗糖等水溶液作为浸泡液。不同样品浸泡条件不同,通常浸泡温度为室温、60℃和100℃,浸泡时间通常为 0.5h、1h、2h、6h、24h,具体条件视样品和检验项目而定。

（2）浸泡液加入量：对于食品容器及袋形制品，加入浸泡液至距离容器上口 1cm 处（袋形制品可用烧杯支撑）。扁平制品、板材、薄膜、试片、吸管和橡胶制品等，直接用浸泡液单面或全部浸泡（全部浸泡时其浸泡面积按两面计算）。按接触面积以 $2mL/cm^2$ 计算加入浸泡液的量。无法计算接触面积的样品，按重量以 $20mL/g$ 加浸泡液。测定容器口边缘彩饰中的有害物质时，则将食具倒扣在浸泡液中，并使浸泡液淹没至边缘以上 2cm 处。

样品面积的计算方法，随容器的种类不同而异。形状简单的样品可直接度量计算，如扁平皿，可直接按直径计算，对于形状复杂或不规则样品，则可将其划分为几个便于测量和计算的简单的几何图形，分别计算每部分面积，再汇总计算总面积。如图 3-10～图 3-12 所示碗、饭盆和平碟内壁面积、汤匙和彩饰边缘内外壁面积的计算。

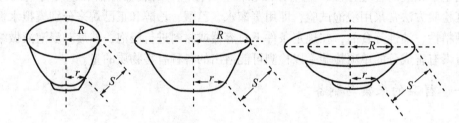

图 3-10　碗、饭盆和平碟

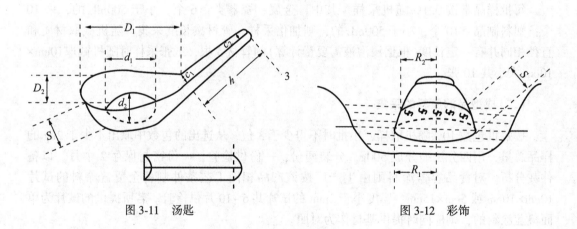

图 3-11　汤匙　　　　　　　　　　　　图 3-12　彩饰

$$碗、饭盆和平碟内壁面积 = \pi S(R+r) + \pi r^2$$

$$汤匙的内外壁面积 = \left[\pi S\left(\frac{D_1 + D_2}{4} + \frac{d_1 + d_2}{4} \right) + \frac{\pi}{4} \cdot d_1 d_2 + \frac{(C_1 + C_2) \cdot h}{4} \right] \times 2$$

$$彩饰边缘内外壁面积 = \pi S\left(\frac{D_1 + D_2}{4} + \frac{d_1 + d_2}{4} \right) + \frac{\pi}{4} \cdot d_1 d_2$$

（3）浸泡注意事项：浸泡液用量除考虑浸泡要求外，还应满足测定需要。浸泡时可以适当搅动，并注意除去样品表面附着的气泡，以免影响浸泡效果。如溶剂蒸发损失较多，则应及时补加。

（四）结果和评价

按 $2mL/cm^2$ 计算加入浸泡液，测定结果以每升浸泡液中被测成分的 mg 数表示（mg/L）。

检验中如有一项指标不符合卫生标准，则应从备检样品中再抽取样品进行复检，复检结果，只要有一项指标不符合卫生标准，产品即为不合格。

二、食品用塑料制品的卫生检验

（一）常见塑料的种类

食品容器、食具和包装材料的检验项目主要有蒸发残渣、高锰酸钾消耗量、重金属、甲醛和脱色试验等。本节以塑料成型品为例，介绍检验方法，其他类材料成品的检验可参照此类方法。

塑料和合成树脂是由大量小分子单体通过共价键聚合而成的高分子化合物。塑料成型品是以树脂为主要原料，加入适量辅助剂，在一定条件下塑化而成的高分子材料制品。根据加热后性能的变化可分为热塑性和热固性塑料。热固性塑料在加热后发生变化，不能恢复其原来形态，如酚醛树脂、三聚氰胺树脂等；热塑性塑料加热后柔软，冷却后仍保持其原来的形态，如聚乙烯、聚氯乙烯树脂等。还可根据单体种类分为一元聚合物（由相同的单体聚合而成）、二元聚合物（由两种不同单体共聚）、三元或多元聚合物（三种或三种以上不同单体共聚）。我国目前规定可用于制造食品容器、食具和包装材料的塑料主要有聚乙烯（PE）、聚丙烯（PP）、聚苯乙烯（PS）、聚氯乙烯（PVC）、聚偏二氯乙烯（PVDC）、偏氯乙烯-氯乙烯共聚树脂（VDC/VC）、聚碳酸酯（PC）、聚对苯二甲酸乙二醇酯（PET）、聚酰胺（PA）、丙烯腈-丁二烯-苯乙烯共聚物（ABS）、丙烯腈-苯乙烯共聚物（AS）、三聚氰胺甲醛树脂（MF）。

塑料的阻隔性差，增加了食品被微生物污染的机会。塑料上附着的杂质和污物不易洗刷，再生制品的来源复杂，我国《食品用塑料制品及原材料卫生管理办法》规定，不得使用回收塑料加工食品容器、食具和包装材料。塑料中含有的一些低分子化合物，如未参与聚合的游离单体、未完全聚合的低聚合度化合物、分解产生的低分子化合物等，均可能转移到食品中。另外，塑料制品使用的胶黏剂和印刷的油墨中也含有多种有害物质，油墨中含有铅、铬、汞、镉等重金属，胶黏剂中含有甲苯二胺，这些物质会对人体产生各种危害，如苯可使红细胞和白细胞减少，甲苯、乙苯、异丙苯对神经系统有毒性作用，偏二氯乙烯单体具有致突变作用等。我国卫生标准对各种食品用塑料及其制品中相关项目作了明确规定，常用塑料制品的卫生标准见表 3-11。

表 3-11 　　　　　　　常用塑料制品的卫生标准（≤表中数值）　　　　　（单位：mg/L）

项目	聚乙烯 PE	聚丙烯 PP	聚氯乙烯 PVC	聚苯乙烯 PS	聚碳酸酯 PC	三聚氰胺 甲醛 MF
蒸发残渣：						
蒸馏水	—	—	—	—	30	30

续表

项目	聚乙烯 PE	聚丙烯 PP	聚氯乙烯 PVC	聚苯乙烯 PS	聚碳酸酯 PC	三聚氰胺 甲醛 MF
4%乙酸	30	30	30	30	30	—
20%乙醇	—	—	30	—	30	—
65%乙醇	30	—	—	30	—	—
正己烷	60	30	150	—	30	—
高锰酸钾消耗量	10	10	10	10	10	10
重金属(4%乙酸)	1.0	1.0	1.0	1.0	0.05	1.0
脱色试验：乙醇 冷餐油或无色油脂 浸泡液	均为阴性					

(二)塑料种类的鉴别

塑料种类不同，产生的卫生问题也不同，因此，在进行食品包装用树脂及其成型品的卫生检验时，应先对材质进行鉴别。根据各种塑料的外观、燃烧的特性和化学反应均可进行种类的鉴别。表3-12是几种塑料燃烧试验鉴别法。不同的塑料，其燃烧的难易程度、火焰颜色、燃烧状态和产生的气味等都不相同，剪一块适当大小的样品用酒精灯点燃，根据塑料燃烧的特性与标准品比较进行鉴别。

表3-12 几种塑料燃烧试验

塑料名称	燃烧难易	离开火焰后	火焰特征	燃烧现象	嗅味
聚乙烯	易燃	燃烧	上端黄色、下部蓝色	熔融滴落	石蜡臭
聚苯乙烯	易燃	燃烧	黄色、黑烟有烟灰	发软	甲醛气味
聚丙烯	稍难燃	燃烧	上端黄色、底部蓝色	膨胀滴落	微石蜡臭
聚氯乙烯	难燃	不燃	外边绿色，冒白烟，底部黄色	软化	氯臭
三聚氰胺	难燃	不燃	淡黄色	膨胀、裂缝发白	甲醛气味
酚醛塑料(无填料)	难燃	不燃	黄色，火花	裂纹、变深色	酚醛臭
酚醛塑料(木粉填料)	缓燃	不燃	黄色，黑烟	膨胀、裂缝	酚醛臭

此外，还有化学鉴别法，如用吡啶法鉴别聚氯乙烯、邻苯二甲酸酐法鉴别酚醛塑料、甲醛法鉴别环氧树脂等。另外，还可以用加热产生的热裂解气进行鉴别，如聚丙烯的热裂解气可以使 pH 试纸显中性、氧化汞试纸显黄色，聚碳酸酯、聚酰胺的热裂解气分别使对

二甲氨基苯甲醛试纸显蓝色及红色。

(三)食品包装用塑料制品的卫生检验

1. 综合指标的检验

由于塑料的成分复杂,很难进行单项分析,故多采用溶出实验分析溶出物的总量和高锰酸钾消耗量作为综合指标,对塑料进行卫生质量评价。另外根据塑料的种类,选择重金属和脱色实验作为常规检验项目。

(1)蒸发残渣试验:取水、4%乙酸、65%乙醇和正己烷4种浸泡液,按所规定的浸泡条件进行浸泡,然后取各浸泡液200mL,分别置于预先用相应浸泡液浸泡并在105℃干燥至恒重的玻璃蒸发器中,在水浴上蒸干,再于105℃干燥至恒重,称取残渣的质量,并扣除试剂空白(即相同量同种浸泡液残渣)的质量,可测出在不同浸泡液中的溶出物质量。

(2)高锰酸钾消耗量:取蒸馏水浸泡液100mL,加1+2稀硫酸5mL和0.002mol/L高锰酸钾标准溶液10.00mL,准确煮沸5min,趁热加入0.005mol/L草酸溶液10.00mL,然后以0.002mol/L高锰酸钾溶液滴定至终点。根据高锰酸钾的消耗量,求得可溶出有机物质的含量。

(3)重金属的检验:取一定量4%乙酸浸泡液,放在50mL比色管中,加水至刻度,加硫化钠溶液2滴,混匀后放置5min,与标准铅溶液比较,便可判断重金属的含量(以铅计)。

(4)脱色试验:脱色试验可了解食具或容器在接触含有油脂类食品或含有酒精性饮料时色素转移的情况。取待测食具1个,分别用蘸有无色食用油和65%乙醇的脱脂棉球,在接触食品处用力往返擦拭100次,棉花上不得染有颜色。4种浸泡液按规定浸泡条件浸泡,其浸泡液亦不得染有颜色。

2. 单项指标的检验

根据所用塑料品种和成分选择测定单项指标。如甲醛检验仅用于 MF,灼烧残渣实验用于聚乙烯树脂原料的卫生检验,聚苯乙烯树脂原料及成型品需检验挥发性的苯乙烯和乙苯等。

甲醛采用国家标准分析方法——盐酸苯经分光光度法。样品经乙酸浸泡后,取定量浸泡液加水稀释,加入盐酸苯肼、铁氰化钾及盐酸,甲醛与盐酸苯肼在酸性条件下被铁氰化钾氧化生成红色化合物,于520nm波长处测吸光度值,与甲醛标准系列比较定量。可用4-氨基安替比邻比色法测定酚醛塑料中的游离酚,用气相色谱法测定乙苯、苯乙烯及异丙苯。

第十节 化学性食物中毒的快速检验

化学性食物中毒(food poisoning by chemicals),是指摄入了被有毒有害化学物污染的食品、被误认为是食品及食品添加剂或营养强化剂的有毒有害物质、添加了非食品级的或伪造的或禁用的食品添加剂或营养强化剂的食品、超量使用了食品添加剂的食品或营养素发生了变化的食品等引起的以急性(acute)或亚急性(subacute)中毒症状为主的疾病。多以急性胃肠炎症状为主,来势急剧,中毒者死亡率高。化学性食物中毒快速检验是采用快速检测方法，快速查明毒物种类和中毒原因，为临床救治提供依据，故通常为定性或半定量分析。

一、毒物分类及快速检验程序

化学性毒物按其理化性质可分为以下几类：

水溶性毒物：如强酸、强碱、亚硝酸盐等。

挥发性毒物：常见的有氰化物、醇、酚、醛、苯、苯胺、硝基苯等。此类毒物相对分子质量较小，具有挥发性，能随水蒸气从样品中蒸馏出来。

不挥发性有机毒物：如巴比妥类安眠药、兴奋剂和生物碱等。此类毒物不能随水蒸气蒸馏出来，但能在酸性或碱性水溶液中被有机溶剂所萃取。

金属和类金属毒物：如砷、汞、钡、铅等。

农药和杀鼠药：如有机磷农药、氨基甲酸酯类农药和含氟农药，以及磷化锌等杀鼠药。

动植物的毒性成分：如河豚毒素、毒蕈毒素、桐油酸等。

毒物快速检验的程序一般为：现场调查，了解中毒情况，做出初步判断；采集样品；快速检验，得出结论。

(一)现场调查

当食物中毒事件发生后，首先应赴现场了解中毒的过程，主要有中毒时间、原因、人数和病人的临床症状和体征，中毒前摄入过何种食物和同食者的症状，中毒后采取的措施和效果，初步确定可疑食物和可疑毒物种类、采样点和采样方法。同时，还应了解是误食误用或自杀、他杀，误食误用引起中毒的应从食物的原料、贮藏的周围环境、食物的加工过程以及包装用具等仔细检查，推测可能误食的是何种毒物。如果是自杀、他杀，则应从可能获得的毒物种类，有无剩余的毒物或呕吐物方面寻找线索。

检验人员在现场调查过程中可借助可疑毒物的颜色、嗅味、理化性质和简单的快速检查初步判断毒物种类，缩小调查范围。

(二)样品采集

对化学性食物中毒样品的采集，不可用均匀和随机的方法采样，而应尽可能采取毒物含量最多的部位。样品最好采集中毒者曾经吃过所剩余的食物、药物，以及盛装容器，其次是中毒者的呕吐物、洗胃液、血、尿、粪便，如中毒者已死亡，可取胃内容物、肝、肾等脏器。采样量宁多勿少，一般应取分析量的3倍，供测定、复核和留作物证保存。所采样品应盛装于干燥洁净的容器内，密塞、贴上封条，尽快送检，或低温保存运输，避免毒物受污染和挥发损失而影响结果。认真填写送检单，包括被检人姓名、性别、年龄、送检日期、样品名称和检验项目等。同时，采样人员应注意自身安全，戴乳胶手套、口罩，在中毒原因不明确的情况下，应配置防化学和生物危害的服装和器具。

(三)检验和结论

毒物快速检验通常是定性或半定量检验，应尽可能采用快速可靠的方法。为了保证分析结果可靠,应采用以上两种方法进行确证,同时做空白对照试验和阳性对照试验。必要时,还要做形态分析,因为同一种金属的不同化合物其毒性相差很大,如 $HgCl_2$ 为剧毒,Hg_2Cl_2(甘汞)毒性很小,而 HgS 则几乎无毒。由于各种快速检验方法会受其灵敏度或特异性的限制,在对检验结果做结论时,应以事实为依据,并注意用词严谨。如检验结果为阴性,应写为"按××方法检验,未检出××",不应写为"无毒物"等;如检验结果为阳性,应写为"按××方法检验,检出××",不应作出"××中毒""××致死"等结论。

二、毒物快速检验方法

出现食物中毒机会较多的无机毒物是砷、汞、钡、铬、锰等。其中,以砷占首位,汞和钡次之。本节介绍砷、汞的快速鉴定。

砷化物在工农业和医药方面用途广泛,接触多,易引起食物中毒。单质砷无毒,但其化合物有毒,其毒性随价态的增高而降低,如砷化氢、三氧化二砷、五氧化二砷毒性大小顺序为:砷化氢>三氧化二砷>五氧化二砷,硫化砷的毒性最小。其中,以三氧化二砷中毒最为常见,它是无臭、无味的白色粉末,俗称砒霜、白砒或信石。农业上常用其粗制品,呈微红色,俗称红砒。其他还有巴黎绿、甲基砷酸锌、砷酸钙、亚砷酸铜、阿斯凡纳明、新阿斯凡纳明等。

砷中毒患者喉部有烧灼感,继之出现口渴、恶心、呕吐、腹泻;有的还出现头晕、头痛、抽搐、丧失知觉、昏迷等神经症状,如抢救不及时,可因呼吸中枢麻痹而死亡。

常见的汞化合物有氯化高汞(升汞)、氯化低汞(甘汞)、硝酸汞、硫酸汞和有机汞制剂,如赛力散(乙酸苯汞)和西力生(氯化乙基汞)等。急性中毒症状为口内有金属味,咽部和食道溃疡、恶心、呕吐,呕吐物中有黏膜碎片的血糊样物质,腹痛、腹泻、血样便、血尿,常有虚脱,有时出现惊厥,严重者可因无尿而引起尿毒症死亡。

凡能溶于水或稀酸的汞化合物和砷化合物,其毒性都很大,如使用不当或误食误用,均可造成人畜的中毒事故。

砷、汞的鉴定,以雷因许氏试验作为预试验,若呈阳性反应,再分别确证。

(一)雷因许氏预试验(Reinsch test)

金属铜在盐酸溶液中能使砷、汞、锑、铋等的化合物还原成元素状态或生成铜合金,沉积于铜的表面,显示不同的颜色和光泽,可初步判断是否存在这些元素。反应式为:

$$As_2O_3+6HCl \longrightarrow 2AsCl_3+3H_2O$$
$$2AsCl_3+6Cu \longrightarrow Cu_3As_2 \downarrow +3CuCl_2$$
$$HgCl_2+2Cu \longrightarrow Hg(Cu) \downarrow + CuCl_2$$

测定时,取适量样品加水调成稀糊状,加盐酸,使盐酸浓度保持在 $0.5 \sim 2.0mol/L$,加少量氯化亚锡,放入铜丝(或铜片),缓缓加热煮沸 30min,加热过程中不断补加热水,保持体积不减少。小心取出铜丝(或铜片),用水、乙醇、丙酮依次洗净晾干,观察铜丝表面的颜色,如不变色,即可确定样品中不存在砷、汞、锑、铋等。如铜丝表面颜色变化,按表 3-13 初步判断可能存在的毒物,并进一步做确证试验。

试验中需注意:(1)如样品中存在硫化物或亚硫酸盐,也可使铜丝变黑,混淆反应结果。可在样品加入盐酸后,先在水浴上加热除去硫化氢和二氧化硫气体,然后再投入铜丝，以排除干扰。(2)加入氯化亚锡使可能存在的五价砷还原成三价砷，加速与铜丝的反应。(3)盐酸浓度应保持在 0.5~2.0mol/L，如果酸度过低，反应速度慢；酸度过高，易引起砷和汞的挥发损失。故在加热煮沸过程中，应及时补加热水，以保持酸度。(4)当食品中蛋白质和脂肪含量高时，不容易获得准确的结果，必须先经消化破坏有机质，排除干扰。

表 3-13   几种毒物使铜丝变色情况

铜丝变色情况	可能存在的毒物
灰色或黑色	砷化合物
银白色	汞化合物
灰紫色	锑化合物
灰白色	银化合物
灰黑色	铋化合物
黑色	亚硫酸盐，硫化物

(二) 砷的确证试验

1. 升华法

砷受热氧化成三氧化二砷，升华后在管壁上冷却，呈现四面体或八面体结晶。用显微镜观察。

取预试验阳性反应的铜丝，放入一端熔封的毛细管中。将溶封端用小火缓缓加热，使铜丝变成其原来的红色，注意切勿转动或移动。取出铜丝，在显微镜下观察毛细管，若有砷存在，毛细管上部有白霜样光辉结晶，高倍镜下可见晶体呈闪光的四面体或八面体。

实验过程中应注意掌握加热温度，加热温度过高，升华物可能逸出管外，或升华物颗粒太小而不易辨别；若温度太低，升华效果差，也不易观察。如为无机试样，可直接取样作升华试验。

2. 古蔡法

古蔡法又称砷斑法，其反应原理是在碘化钾和酸性氯化亚锡存在下，使五价砷还原为三价砷；锌与酸作用产生新生态氢，三价砷与新生态氢反应生成砷化氢气体，通过乙酸铅棉花(以除去硫化氢干扰)后，砷化氢气体与溴化汞试纸作用，随着砷化氢气体量的增加，生成黄色至棕色的砷斑，借以鉴定砷化物的存在，并可定量。其反应式如下：

$$H_3AsO_4 + 2KI + H_2SO_4 \longrightarrow H_3AsO_3 + I_2 + K_2SO_4 + H_2O$$
$$I_2 + SnCl_2 + 2HCl \longrightarrow 2HI + SnCl_4$$
$$H_3AsO_3 + 3HCl \longrightarrow AsCl_3 + 3H_2O$$
$$Zn + H_2SO_4 \longrightarrow ZnSO_4 + 2[H]$$
$$H_3AsO_3 + 6[H] \longrightarrow AsH_3\uparrow + 3H_2O$$
$$AsCl_3 + 6[H] \longrightarrow AsH_3\uparrow + 3HCl$$

$$AsH_3+3HgBr_2\longrightarrow 3HBr+\underset{(黄色)}{As}(HgBr)_3$$

$$AsH_3+2As(HgBr)_3\longrightarrow \underset{(黄褐色)}{3AsH}(HgBr)_2$$

$$AsH_3+As(HgBr)_3\longrightarrow 3HBr+\underset{(棕色)}{Hg_3As_2}$$

取雷因许氏试验阳性反应的铜丝或有结晶的毛细管，放入小试管中，加水 2mL，无砷硫酸 1 滴，锌粉少许。在试管口塞一小团干燥而疏松的乙酸铅棉花，上盖溴化汞试纸，以橡皮圈固定。待反应 15min 后，如有砷存在，试纸变为黄至黄棕色。

乙酸铅棉花的作用是除去硫化物的干扰。

$$S^{2-}+2[H]\longrightarrow H_2S\uparrow$$

$$H_2S+Pb(AC)_2\longrightarrow PbS\downarrow +2HAC$$

样品中的锑化物、磷化物也干扰本法。砷斑和锑斑的区别：将变色的溴化汞试纸置于盐酸瓶口熏，锑斑褪色，而砷斑不褪色。磷斑和砷斑的区别：将变色的溴化汞试纸置于氨水瓶口熏，变黑者为砷斑，不变黑者为磷斑。

本法适用于各种砷中毒检材的分析，而且灵敏度很高，最低检出限为 $1\mu g$ 砷。

(三)汞的确证试验

1. 升华法

取雷因许氏试验阳性的铜丝，按砷的确证试验升华法项下操作。置显微镜下观察，汞呈黑色光亮不透明小圆球。

2. 碘化汞法

取雷因许氏试验阳性反应的铜丝及针头大小的一粒碘，一并放入毛细管中，按升华法操作。在显微镜下观察，有黄色碘化汞菱形结晶，冷后变成红色，则表示有汞存在。

3. 碘化亚铜法

碘化亚铜与单质汞或二价汞离子作用，生成红色四碘配汞酸亚铜沉淀。反应方程式如下：

$$2CuSO_4+4KI\longrightarrow Cu_2I_2\downarrow +I_2+2K_2SO_4$$

$$2Cu_2I_2+Hg\longrightarrow \underset{(橙红色)}{Cu_2(HgI_4)}+2Cu$$

$$2Cu_2I_2+Hg^{2+}\longrightarrow Cu_2(HgI_4)+2Cu^{2+}$$

试验时，可以用雷因许氏试验阳性的铜丝(汞为单质)，在滤纸条两端各滴碘化亚铜悬浮液 1~2 滴。将雷因许氏试验阳性反应的铜丝洗净晾干后，放在滤纸一端的悬浮液处，另一端悬浮液处放空白铜丝。分别用表面皿覆盖，30min 后观察结果，如有汞存在，则碘化亚铜斑痕变橙红色。也可以直接取含有 Hg^{2+} 的样品溶液加入碘化亚铜悬浮液，出现橙红色，则表示有汞存在。

☞ 思 考 题

1. 什么是食品卫生标准？目前我国食品卫生标准共有多少项目？有多少卫生理化检验方法？

2. 食品理化检验包括哪些内容？

3. 简述建立新的检验方法的步骤?

4. 简述食品样品前处理的目的和方法。

5. 测定食品中水分的方法有哪些? 如何选择?

6. 简述凯氏定氮法测定食品中蛋白质的原理和操作方法

7. 简述索氏提取法测定食品中脂肪的原理,说明索氏提取器的组成。

8. 食品中脂肪有哪些存在形式? 分别如何测定?

9. 什么是粗纤维和膳食纤维? 哪一种更具有营养意义? 测定方法有何不同?

10. 在我国保健食品的定义是什么?

11. 在我国食品添加剂的定义是什么? 有哪些种类?

12. 简述黄曲霉毒素理化性质、结构特点和分析方法。

13. 食品容器和包装材料指的是什么? 对食品容器和包装材料进行卫生检验有何意义?

14. 什么是浸泡试验? 浸泡试验选用何种浸泡试剂? 综合检验项目有哪些?

15. 什么是化学性食物中毒? 说明化学性食物中毒的采样原则和快速检验程序。

（廖　刚、刘　畅）

第四章　空气理化检验

第一节　空气理化检验概述

空气是人类赖以生存的不可缺少的物质。人体与外界环境不断进行着气体交换，从空气中吸入生命必需的氧气，并将物质代谢过程中产生的二氧化碳随呼吸排出体外。空气的正常组分是保证人体生理功能和健康的必要条件。许多自然现象和人为因素可引起空气正常组成的变化，如森林火灾产生烟尘和 CO_2，工业生产、交通运输、生活性炉灶都可产生烟尘和废气等，这些变化对人类的生活与健康产生了直接或间接的危害。英国伦敦烟雾事件、美国洛杉矶光化学烟雾事件、印度博帕尔市急性毒气泄漏事件等都可以造成空气污染，危害人类健康。

空气污染的监测，是环境保护工作的重要组成部分。空气理化检验的目的是掌握大气或车间空气的污染性质和程度等情况，为制定和修订空气质量卫生标准提供依据，提示人们采取各种治理措施，消除危害，改善生存环境，保护身体健康。

空气污染的监测一般可分为以下三类：

(1)污染源的监测：如烟囱、汽车排气口、工厂排污口的检测。监测的目的是了解污染源所排出的有害物质是否符合现行排放标准的规定，分析它们对空气质量的影响，以便对其加以限制。排放口监测应包括对现有的净化装置的性能进行评价。通过长时间定期监测，积累的数据可为进一步修订排放标准和制定环境保护法规提供依据。

(2)环境污染的监测：监测对象不是污染源，而是整个大气。监测的目的是了解环境空气污染的情况，进行大气污染的质量评价。通过长期监测，为修订或制定国家卫生标准和环境保护法规积累资料，为预测预报做准备工作。

(3)特定目的的监测：为了某一目的进行特定指标的监测，包括事故性监测、咨询服务监测等。例如，调查燃煤火力发电厂排出的污染物对周围居民呼吸道的危害，首先应在规定区域内设置大气污染监测点，选定对上呼吸道有刺激作用的污染物 SO_2、飘尘等作为监测指标，测定污染物在一天内的浓度变化；同时，再选定一定数量的人群，测定每人每日对污染物接受量，采用一种特制的个体采样器，测定个体接触量。结合居民体检，找出污染物与疾病之间的关系。

第二节　空气样品的采集

空气样品要具有代表性，应使样品测定结果能正确反映采样点空气污染情况及个体接触量。能否有效采到被测物质，受待测物在空气中的存在状态、理化性质、气象条件等多种因素的影响，为此，采样时，应首先对采样现场进行调查，根据测定目的和项目以及被测物排放规律选择好采样点，并确定采样时间、频率、采样方法，根据分析方法的灵敏度选择合适的采气量，并妥善保存所采样品。

一、空气中有害物质的存在状态

(一)气体和蒸气

常温、常压下以气体状态存在的物质，如一氧化碳、二氧化硫、氯气、氟化氢等，逸散到空气中仍然为气体状态。蒸气则是指液体或固体因蒸发或升华而形成的气态物质，如苯、汞与酚、萘等，能以蒸气状态逸散到空气中。气体和蒸气是以分子状态分散于空气中，扩散情况与其相对密度、气温及气流等因素有关，相对密度小的向上飘浮，相对密度大的向下沉降，温度高易扩散，并可随气流方向以相等速率扩散。

(二)气溶胶

气溶胶是固体微小颗粒或微小液滴分散飘浮于空气中的分散体系。根据形成方式的不同，气溶胶可分为分散性气溶胶(包括固态分散性气溶胶和液态分散性气溶胶)、凝聚性气溶胶(包括固态凝聚性气溶胶和液态凝聚性气溶胶)及化学反应性气溶胶三种类型。分散性气溶胶是固体或液体物质在破碎、振荡或喷射时，产生的微粒悬浮在空气中形成的，如碾碎矿石产生的粉尘、喷洒农药时产生的微小液滴等均属此类。凝聚性气溶胶是由过饱和蒸气遇冷凝聚而成，如过饱和水蒸气和有机溶剂蒸气形成的雾滴，金属冶炼时金属蒸气在空气中氧化聚集形成的金属氧化物悬浮颗粒等。化学反应性气溶胶是指有些一次污染物在空气中发生多种化学反应，形成颗粒状物质，悬浮在空气中形成气溶胶。如 NO_2、SO_2 在一定条件下氧化并与水反应生成硝酸、亚硝酸和硫酸，再与空气中无机尘粒反应形成硝酸盐、亚硝酸盐和硫酸盐气溶胶。

通常气溶胶粒子直径为 $0.1 \sim 10 \mu m$。更大的粒子不易悬浮于空气中，更小的粒子因蒸气压力较大，很容易合并成较大的粒子。气溶胶中的微粒在空气中不停地向各个方向作不规则的运动，其移动速度随颗粒大小和空气流速不同而异。按存在的形态，气溶胶又可分为以下三种：

(1)尘：是指能长时间飘浮在空气中的固体微粒，直径大于 $0.1 \mu m$，主要由固体物质机械加工(如粉碎、碾磨)、自然风化和粉末状物质加工、使用时产生，如石英尘、石棉尘、煤尘、水泥尘、铅尘等，属固态分散性气溶胶。

粒径大于 $15 \mu m$ 的微粒，由于本身的重力作用，在静止空气中能迅速降落到地面，称为降尘。如果降尘量大，说明该地区大气烟尘污染严重。

粒径小于 $15 \mu m$ 的微粒，因自身的质量较轻，能在空气中飘浮较长时间，称为飘尘。

(2)烟：粒径小于 $0.1 \mu m$ 的固体微粒称为烟，主要是固体物质加热熔融而产生的蒸气，经氧化冷凝并悬浮于空气中而形成的，属固态凝聚性气溶胶，如燃煤时产生的煤烟、熔铅过程中产生的氧化铅烟、电焊时产生的氧化锰烟等。由于烟的粒径小，降落曲折缓慢，能长时间悬浮于空气中，容易发生扩散。

(3)雾：粒子直径在 $0.1 \sim 10 \mu m$ 之间的液态分散性气溶胶和液态凝聚性气溶胶，统称为雾。由液体物质喷洒逸散到空气中或液体物质的蒸气遇冷后，以尘埃为核心而凝聚成微滴悬浮于空气中。液态分散性气溶胶和液态凝聚性气溶胶颗粒在外形上并无区别，都呈球形，在静止空气中，以等速下降。

二、大气污染采样点的选择

大气污染是由固定污染源(如工厂烟囱)和流动污染源(如交通工具)以及生活炉灶排放的污染物共同扩散形成的。污染物的扩散受季节、时间、地形、地物、污染物的排出高度和气象条件强烈影响。大气采样点的选择，首先要根据监测目的和污染源类型(是点源、群源，还是面源、线源等)来确定，其次还要考虑影响大气污染物浓度的因素。

(一)影响大气污染物浓度的因素

1. 风向和风速的影响

水平气流的来向，称为风向。风向通常分为北、东北、东、东南、南、西南、西、西北八个方位。风速，指单位时间内空气在水平方向流动的距离，单位为米/秒(m/s)。

在一个地区长期观测风向的记录中，从某个方位吹来的风的重复次数所占各方位吹来的风的总次数的百分比，称为风向频率(%)，见表4-1。根据风向频率数据绘成风向频率图。见图4-1中实线。风向频率最大的风向称为主导风向。如表中西南风风向频率最大为17，即该地区的主导风向为西南风。

表 4-1 风向频率和烟污强度系数

指标	北	东北	东	东南	南	西南	西	西北
风向频率(%)	14	8	7	12	14	17	15	13
平均风速(m/s)	3	3	3	4	5	6	6	6
烟污强度系数	4.7	2.7	2.3	3.0	2.8	2.8	2.5	2.1
烟污强度系数(%)	21	12	10	13	12	12	11	9

如果各个方位的平均风速相差不大，则主导风向的下风向区域受污染最严重。从表4-1的实例可以看出，主导风向为西南风，受污染最严重的方位应在污染源的东北方。如果各方位风向的平均风速相差较大，就要考虑风向频率和风速两个因素的综合影响。一个地区受污染的程度与风向频率成正比而与风速成反比。可用烟污强度系数来判断不同方位的污染程度。某个方位烟污强度系数的大小，采用烟污强度系数的百分比来表示。

$$烟污强度系数 = \frac{某方位的风向频率}{该方位的平均风速}$$

$$烟污强度系数(\%) = \frac{某方位的烟污强度系数}{各方位烟污强度系数的总和} \times 100\%$$

由表4-1和图4-1可见，烟污强度系数百分比最大的方位是北方，因此受污染最严重的区域在其对方方位，即南方。

2. 废气排出高度的影响

排出高度,是指烟囱的有效排出高度,即烟囱本身的高度加上烟气上升的高度,也就是烟波中心轴距地面的距离。如图4-2所示。

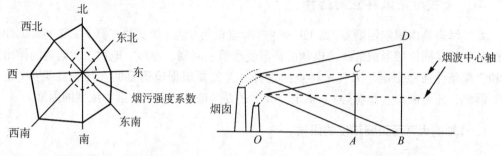

图 4-1 风向频率和烟污强度系数图   图 4-2 排出高度不同时烟波示意图

如其他条件相同,有效排放高度越高,烟波接触地面时的断面就越大(图中 *BD>AC*),距离烟囱也就越远,扩散区域越大,排出口遇到的风力也越大,烟气中有害物质越容易扩散稀释,地面开始受污染的浓度也就越低。反之,烟囱的有效排放高度越低,地面开始受污染的浓度也就越大。因此,当废气经烟囱排放时,烟波要在空气中推进一定的距离后才能接触地面,烟囱附近地面处污染物浓度反而较低。当废气是由家庭炉灶等无组织排放时,废气沿地面扩散,有害物质浓度随距离的增加而降低。

(二)采样点的选择

1. 采样点选择的原则和要求

我国《环境监测技术规范》(大气和废气部分)对采样点设置制定了以下原则和要求:

(1)采样点应设在整个监测区域的高、中、低三种不同污染物浓度的地方。

(2)在污染源比较集中,主风向比较明显时,应将污染源的下风向作为主要监测范围,布设较多的采样点,在其上风向布设对照点。

(3)工业较密集的城区和工矿区,人口密度大及污染物超标地区,要适当增设采样点;在郊区和农村,人口密度小及污染物浓度低的地区,可酌情少设采样点。

(4)采样点的周围应开阔,应避免靠近污染源,根据污染源的高度和排放强度选择合适的距离设点;避免靠近高层建筑物,以免受高层建筑物下旋流空气的影响,通常采样点与建筑物的距离应大于建筑物高度的两倍。采样点水平线与周围建筑物高度的夹角应不大于30°。要尽量避开表面有吸附能力的物体(如建筑材料和树木),间隔至少1m。交通密集区的采样点应设在距人行道边缘至少1.5m的地点。

(5)根据监测目的确定采样高度。研究大气污染对人体健康的危害时,采样点应离地面1.5~2m;若连续采样例行监测,采样口高度应距地面3~15m;若置于屋顶采样,采样点的相对高度在1.5m以上,以减小扬尘的影响。各采样点应该容易接近、安全,并能提供可靠的电源,各采样点的采样设施、条件要尽可能一致或标准化,使获得的监测数据具有可比性。

2. 采样布点方法

（1）网格布点法：将监测区域的地面划分成若干均匀网状方格，采样点设在两条直线的交点处或方格中心。对于有多个污染源，且污染源分布较均匀的地区常用此法布设采样点，它能较好地反映污染物的空间分布。网格的大小视污染程度、人口密度而定。污染源密集地区网格要小些，污染源强度弱且分散地区网格可大些。

（2）同心圆布点法：适用于受单一污染源或多个污染源构成的一个污染群所影响的地区布设采样点。以单一污染源或污染群的中心为中心，以不同的距离为半径作多个同心圆，从圆心开始向周围引出若干条射线，一般在八个方位作射线，射线与同心圆的交点即为采样点。根据污染源、风向、频率、有害物质排出高度和排放量等情况，在不同方位一定范围内设采样点。常年主导风向的下风向可以多设一些采样点。

（3）功能分区布点法：将监测区域划分为工业区、商业区、居住区、工业和居住混合区、清洁区等，再根据具体污染情况，在各功能区设置一定数量的采样点。清洁对照点一般设在无污染区或远郊地区，一般在污染较集中的工业区和人口较密集的居住区多设采样点。按功能区划分布点法多用于区域性常规监测。

（4）扇形布点法：适用于孤立的高架点污染源，而且主导风向明显的地区。以污染源所在位置为顶点，常年主风向的下风向的扇形区域不同距离设置采样点，同时在无污染区选择对照点。扇形的角度一般为45°，不超过90°。

在实际工作中，往往采用以一种布点方法为主，兼用其他方法的综合布点法，使采样网点布设更加完善合理。为了掌握污染物的垂直分布情况，对于建筑物沿山坡层层分布的城市，除了设置水平采样点外，还需要设置一些垂直采样点。

目前，监测大气污染最有效的方法是建立大气污染自动监测系统，即在一个城市、一个区域或一个国家设置监测网，由监测中心站控制和指挥一系列的监测站，各监测站与中心站之间保持自动的信息联系。在一个监测区域内，采样点设置数目应根据监测范围大小、污染物的空间分布特征、人口分布及密度、气象条件、地形及经济条件等因素综合考虑确定。

（三）采样时间

国家卫生标准规定居住区大气中有害物质的最高容许浓度有两种，即一次浓度（瞬间或10~20min）和日平均浓度（24h连续或一日多次平均），因此，每日都应选择适当时间（包括夜间）采样几次，这样既可测得一次浓度，也可计算出日平均浓度。

三、工作场所空气污染采样点的选择

对工作场所空气污染状况调查，可以评价工作场所的环境条件，为改善劳动环境、职业卫生评价和经常性卫生监督工作提供科学依据；鉴定和评价工作场所中通风、消烟除尘等卫生技术设施的效果；调查职业中毒原因；通过现场调查与理化检验相结合，为制定职业卫生标准和厂房设计等提供依据。

（一）现场调查

为了有效地采集欲测成分，采样前，必须对工作场所进行现场调查，必要时可进行预采样。现场调查主要包括：①工作过程中使用和产生的物料的种类、数量、纯度、杂质及

其理化性质等；②工作流程和设备的完好程度；③工作地点、劳动者的人数和工作状况、接触有害物质的程度、频度及持续时间等；④工作地点空气中有害物质的逸出规律、存在状态、浓度等；⑤工作地点的卫生状况和环境条件、卫生防护设施及其使用情况、个人防护设施及使用状况等。

(二) 采样点的选择

2004 年，我国制定了《工作场所空气中有害物质监测的采样规范》(GBZ159—2004)，包括工作场所空气中有毒物质和粉尘监测的采样方法，适用于时间加权平均容许浓度、短时间接触容许浓度和最高容许浓度的监测。

采样地点一般应设在工作地点呼吸带。采样点应根据采样目的和生产现场实际情况决定。了解有害物质的主要发生源，应在不同生产设备或不同生产环节附近设采样点；了解有害物质的污染范围，应在发生源周围不同方向(主要是下风向)、不同距离、多个作业地点、休息地点以及办公室设采样点；为了解有害物质的污染强度和对劳动者健康的影响，可在不同作业不同工种劳动者经常进行操作的工作地点呼吸带高度设采样点；估计人体接触有害物质的水平，应在工作地点呼吸带高度设采样点，根据一个工作班内各工作地点作业时间长短和测定浓度，计算时间加权平均浓度，或用个体采样器随劳动者活动采样；为评价卫生防护措施效果，应在使用和停止使用防护措施时分别在工作地点呼吸带设采样点，必要时，可在密闭通风设施内外采样。总之，根据采样目的和现场情况，对于一种有害物质，可在一个工种的一个工作地点或多个工作地点采样，也可在多个工种多个工作地点采样，这样才能反映有害物质对不同地点的污染情况和接触情况。因此，必须首先熟悉采样现场的生产过程，才能正确布设采样点。

四、室内空气样品采样点的选择

根据我国《室内空气质量标准》(GB/T18883—2002)和《民用建筑工程室内环境污染控制规范》(GB50325—2001)对室内环境检测布点的要求，在监测室内空气污染时，应该按照所监测的室内面积大小和现场情况确定采样点的位置、数量，以便能正确反映室内空气污染物的水平。

(1)采样点选择的原则：室内空气的采样点应避开通风道和通风口，离墙壁距离应大于 0.5m。采样点的高度原则上与人的呼吸带高度相一致，相对高度 0.5~1.5m。

(2)采样点的数量：室内采样点的数量应按房间的面积设置，原则上小于 $50m^2$ 的房间应设 1~3 个点；50~100m^2 设 3~5 个点；100m^2 以上至少设 5 个点。样点设在对角线上，或呈梅花式均匀分布，当房间内有 2 个及以上的采样点时，应取各点检测结果的平均值作为该房间的检测值。

对于民用建筑工程的验收，应抽检具有代表性房间的室内环境污染物浓度，采样检测数量不得少于 5%，并不得少于 3 个房间。房间总数少于 3 间时，应全数采样检测。凡进行了样板间室内环境污染物浓度测试结果合格的，抽检数量减半，但不得少于 3 个房间。

(3)采样时间和频率：采样前，至少关闭门窗 4h。年平均浓度至少连续或间隔采样 3 个月，日平均浓度至少连续采样 18h；8h 平均浓度至少连续采样 6h；1h 平均浓度至少连续采样 45min。评价室内空气质量对人体健康影响时，在人们正常活动情况下采样；对建筑物的室内空气质量进行评价时，应选择在无人活动时进行采样，最好连续监测 3~7 日，至少监测 1 日。每次平行采样，平行样品的相对误差不超过 20%。经装修的室内环境，采样应在装修完成 7d 以后进行，一般建议在使用前采样监测。

五、采样方法

(一)集气法

集气法是将现场空气样品直接收集在一定体积的容器中带回实验室进行分析的采样方法。

集气法适用于采集气体或蒸气状态物质；适用于空气污染物浓度较高、分析方法灵敏度较高，只需要采集少量空气时；不宜采用浓缩法采样时，例如，采集不易被吸收液吸收或吸附剂吸附的物质，有害物质逸出时间较短，需要采集瞬间空气中有害物质的浓度时，不宜用采样动力时等。采样后应尽快分析，其测定结果只能表示空气中有害物质的瞬间浓度或短时间内的平均浓度。

集气法常用的容器有玻璃集气瓶、注射器和塑料袋等。使用不同的采集器时，可分别使用注射器采样法、塑料袋采样法、真空采样法和置换采样法。

1. 注射器采样法

用 50mL 或 100mL 医用气密型注射器作为收集器。首先，抽取现场空气将注射器清洗 3~5 次，再采集现场空气，然后将进气端密闭。在运输过程中，应将进气端朝下，注射器活塞在上方，保持近垂直位置，利用注射器活塞本身的重量，使注射器内空气样品处于正压状态，以防外界空气渗入注射器，影响空气样品的浓度或使其被污染。用气相色谱分析的项目常用注射器采样法采样。

2. 塑料袋采样法

选用对欲测污染物不吸附、无解吸、不渗漏，也不与所采集的空气污染物发生化学反应的塑料袋作为采样容器，见图 4-3。在采样现场，用大注射器或手抽气筒将现场空气注入塑料袋内，挤压排出，反复清洗塑料袋数次后，排尽残余空气，再注入现场空气，密封袋口，带回实验室分析。通常使用 50~1000mL 铝箔复合塑料袋、聚乙烯袋、聚氯乙烯袋、聚四氟乙烯袋和聚酯树脂采气袋。使用前，应检查采气袋的气密性，并对待测物在采样袋中的稳定性进行试验。所用的采气袋应具有使用方便的采气和取气装置，而且能反复多次使用，其死体积不应大于其总体积的 5%。

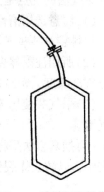

图 4-3 采样用塑料袋

3. 真空采样法

真空采样法使用带活塞的集气瓶为采样容器。采样前，先用真空泵将集气瓶内的空气抽出，使瓶中剩余压力约为 1333.2Pa，关闭活塞。然后带到采样地点，打开活塞，待被测空气充满瓶内，关闭活塞，带回实验室分析。

采气体积为：

$$V = V_P \times \frac{P - p}{P}$$

式中，V 为实际采气体积(L)；V_p 为集气瓶容积(L)；P 为采样时的大气压(Pa)；p 为抽真空后集气瓶中剩余的压力(Pa)。

集气瓶抽真空的方法如图4-4所示。将集气瓶与闭口压力计的开口端连接，打开两者连接端的活塞。闭口压力计预先用水银装满至封口顶端(顶端不能留有气泡和水滴)，另一端水银面保持在接近 U 形管的底部。启动真空泵后，系统的压力逐渐下降，当闭口压力计顶端水银柱下降至两端水银面相差为 10mm 时，集气瓶中剩余压力即为 1333.2Pa。

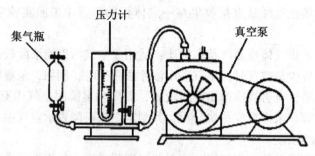

图 4-4　集气瓶抽真空装置

4. 置换采样

将有双口的集气瓶连接在抽气动力上(单口瓶可安装具有长短玻璃管的橡皮塞，将短管连接抽气动力，长管插入接近瓶底)，打开两端瓶口，抽取比集气瓶容积大 6~10 倍的空气，使瓶中原有的空气全部被置换成采样现场空气，密闭，带回实验室分析。若采样现场无或不可用抽气动力时，也可用不与被测物质起反应的水、食盐水等液体注满集气瓶，在采样地点将集气瓶内的液体放掉，被测空气即会充满集气瓶。

集气法的优点是方法简便，但需注意以下几点：

(1)注意选用惰性材质的收集容器，防止收集容器器壁对待测组分的吸附和解吸附现象，塑料袋对某些气体有扩散和渗透作用，如二氧化硫、氟化氢、硫化氢等。

(2)所用注射器要清洁不漏气，其检查方法是将注射器垂直架起，芯子可自由落下，吸空气至满度，密封进气口，静置24h，腔内剩余空气应不小于原空气体积的60%。

(3)采气袋使用前应检查气密性，检查方法是在袋内注入空气后，将袋压入水中不应冒气泡。

(4)抽真空法采样时，集气瓶应为硬质厚玻璃做成，而且抽真空时应将集气瓶放在厚布袋中，以防止炸裂伤人。

(二)浓缩法

空气中待测物质浓度一般较低，或分析方法的灵敏度较低时，不能用集气法采样，需要使有害物质与空气分离并被浓缩到某种采集器上，然后才能分析，这种采样方法称为浓缩法。浓缩法采样仪器由采集器、采气动力和气体流量计三部分组成。浓缩法采样测得的结果是采样期间被测物质在空气中的平均浓度。根据待测有害物质的理化性质和在空气中的存在状态以及现场情况不同，浓缩法包括以下几种情况：

1. 气体和蒸气的采集

被测物质以气体或蒸气状态存在于空气中时，最常用的采样方法是使空气以一定的流速通过盛有吸收液的采集管。当气体或蒸气以气泡形式通过吸收液时，由于气泡中有害物质分子浓度高于气液界面上的浓度，迅速扩散到气液界面上，被吸收液溶解或发生化学反应而被吸收，与空气分离。

(1)吸收液：选用的吸收液要能迅速溶解被测物质或与之迅速起化学反应，有良好的吸收效果，被测物质在其中稳定，并适合分析方法的要求。常用的吸收液有水、水溶液、有机溶剂、吸收剂溶液等。最理想的吸收液不仅能吸收被测物质，而且可兼做显色剂，在采样的同时可进行分析。例如，用盐酸萘乙二胺溶液作吸收液，可同时采集和测定氮氧化物。

(2)颗粒状固体吸附剂：气体、蒸气在常温下可以不同程度地被固体吸附在其表面上。固体吸附剂是多孔物质，不仅有大的外表面，而且有更大的内表面，各种固体吸附剂表面积和极性不同，吸附能力和吸附物质种类也不同。固体的吸附作用包括物理吸附和化学吸附，化学吸附比物理吸附力强。当采集有害物质含量低的空气样品时，常用颗粒状固体吸附剂富集被测物质。

采集气体和蒸气常用的颗粒状固体吸附剂有活性炭、硅胶、活性氧化铝和高分子多孔微球等。

硅胶表面的硅醇基是其吸附活性中心，可进行化学吸附，是一种极性吸附剂，对极性物质有强烈的吸附作用。吸附空气中水分会降低其对待测物质的吸附能力，使用前需要活化，即在100~110℃烘干除去物理吸附水，控制含水量可以控制其活度大小，从而可以选择性地吸附不同的极性物质。硅胶的吸附力较弱，吸附容量小，已吸附的物质容易解吸。不同的被测物质有不同的解吸方法，可用极性溶剂洗脱，也可在350℃条件下，通氮气或清洁空气解吸所采集的物质，或用饱和水蒸气在常压下蒸馏提取等。硅胶的白色本底，有利于观察在它上面发生的颜色反应，所以检气管多用硅胶为吸附剂。

活性炭是一种非极性吸附剂，可用于非极性和弱极性有机蒸气的吸附。活性炭吸附水很少，而且所吸附的水可被非极性或弱极性物质所取代，因而适宜于空气中有害物质浓度很低时，需要长时间采样，或空气的相对湿度较高时采样。不同原料(椰子壳、杏核、动物骨)烧制的活性炭的性能不完全相同。可通氮气加热(250~300℃)解吸或用适宜的有机溶剂洗脱。活性炭的吸附容量大，吸附力强，较难解吸。

高分子多孔微球是一种多孔性芳香族化合物的聚合物，使用较多的是二乙烯基苯与苯乙烯的共聚物。它具有表面积大、机械强度较高、耐高温(250~290℃)、疏水性、耐腐蚀等特点，较容易解吸，主要用于采集有机蒸气，特别是采集一些分子量较大，沸点较高，又有一定挥发性的有机化合物，如有机磷、有机氯农药以及多环芳烃等。通常选用粒径较大(20~50目)的高分子多孔微球，以减小通气阻力，可用较大的采样速度采集浓度低、分子量大的物质。

高分子多孔微球在使用前必须经过净化和活化处理。

固体吸附剂采样避免了溶液吸收法在采样过程中待测物易挥发损失的缺点；固体吸附剂对气体、蒸气和气溶胶都有较高的采样效率，采集在固体吸附剂上的待测污染物比在溶液中更稳定，可存放几天甚至数周，且可以长时间采样，适用于大气污染物的日平均浓度的测定；另外，固体吸附剂采样管便于携带。

（3）收集器：用来采集气体和蒸气的采集管有气泡吸收管和多孔玻板吸收管（也称玻砂滤板吸收管）。气泡吸收管专供采集气体和蒸气用，多孔玻板吸收管，除可用于采集气体、蒸气外，还常用来采集烟、雾状态的物质。

气泡吸收管的结构如图 4-5 所示。气泡吸收管有大型和小型气泡吸收管两种。两者结构和用法相同，大型气泡吸收管可盛 5~10mL 吸收液，采样速度一般为 0.5~1.5L/min；小型气泡吸收管可盛 1~3mL 吸收液，采样速度一般为 0.1~0.3L/min。外管上部直径较大，起缓冲作用，可以避免采样时吸收液被吸出，下部直径逐渐缩小且较长，使吸收液柱增高，增加空气与吸收液的接触时间；内管上端为进气口，下端出气口的内径较小，约为 1mm，以形成细小气泡，增加气体与吸收液的接触面积，下端距管底距离为 5mm，上部外侧支管与采气动力相连。使用前应进行气密性检查和采样效率实验。通常要求单个气泡吸收管的采样效率大于 90%，若单管采样效率低，可将两个气泡吸收管串联采样。

多孔玻板吸收管有直型和 U 型两种（图 4-6），直型的结构与气泡吸收管基本相同，区别在于，其内管底部有一片用玻砂烧结的多孔玻板，当空气自上向下通过多孔玻板时，产生的气泡更多更细小，同时又使气泡的运动速度减慢，采样效率比气泡吸收管明显提高。U 型管的粗管底部亦有一片用玻砂烧结的多孔滤板，空气自细管进入吸收管，自下而上通过多孔玻板，在吸收液中形成大量细小气泡。由于其采样效率高，通常使用单管采样，当被测物浓度较高时，可用双管串联采样。

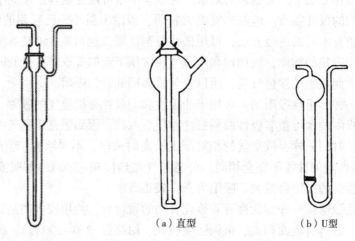

（a）直型　　　　　　（b）U型
图 4-5　气泡吸收管　　　　　图 4-6　多孔玻板吸收管

固体颗粒采样管是一种管内填充有固体颗粒吸附剂的玻璃管。由于活性炭管易于制备、方便储运且价廉，已被普遍用做个体采样器上的采集管。而硅胶本身为白色，可用显色剂预先浸渍，可在采样的同时显色，完成测定，常用于快速检气管中。图 4-7 所示为一种活性炭采样管，长 70mm、内径 4mm，管内装两段一定规格的活性炭颗粒（20~40 目），两段中间和后端填以氨基甲酸乙酯泡沫塑料，前端进气口塞有小量玻璃棉，管的两端熔封。采样时，割断两端熔封口。采气速度为 0.1~0.2L/min。采样后，用合适溶剂洗脱测定，或用热解吸器解吸，用气相色谱法测定。

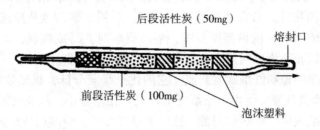

图 4-7 活性炭采样管

低温冷凝浓缩法，又称为冷阱法。空气中某些低沸点物质，在常温下用固体吸附剂很难完全被阻留，应用制冷剂使采集器中固体吸附剂的温度降低，在低温下可提高低沸点物质的采样效率。

低温冷凝浓缩法装置如图 4-8 所示。采样管内加入吸附剂。常用的制冷剂有冰-盐水（-10℃）、干冰-乙醇（-72℃）、液氮-乙醇（-117℃）、液氮（-196℃）以及半导体制冷器等。根据被采成分沸点选择制冷剂。采样后，加热气化并通入载气解吸被采成分，直接进入色谱柱中分离和测定。

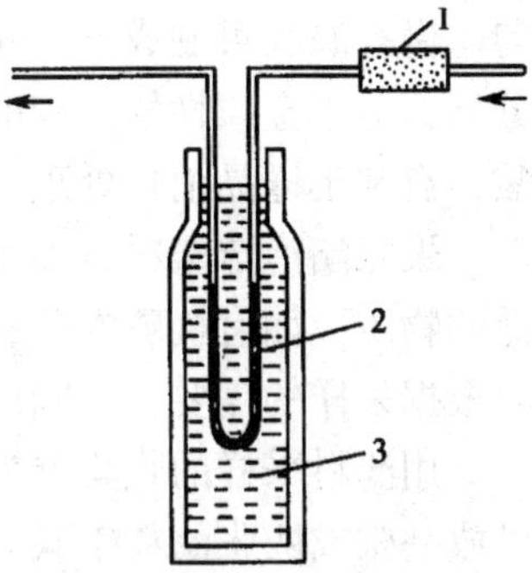

冷阱法采样时，空气中水分和二氧化碳等也会同时被冷凝下来，降低被测成分的吸附容量，当加热解吸时，也随被测组分同时气化，增大了气化体积，降低了浓缩效果，有时还会影响测定。因此，在采样管的进气口接上干燥净化管，内装高氯酸镁、烧碱石棉等干燥净化剂。

1—干燥管；2—采样管；
3—制冷剂

图 4-8 低温冷凝浓缩采样

2. 气溶胶的采集

气溶胶的采样方法主要有沉降法和滤料法，多孔滤板吸收管可采集雾和部分烟状物质，冲击式吸收管法应用较少。

（1）静电沉降法：主要用于烟尘状有害物质的采样。空气样品通过 12000～20000V 电压的电场时，气体分子被电离，产生的离子附着在烟、尘微粒上，使微粒带正电荷，此带正电荷的微粒沉降到电场的负极上。将负极表面沉降物清洗下来，进行分析测定。此法优点是采气速度快、采样效率高，但在有爆炸危险的现场不能使用；需要一定的仪器设备，维护的要求也较高。

（2）滤料和采样夹：烟和粉尘的采集，是使空气通过装有滤料的采样夹，将空气中的烟尘颗粒阻留在滤料上而被采集。

滤料主要有纤维状滤料和筛孔状滤料，纤维状滤料是由天然纤维或合成纤维素制成的各种滤膜和滤纸，如定量滤纸、玻璃纤维滤纸、聚氯乙烯滤膜，筛孔状滤料如微孔滤膜、聚氨酯泡沫塑料等。滤料具有大小不等的孔隙，通透性较好。可通过多种途径阻留烟尘颗粒，粒径大于孔径的颗粒被阻截，也可因惯性碰撞、扩散沉降、静电吸引等作用而被阻留。用滤料采样的效率与滤料的性质特点、烟尘颗粒大小、采气速度等有关。

玻璃纤维滤纸由纯超细玻璃纤维制成，厚度小于 1mm。因纤维细，构成的孔隙多，通气阻力比纤维滤纸小，适用于大流量采集低浓度的有害物质。采样效率较高，可耐

400～500℃的高温，吸湿性小，不溶于水、有机溶剂和某些酸，采样后可用水、有机溶剂和稀硝酸等提取待测物质，若要将玻璃纤维消解，需用氢氟酸或焦磷酸。其缺点是灰分高，某些成分空白值增高，机械强度较差，溶液提取时，易成糊状，需要过滤分离浸渍液。石英纤维滤纸以石英为原料制成，空白值底，但价格昂贵。

定量滤纸由纯净的植物纤维素浆制成。它的优点是灰分低，机械强度高，不易破裂，较耐热（150℃），价格低廉。但由于滤纸纤维较粗，孔隙较小，故通气阻力大。采集的气溶胶颗粒能进入滤纸内部，解吸较困难。滤纸的吸湿性大，吸湿后机械强度下降，由于吸湿性，当用称重法测定空气中颗粒物的浓度时，误差大。空气采样时，主要使用中、慢速定量滤纸或层析滤纸。

聚氯乙烯滤膜的通气阻力小，不吸水，除有过滤作用外，还具有很强的静电引力，其阻留率更高。现已普遍使用滤膜采集粉尘。

微孔滤膜和聚氨酯泡沫塑料属于筛孔状滤料，由纤维素基质交联成筛孔，孔径较均匀。微孔滤膜可制成 0.1～0.8μm 的孔径，采样效率高，较耐高温，在沸水中可煮沸，灰分低，适于金属性气溶胶的采集。它能溶于丙酮、醋酸乙酯等有机溶剂，也易溶于热的浓酸，有利于样品消化处理。

聚氨酯泡沫塑料表面积大，通气阻力小，适用于较大流量采样，对分子量大、含量很低的物质，如有机磷农药、有机氯农药、多环芳烃等，采样效率较高。聚氨酯泡沫塑料可以根据采样的需要，切割成所需大小和厚度。

用滤料采样的收集器为采样夹，如图 4-9 所示。采样夹分为单层和双层，双层采样夹可放一张或两张滤料串联采样。采样前，需进行密封性检查，装上滤料开始抽气后堵住进气口，流量计指示回零，表示密封性好。

（3）冲击式吸收管：构造如图 4-10 所示。其结构特点和使用方法类似气泡吸收管，内管下口内径很小，约 1mm，下口距吸收管底 5mm，下口的射出气流速度可达 60m/s，由于惯性，烟尘颗粒快速冲击管底而被吸收液阻留。冲击式吸收管采样效率与粉尘颗粒大小和密度有关，颗粒和密度小，其惯性就小，采集效率就低。因此，冲击式吸收管不能采集气体和蒸气状态物质，采集烟、雾的效果较差，目前粉尘采样已由滤膜法取代，此法已较少使用。

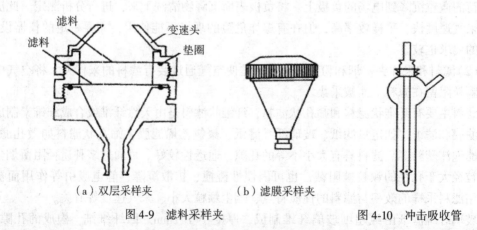

（a）双层采样夹　　　（b）滤膜采样夹

图 4-9　滤料采样夹　　　　　　　　图 4-10　冲击吸收管

3. 气态和气溶胶混合时的采样方法

许多空气污染物并不是以单一状态存在，常以气态和气溶胶两种状态共存，需要同时采集和测定，并且不能改变它们原来的存在状态。两种状态污染物的同时采样法是把气体采样方法和气溶胶采样方法结合在同一个采样器中，主要有浸渍试剂滤料法、泡沫塑料采样法、多层滤料采样法以及扩散管与滤料组合采样法等。

浸渍试剂滤料法即在滤纸或滤膜上浸渍某种化学试剂，气态物质与滤料上化学试剂起反应而被采集，利用滤料的物理阻留作用、吸附作用，可采集颗粒态污染物。浸渍滤料的采样效率高，应用范围广泛。

聚氨基甲酸酯泡沫塑料具有多孔性，比表面积大，通气阻力小，它既可以阻留气溶胶，又可以吸附有机蒸气，适用于较大流量的采样。适合采集蒸气和气溶胶共存的污染物。

多层滤料采样法是将多层滤料串联起来对蒸气和气溶胶两种状态共存物进行采集。通常第一层滤料采集颗粒物，第二层或第三层滤料是浸渍过化学试剂的滤纸，用于采集通过第一层的气态组分。为了减少气态物质在第一层滤膜上的吸附，第一层可采用带有加热套的采样夹。采用该方法时需注意气体被第一层滤料吸附或与颗粒物反应，导致两相组成发生变化。

扩散管和滤料夹组合装置也可用于采集混合污染物。扩散管为内壁涂有吸收液膜的玻璃管。采样时空气首先进入扩散管，气体分子质量小、惯性小，易扩散到管壁上，被吸收液吸收，颗粒物则受惯性作用通过扩散管，被后面的滤料阻留。气体的采样效率与吸收液的吸收效果、扩散管的长度和气体流量有关。

4. 采气动力

用浓缩法采样时，要使空气通过采集器时，需要抽气动力。常用的采气动力有手抽气筒、水抽气瓶、电动抽气机和压缩空气吸引器等。

（1）手抽气筒：如图 4-11 所示，它由一个金属圆筒和活塞构成，往返拉动活塞即可连续抽气，进气和排气由三通开关控制。根据手抽气筒的容积和抽气次数来控制和计算采气量，手动控制采气速率。手抽气筒适用于采气量较小、速率较慢的短时间采样，例如检气管法、溶液法中的快速测定采样。用注射器连接上三通活塞可代替手抽气筒。使用前，应检查密封性和校正容积，可用一定容积的注射器来校正容积。堵住吸气口，用力抽拉活塞柄，然后慢慢松手，若活塞快速返回原处，则表明密封性好。

（2）压缩空气吸引器：结构如图 4-12 所示，由金属制成。利用压缩空气高速喷射时，吸引器产生的负压作为抽气动力，控制压缩空气的喷射量可调节采气速度。可用于各种采气速度和时间的采样，适用于禁用明火及无电源但具备压缩空气的场所，特别适用于矿山

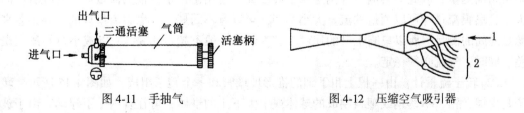

图 4-11　手抽气　　　　　　　　图 4-12　压缩空气吸引器

井下采样，可以连续使用。

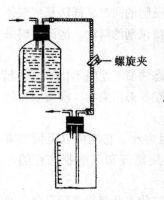

螺旋夹

图 4-13 水抽气瓶

（3）水抽气瓶：水抽气瓶是用两个 2~10L 有容积刻度的小口瓶组成的采样装置，瓶口橡皮塞上装有长短玻璃管各一根，用橡皮管连接两根长玻璃管，将两瓶放在不同高度，在高位瓶中充满水，松开螺旋夹，两瓶间产生虹吸作用，水由高位瓶流向低位瓶，此时高位瓶短玻璃管处即产生负压而吸气，如图 4-13 所示。采样时，将吸收管与高位瓶的短玻璃管连接，调节螺旋夹松紧程度，可控制采样速度，高位瓶中水面下降的体积刻度，即为所采集空气的体积。水抽气瓶适用于现场无电源或易燃、易爆场所作为抽气动力，也适合于采气量小、采样时间长采样速度较慢的场所。使用前，应先检查是否漏气。

（4）电动抽气机：常用的电动抽气机有吸尘器、真空泵、刮板泵和薄膜泵等。

吸尘器是一种流速较大、阻力较小的采气动力。例如，用滤料采样夹采集烟、尘时，可用吸尘器作采气动力，使用时每隔半小时应停机片刻，以防电动机发热损坏。

真空泵产生的负压很大，适用于阻力较大的采集器作采气动力。真空泵可长时间采样，但机身笨重，不便现场使用。

刮板泵的体积小、重量轻、便于携带，适用于各种流速的采集器，可进行较长时间采样。

薄膜泵的重量较轻，便于携带，噪声小，采样速度不大，适用于阻力和流速均较小的采集器作抽气动力，并能连续使用。大气采样器和大气自动分析仪上广泛使用薄膜泵作采气动力。

用电动抽气机采样时，必须连接流量计，由采样速度和采样时间计算采气量。

5. 流量计

流量计是测量空气流量的仪器。常用的流量计有皂膜流量计、转子流量计、孔口流量计和湿式流量计等。

（1）皂膜流量计：构造如图 4-14 所示，一根带有体积刻度的玻璃管，玻璃管的下部有一管口向上的气体入口侧管，玻璃管的下端安装一个橡皮球。使用时，在橡皮球内注入肥皂水，用手挤压橡皮球，肥皂水上升到侧管口，从侧管口流入的气流使肥皂水产生肥皂膜，并推动肥皂膜沿管内缓慢上升，记录皂膜由玻璃管的起始刻度线至终止刻度线所需的时间，即可计算出气体流量。

由于皂膜的重量轻、气密性好，沿管壁移动的摩擦力小(20~30Pa)，同时体积和时间均可精确测量，因此皂膜流量计测定的精确度高，常用于校正其他的流量计。管径有不同大小，皂膜流量计可以测量的流量大小不同，可以有不同规格。皂膜流量计的主要误差来源是时间的测量，所以皂膜上升的速度不宜太快，一般不超过 4cm/s，以减小时间测定误差。同时，气流必须稳定。

（2）转子流量计：由一根上粗下细的锥形玻璃管和一个转子组成，如图 4-15 所示。转子是由铜、铅、不锈钢或塑料制成的球体或上大下小的锥体，可在管内上下浮动。由于玻璃管中转子下端的环形孔隙截面积比上端的大，当气体从玻璃管下端向上流动时，转子下

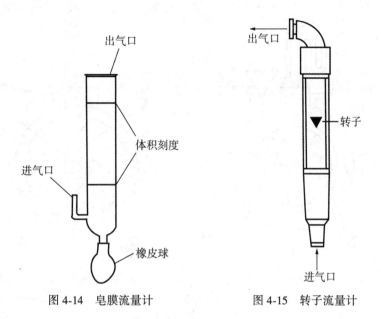

图 4-14　皂膜流量计　　　　　图 4-15　转子流量计

端的流速小，上端的流速大。因此，气体对转子的压力下端比上端大，压力差使转子上升，在不同位置转子所受压力差大小不同。当压力差、气流对转子的摩擦力共同产生的上升力与转子自身的重量相等时，转子就停留在某一高度，这一高度的刻度值指示这时气体的流量(Q)。气体流量与采样时间的乘积即为采气体积。气体流速越大，转子上升越高。气体流量计算公式如下：

$$Q = K\sqrt{\frac{\Delta P}{\gamma}}$$

式中，K 为常数；γ 为空气密度，mg/m^3；Q 为空气流量；ΔP 为压力差。

实际采样时，并不用公式计算流量，而是在玻璃管上刻有流量刻度，经校正后直接读数。

使用时应注意，气体流量受气温和气压的影响。若空气湿度大，应在转子流量计进气口前连接干燥管除湿，以防转子吸附水分增加自身质量，影响测量结果。使用前，应在收集器与流量计之间连接一个小型缓冲瓶，以防止吸收液流入流量计而损坏采样仪。

(3)湿式流量计：由一个金属筒制成，内装半筒水，筒内装有一个绕水平轴旋转的鼓轮，将圆筒内腔分成 4 个小室，如图 4-16 所示。当气体由进气管进入小室时，推动鼓轮旋转，鼓轮的转轴与筒外刻度盘上的指针连接，指针所示读数即为通过气体的流量。进气管内径不同，最大流量限额不一样。刻度盘上的指针每转一圈为 5L 或 10L。记录测定时间内指针旋转的圈数就能算出气体流过的体积。

采样同时可由流量计附带的压力计、温度计，测定通过气体的压力和温度，多加的水可从水位计的出口溢出，保证筒内水量准确。使用前，应进行漏气、漏水检查。

湿式流量计测量气体流量准确度较高，测量误差不超过 5%。但自身笨重，不方便携带，常用于实验室中校正其他流量计。

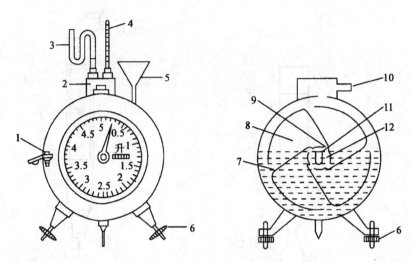

1—水位口；2—水平仪；3—开口压力计；4—温度计；5—加水漏斗；6—水平螺丝
7—小室外孔；8—小室；9—小室内孔；10—出气管；11—进气管；12—圆柱形室

图4-16 湿式流量计

6. 专用采样器

在空气理化检验工作中，为了便于采样，常将收集器、气体流量计和采气动力组装在一起形成专用采样器。采样时，可以选择不同的收集器，多选用转子流量计测量气体流量，以电动抽气机作为采气动力。有些采样器上还装有自动计时器，能方便、准确地控制采样时间。专用采样器体积小、重量轻、携带方便、操作简便。

按采样对象，专用采样器可分为气体采样器和粉尘采样器；按使用方式，专用采样器可分为个体采样器、携带式采样器和固定式采样器；按采气动力，专用采样器可分为动力式采样器和无动力采样器；按流量大小，专用采样器可分为大流量采样器、低流量采样器等。

(1)大气采样器：由薄膜泵、转子流量计、流量调节阀、电池盒组成，收集器为气泡吸收管、玻板吸收管、固体颗粒吸收管等。适合于采集气体和蒸气，用多孔玻板吸收管可采集烟雾状气溶胶。采样器有多种产品和型号。

(2)粉尘采样器：主要由刮板泵、转子流量计、流量调节阀、电池盒组成。收集器为采样夹，可采集烟和尘，采气流量较大，可达40L/min，采集烟状物质的流量较小，否则会影响采样效率。粉尘采样器有多种产品和型号。

(3)动式个体采样器：分为动式个体大气采样器和动式个体粉尘采样器。仪器的组成和用途与大气采样器和粉尘采样器相同，其不同之处是采气泵和流量计更微小，电源为干电池或蓄电池，因而体积小、重量轻(1~2kg)，便于随身携带，可用皮带将采样器固定在工人腰部，收集器夹在领口接近呼吸带处，用橡皮管连接收集器和采样器，随着工人活动，在一个工作日进行连续采样，根据一个工作班采样时间、采气速度和测得的有害物质量，计算浓度，测定结果为工人一个工作日内接触的有害物质的平均浓度。最常用的是活性炭管采气态物质。这种在一个工作日内进行低流量长时间的采样方法，即用动式个体采样器采样，更能反映劳动者接触有害物质的实际水平。国内已有多种动式个体采样器供应，如先进的个体粉尘采样器，采用两级采样，初级采样常用 10mm 尼龙旋风除尘器除去大部分 5μm 以上及 10μm 全部尘粒，再经滤膜采样器，采集呼吸性粉尘。

（4）静式个体监测器：是无抽气动力和流量计的个体剂量器，又称无动力个体采样器。现用的静式个体监测器，只用于采集气体和蒸气状态物质。监测器按原理可分为扩散型和渗透型两种，也有同时具有两种作用的个体监测器。因它没有采气动力和流量计，所以重量轻、体积小，操作简便。

扩散型个体监测器的基本构造包括外壳、扩散层和收集剂三部分。外壳用塑料或铝合金制成多种形状。壳体上一面或两面有通气孔，有害物质通过通气孔进入监测器内。盒内有收集剂。外壳与收集剂之间的空间为静止空气层，称为扩散层。有害物质进入扩散层后，在静止空气层中形成稳定的浓度梯度，从进气口扩散到收集剂表面并被迅速吸附或吸收。根据被采集物质的性质选择收集剂。吸附在收集剂上的被测物质总量 $W(ng)$ 可根据费克氏（Picks）第一扩散定律计算：

$$W = D\frac{A}{L}(C_1 - C_o) \times t$$

式中，D 为分子扩散系数，cm^2/min；A 为扩散空间接触面积，cm^2；L 为扩散层厚度，cm；C_1 为扩散层中靠近进气孔一侧空气中被测物质浓度，它等于采样地点空气浓度，ng/cm^3。C_0 为吸附（收）介质表面层空气中被测物质浓度，因被测物迅速被收集剂收集，故可认为 $C_0 = 0$，故 $\Delta C = C_1$；t 为采样时间，min。

一个工作班的时间加权平均浓度 $C_{TWA}(mg/m^3)$ 为

$$C_{TWA} = \frac{W}{D\frac{A}{L}t}$$

渗透型个体监测器的基本构造包括外壳、渗透膜和收集剂。渗透膜为有机合成薄膜，如硅酮膜等，一种气体渗入某渗透膜的渗透力为一固定值。收集剂可用吸收液和固体吸附剂，根据被采集物质的性质选择收集剂。将收集剂装在渗透膜内，被测气体接触渗透薄膜后很快透入，并被收集剂吸收或吸附。透入薄膜被吸收的被测物质量是空气中该气体的浓度和接触时间的函数。

采样时，将监测器固定在胸前或衣领上，经一个工作日的暴露采样后，取出收集剂，经溶剂洗脱，按常规分析方法分析被测物质总量，计算一个工作日内的时间加权平均浓度。

7. 最适采气量和采样效率

（1）最适采气量：是保证测出空气中有害物质某一最小浓度所必须采集的空气体积。即假设空气中被测物质的浓度等于要求测出的最小浓度时，需要采集多大体积的空气，才能使采集的被测物质达到分析方法的检测限而被检出。按此采气量采样，测定结果出现了阴性，说明被测物质低于要求测出的最小浓度，为真阴性；若采气量未达到最适采气量，则可能出现假阴性。最适采气量为

$$V = \frac{s \times a}{t \times b} \times n$$

式中，V 为最适采气量(L)；S 为分析方法检测限(μg)；t 为被测物质的最高容许浓度(mg/m^3)；a 为样品液(吸收液或固体吸附剂洗脱液)总量(mL)；b 为分析时所用样品液量(mL)；n 为保险系数。

保险系数 n 应根据测定目的、有害物质浓度和现场实际情况等因素确定。例如，判断有害物质浓度是否达到最高容许浓度，则只需测出等于和大于卫生标准的浓度即可进行评价，低于卫生标准就是符合卫生要求，不需要测出具体数值。因此，被测物质的最高容许浓度就是要求测出的最小浓度，其保险系数应取 1，若现场条件许可并需要增加采气时间，n 可大于 1。有的毒物毒性较大，为研究浓度低于最高容许浓度时对人体是否有害，根据需要可要求测出相当于最高容许浓度 1/2、1/3 或更低的浓度值，要求测出的最小浓度是最高容许浓度的 1/2、1/3 等，n 可相应取 2、3 等，以增加采气体积，保证达到分析方法的检测限。若已知被测物质浓度很高，是最高容许浓度的 2 倍、3 倍或更高时，其 n 可减为 1/2、1/3 等，以减少采气体积，可减少采气时间和避免分析时稀释样品的麻烦。

(2)采样效率：是指在规定的条件(如采样流量、采样时间等)下，采样方法所采集到待测物的量占其总量的百分数。在选择采样方法或建立新的采样方法时，都需要检验其采样效率。在空气理化检验工作中，采样方法的采样效率应高于 90%，否则将对测定结果产生较大影响。

检验采样效率的方法如下：

①用实际采集量评价：将两个采集器串联采样，然后计算前一个采集器中有害物质的量占两个采集器总采集量的百分数，则前一个采集器采样效率 K 为

$$K = \frac{m_1}{m_1 + m_2} \times 100\%$$

式中，m_1、m_2 分别为前后两个采集器中有害物质量。

②用标准气体评价：当有标准气体时，可用标准气体作为样品，用单个采样器采样，采样效率 K 为

$$K = \frac{a}{m} \times 100\%$$

式中，a 为单个采样器的采集量；m 为标准气体中待测物的量。

许多因素影响采样效率，为使采样效率达到要求，应做到：选择的采集器应符合有害物质的存在状态；选择的吸收液或吸附剂应能很好地吸收或吸附有害物质；应选择合适的采样速率；正确掌握采样方法和采样仪器的使用；采样时还必须考虑气温、湿度等气象因素的影响。

第三节 气象条件的测定

一、概述

气象条件属于空气的物理性状，包括气温、气湿、气流和气压等。

大气的物理性状与人体健康密切相关，气象条件的剧烈变化，如寒冷、炎热等，都会引起各种疾病。测定气象条件有利于指导人们采取适当防护措施，尽可能预防疾病的发

生。各种气象指数，如穿衣指数、紫外线指数、晨练指数等，都是测定气象条件对人们具体活动的指导。另外，气温、气压可影响采样体积，气流可影响空气中污染物的扩散和沉降等，因此，空气理化检验结果必须结合气象条件才能对空气污染状况做出正确的评价。

(一) 测定地点的选择

对空气进行污染监测时，采样点就是气象条件的测定地点。如果单独对工作环境中的气象条件进行测定，则应根据生产过程、热源分布、工作场所和建筑物的特征等实际情况来确定测定地点，常选择工人经常活动场所(生产岗位和休息场所)测定气象条件。测定的高度与人的呼吸带相近，约为 1.5m。若工作地点热源分布不均匀，则应在不同高度、不同方位分别进行热辐射强度的测定。

(二) 测定时间

空气理化检验工作中，采样时间就是气象条件的测定时间。单独测定工作环境中的气象条件应根据生产过程特点、劳动情况和调查目的等来确定。

调查工作环境气象条件对人体的影响时，应于不同季节测定室内外气象条件。但在气象条件变化小的工作场所，可选择冬、夏两季进行测定；在气象条件变化较大的场所，一年四季均应进行测定。如果专门调查炎热季节高温对人体的影响时，则只选择在夏季进行测定。每次测定 3~6 天，选择的测定日期要有代表性。每天测定的时间和次数，按生产规律和生产特点而定。气象条件较稳定的工作场所，可选择一个班开始时测一次，中间测两次，下班时再测一次；而在生产过程呈周期性变动，气象条件变化较大的场所，则应按照生产过程的规律，在一个工作班时间内选择典型时间进行多次测定，如铸造车间的加料、熔炼、浇铸和开箱等不同过程中，均应分别测定。若条件许可，可在生产全过程中每小时测一次，或进行气象参数的在线监测，动态观察工作环境气象条件的变化规律。

二、气温的测定

(一) 气温的卫生学意义

空气的温度称为气温，一般是指距离地面 1.5m 左右，处于通风、防辐射条件下用温度计测得的温度。自然条件下气温高低主要取决于太阳辐射。太阳辐射在通过大气层时可以部分被空气直接吸收，其余部分则被地面吸收后转变为热能。这些热能再以对流、传导和辐射的方式影响靠近地面的空气温度。当有人工热源和冷源时，会和太阳辐射共同影响气温。

气温具有重要的卫生学意义。它是影响体温调节的一个主要环境因素。15~21℃是人体感觉最舒适的温度范围，最适宜于人们的生活和工作，气温过高或过低都不利于人体健康。进行空气理化检验时，采样的同时应测定采样点的气温，把现场温度下的采样体积换算成标准状态下的体积，将测定结果换算成标准状态下的结果，使测定结果具有可比性。测定气温还可了解气温变化与空气污染程度的关系，指导选择采样时间，更好地利用测定结果。根据气温对空气污染物扩散情况的影响，将空气分为不稳定、中性和稳定三种状态。高空气温显著低于地面气温时，地面热空气迅速上升，上层冷空气下降，形成对流，这时空气不稳定，对流作用不断地把污染物带入较高的上空混合稀释。当地面气温低于高空气温时，将产生气温逆增，此时空气处于稳定状态，污染物不能上升，难以扩散，地面空气中污染物浓度显著增高。

气温的季节性变化、日内变化也影响空气的污染程度。冬季地面气温低，空气污染严重。一日之内早晚气温低，污染物浓度增高，而中午和下午气温相对较高，则污染较轻。

(二)气温的测定方法

单纯测定气温时，通常选用水银温度计、酒精温度计。水银比热小、导热系数大、沸点高、对玻璃没有湿润作用，因此，水银温度计的测定范围大($-35\sim350℃$)，结果准确。但由于水银凝固点高，不能测定更低的温度。水银热胀系数小，影响了水银温度计的灵敏度。乙醇凝固点低，酒精温度计可以测定较低的温度，但沸点低($78.3℃$)，不能测定太高的温度。因此，酒精温度计测定范围小($-100\sim75℃$)。0℃以上时乙醇膨胀不均匀，测定结果不够准确。

在生产环境中测定气温通常与测定气湿同时进行，可采用干湿球温湿度计、手摇温湿度计和通风温湿度计。通风或手摇温湿度计还适用于有热辐射的车间。为了连续观察气温变化情况，可使用自记温度计。测定时，选择适当的测定地点，在室内测定气温的地点应无热辐射、不靠近发热设备和通风装置，不接触冷的物体表面，在室外测定气温的地点要平坦、自然通风、大气稳定度好。在测定地点将温度计垂直悬挂于 1.5m 高处，感温 5～10min 后读数。读数时，应暂停呼吸，迅速读数，先读小数，后读整数。视线与液柱上端平行，在水银温度计上读取凸出弯月面最高点对应的数字，在酒精温度计上则读取凹月面最低点对应的数字。

(三)注意事项

(1)使用前，要检查温度计的水银或乙醇液柱是否连贯，如有间断，可通过离心、冷却或加热消除间断。

(2)应根据现场气温的高低选择合适的温度计。

(3)要求准确测定温度时，应先校正温度计。

(4)测定时，温度计球部要干燥，若沾有水滴，则读数会偏低。避免呼吸气和观察者体温影响温度计的读数；防止环境热辐射的影响。当待测环境中存在热辐射时，应选用通风温湿度计测定气温，不宜选用普通水银或酒精温度计，因条件限制必须选用时，应在热辐射源与温度计之间放一隔热石棉板或光亮的金属片，也可以用铝箔或锡纸圆筒围住温度计的球部，阻隔热辐射的影响。

(5)使用干湿球温湿度计时，纱布末浸水前，应检查干球与湿球温度计的读数，其差值不应超过 $0.1℃$。

(四)温度计的校正

温度计的读数刻度是等分刻制的，而测温物质(如水银、乙醇)的感温属性与温度示值之间并不呈严格的线性关系，如乙醇在不同温度时膨胀系数并不均匀。因此，由等分刻制反映的温度读数与实际温度之间存在误差，温度计在使用前应进行校正，减免等分刻制等因素引起误差。

常用校正温度计的方法有标准温度计法、水沸点-冰点法等。

标准温度计法：先用标准温度计和待校正的温度计同时测定水的沸点（B_0和B_1）；将温度计取出，在空气中自然冷却，待温度接近室温后，再同时测定水的冰点（M_0和M_1）。若待校正的温度计测得现场气温为M_x，则现场气温的校正值为：

$$M = \frac{B_0 - M_0}{B_1 - M_1}(M_x - M_1)$$

水沸点-冰点法：假设测得现场的气温为M_x，气压为P_x，根据P_x值和相近气压下水的沸点、冰点数值（见表4-2），用内插法计算出现场气压下对应的水的理论沸点、理论冰点（B_0和M_0）；同标准温度计校正法一样，在实验室用待校正的温度计分别测定B_1、M_1，将B_0、M_0、B_1、M_1和M_x代入上式，计算出现场气温的校正值M。因为B_0和M_0值是现场气压下计算的理论值，因此，该校正方法又称为理论沸点法。

表4-2　　　　　　　　　　　　　不同气压下水沸点-冰点

大气压（kPa）	沸点（℃）	冰点（℃）	大气压（kPa）	沸点（℃）	冰点（℃）
101.3	100.0	0	96.4	98.7	0
100.4	99.8	0	95.8	98.5	0
99.8	99.6	0	95.1	98.3	0
99.1	99.4	0	94.4	98.1	0
98.4	99.3	0	93.8	97.9	0
97.8	99.1	0	93.1	97.7	0
97.1	98.9	0			

三、气湿的测定

(一)气湿的卫生学意义

空气的湿度称为气湿，表示空气的含水量。气湿与气温和地理位置有关。气温升高时，水分蒸发快，气湿增大。海洋湖泊附近和森林绿地气湿较大，沙漠和高山地区气湿小；城市因热岛效应、植被面积小，湿度比郊区的小。

卫生学中用以下指标表示空气的湿度，其中相对湿度是最常用的气湿指标：

(1)绝对湿度：是指一定气温下，单位体积空气中所含水汽的质量，通常用g/m^3或mg/m^3表示。空气中水汽含量也可用水蒸气的分压（kPa）来表示。

(2)最大湿度：是指一定气温下，单位体积空气中所含水汽的最大量，又称为空气的饱和湿度。超过这一数值，水汽就要凝结。

(3)饱和差：是指一定气温下，空气的最大湿度与绝对湿度之差。它反映在某气温下，单位体积空气中还能容纳水汽的量，即单位体积空气中实际含有水汽的量距离饱和状态的程度。饱和差越大，说明单位体积空气中还可容纳的水汽越多。

（4）生理饱和差：是指 37℃时空气的最大湿度与绝对湿度之差。生理饱和差愈大，表明人体散热愈容易，反之愈难。生理饱和差为负值时，人体不能借助蒸发汗水来散热，对人体健康不利。

最大湿度、饱和差和生理饱和差的单位与绝对湿度的单位相同。

（5）相对湿度：是指同温度下绝对湿度与最大湿度的比值，用百分数表示。一般情况下，相对湿度为 30%~70% 时人体感到舒适。相对湿度也可反映人体蒸发散热的难易，当外界温度超过 30℃，相对湿度高于 70% 时，生理饱和差小，皮肤表面蒸发散热困难。

如上所述，空气的湿度与人体蒸发散热密切相关。高温高湿时，由于人体水分蒸发困难而感到闷热，低温高湿时，使人体散热过于剧烈，感到寒冷。空气湿度还可影响空气污染物的扩散，气温较低湿度较大时，空气中的水蒸气容易以烟尘为凝结核形成雾，使污染物粒子增重下沉，积聚在低层空气中，阻碍了烟气的扩散，加重了空气的污染。

（二）气湿的测定

测定气湿常用干湿球温湿度计、手摇温湿度计和通风温湿度计等。

（1）干湿球温湿度计：由两支结构相同的温度计组成。其中，一支球部包有纱布，纱布下端浸泡在蒸馏水中，为湿球温度计；另一支不包纱布为干球温度计，可单独测定气温。由于纱布上面水分蒸发，吸收周围空气热量，使湿球温度计读数比干球温度计读数小。空气愈干燥，水分蒸发愈快，湿球温度计的温度下降也愈多。根据干湿球两支温度计的读数差值，即可求出空气的相对湿度。风速对湿球温度计的读数也有影响，风速愈小，误差愈大。

使用前，在干湿球温湿度计下部的玻管内加入蒸馏水，包裹湿球的纱布条浸入水中。将干湿球温湿度计垂直固定于测定地点 1.5m 高度处，5~10min 后即可读数。根据干湿球温湿度计的读数和测定的风速和气压，按公式计算空气的绝对湿度和相对湿度。

绝对湿度
$$A = F_1 - a(t - t_1)P$$

相对湿度
$$R = \frac{A}{F} \times 100\%$$

式中，A 为空气的绝对湿度（kPa）；R 为空气的相对湿度（%）；F_1 为湿球温度计所示温度时的饱和水蒸气压力（kPa），见表 4-3；F 为干球温度计所示温度时的饱和水蒸气压力（kPa）；a 为不同风速时温湿度计系数，见表 4-4；t_1 为湿球温度计读数（℃）；t 为干球温度计读数（℃）；P 为测定时的大气压力（kPa）。

表 4-3   不同气温时饱和水蒸气分压

气温（℃）	水蒸气压力（mmHg）	气温（℃）	水蒸气压力（mmHg）	气温（℃）	水蒸气压力（mmHg）
−20	0.94	1	4.93	22	19.83
−19	1.03	2	5.29	23	21.07
−18	1.12	3	5.69	24	22.38

气温（℃）	水蒸气压力（mmHg）	气温（℃）	水蒸气压力（mmHg）	气温（℃）	水蒸气压力（mmHg）
-17	1.22	4	6.10	25	23.76
-16	1.32	5	6.54	26	25.21
-15	1.44	6	7.10	27	26.74
-14	1.56	7	7.51	28	28.34
-13	1.69	8	8.05	29	30.04
-12	1.84	9	8.61	30	31.84
-11	1.99	10	9.21	31	33.70
-10	2.15	11	9.84	32	35.66
-9	2.33	12	10.52	33	37.73
-8	2.51	13	11.23	34	39.90
-7	2.72	14	11.99	35	42.18
-6	2.93	15	12.79	36	44.56
-5	3.16	16	13.63	37	47.07
-4	3.41	17	14.58	38	49.69
-3	3.67	18	15.43	39	52.44
-2	3.95	19	16.48	40	55.32
-1	4.26	20	17.74	41	58.34
0	4.58	21	18.65	42	61.50

表 4-4　　　　　　　　　　　　不同风速时温湿度计系数

风速（m/s）	系数值	风速（m/s）	系数值	风速（m/s）	系数值
0.13	0.00130	0.16	0.00120	0.20	0.00110
0.30	1.00100	0.40	0.00090	0.80	0.00080
2.30	0.00070	3.0	0.00069	4.0	0.00067

　　为了简化计算，可按干湿球温湿度计上读数，直接查表得出相对湿度（一般在干湿球温湿度计上都附有相对湿度表）。

　　测定时，应避免仪器受热辐射的影响。要在空气流通处进行测定，保证水分正常蒸发。湿球球部距玻管水面 3~4cm 距离，距离太小会妨碍球部周围空气的自由流通，影响水分正常蒸发，从而影响测定精度。包裹湿球温度计的纱布应使用薄而稀的白色针织品，使用前应先煮去布上的浆糊或脂肪，并应紧贴温度计球部，不可有折叠，纱布重叠处不应超过球面的 1/4。纱布应及时更换，保持干净，保证吸水能力。纱布未湿润前，干球与湿球温度计的读数差值不应超过 0.1℃，测定时，干球上应保持干燥。如果测定时风速与相对风速表所列风速相差较大，则不能直接查表，应计算求得。

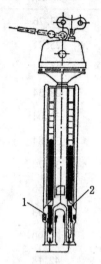

1—干球温度计；
2—湿球温度计
图 4-17 通风温湿度计

（2）通风温湿度计：通风温湿度计的基本构造与干湿球温湿度计基本相同，如图 4-17 所示。所不同的是，两支温度计的球部分别装在镀镍的双层金属风管里，金属风管使大部分的热辐射被反射。外管以象牙环扣接温度计，以减少传导热的作用。风管与仪器上部的小风机相连，风机外部有防风罩，可防止外界强风干扰。小风机开动时，空气以一定的流速（一般为 4m/s）自风管下端进入，流经干湿球温度计的球部，排除了外界风速变化对水分蒸发产生的影响。在热辐射存在情况下可采用本仪器。

测定时，先用少量蒸馏水湿润湿球纱布（水分不宜过多），开动小风机，将温湿度计悬挂在测定地点 3~5min 后，读取干湿球温度计的读数，可按干湿球温湿度计的计算公式求得相对湿度。

（3）电湿度计法：环境湿度的变化由电湿度计传感器所感应，引起传感器的某一特性改变，产生相应的电信号，自动转化处理后，在仪器上直接显示空气湿度数值。所用的传感器有氯化锂电阻式、氯化锂露点式和高分子薄膜电容式等。

电阻式氯化锂湿度计由氯化锂湿敏元件和测试仪表两部分组成。在湿敏元件的有机玻璃支架上绕制两根互相平行的金属丝，组成一对电极，电极间涂加一层吸湿剂氯化锂溶液。空气相对湿度大时，空气中水蒸气压比氯化锂溶液的蒸气压大，氯化锂溶液吸收空气中的水分，电阻变小；反之，电阻变大。因此，用仪表测试两电极间电阻的变化，即可测得空气的相对湿度。

该仪器通电 10min 即可读取测定结果，操作简便，但氯化锂测头要经常清洗。环境中腐蚀性气体浓度高时不能使用。

四、气压的测定

（一）气压及其卫生学意义

包围在地球表面的大气层，以其自身的重量对地球表面物体产生的压力，称为大气压强，简称气压。气压的法定计量单位是帕（Pa）、百帕（hPa）、千帕（kPa）、兆帕（MPa）。通常把北纬 45 度的海平面上，0℃时的正常气压（101.325kPa），称为一个标准大气压。气压的大小与空气的密度和运动速度有关系，距离地面愈高的地方，气压愈低。气压过低或过高，对人体生理活动都有影响，甚至产生危害作用。气压太低，可能因为缺氧引发高山病或航空病；气压过高，特别当从气压高的地方突然转移到正常气压的地方时，如在潜涵作业中，由于减压过速，也可能发生疾病，即潜涵病，也叫减压病。

气压的变化显著地影响风向、风力等气象参数，从而影响大气中污染物浓度。随着气压的升高，大气中污染物浓度也增大。采集空气样品时，必须测定现场气压，以便将现场采样体积换算为标准状态下的体积。

(二) 气压的测定

测定气压常用仪器有杯状水银气压计和空盒气压计。

(1) 杯状水银气压计：又叫动槽式水银气压计，其结构如图 4-18 所示。装有水银的直立玻璃管上端封闭并成真空状态。下端插入水银杯中，管内水银与杯中水银连通。当大气压力升高或降低时，玻璃管上端的水银面随之升高或下降。利用固定刻度尺和游标尺即可读取气压值。由于杯状水银气压计装有较多的水银，体积较大，不便于携带，宜放在固定地点，作为空盒气压计的校准之用。

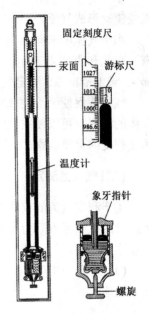

图 4-18 杯状水银气压计

测定气压时，旋转仪器上的调节螺丝，使水银杯内的液面刚好接触象牙指针的针尖。移动游标尺使其零刻度线与水银柱液面相切。由游标尺上零刻度线在固定刻度尺上所指的刻度，读出气压的整数值。再从游标尺上找到另一根刻度线，它与固定刻度尺上某一刻度线成一直线，游标尺这一刻度线数值就是气压读数的小数值。

精确测量气压时，读数结果还需进行器差订正和气温订正。器差订正是校正仪器自身读数基点不准、标尺刻度不准所引起的读数误差，器差订正值附在仪器使用说明书上，一般可以忽略不计。气温订正是把在不同气温下测定的气压换算为 0℃ 时的气压，以便于比较。气温订正值可直接查仪器说明书订正值表，或用以下公式计算：

气温订正值(Pa) = 测定时的气温(℃) × 温度系数

式中，温度系数即温度每改变 1℃ 时，气压计读数的改变值，可以从仪器的检定证中查得。当气温在 0℃ 以上时从气压读数中减去订正值，气温在 0℃ 以下时，将气压读数加上订正值。

测定时，气压计要垂直悬挂，固定在墙上以避免摇摆，避免日光直射，周围无热源、冷源，空气畅通、无风。测定完毕后，调节螺旋降低水银液面，使象牙针尖脱离水银面。

(2) 空盒气压计：是一个具有弹性的波状薄壁金属空盒，空盒正面有刻度盘和指针，盒内呈真空状态。当气压增高时，盒壁收缩而内凹；当气压降低时，盒壁依靠弹性膨胀而隆起。盒壁的这些变化借弹簧和杠杆系统与空盒表面指针连接，并在刻度盘上指示出气压值。空盒气压计携带方便，使用简单，适用于现场气压的测定，但其准确度较差。空盒气压计测量气压的范围为 800~1070hPa，适用于海拔高度 2000m 以内地带的测定。

测定时，将仪器平放，先读取气温值，准确到 0.1℃。用手指轻扣仪器表面数次，以克服传递部分的机械摩擦误差，再读取气压值。为了使测定结果更加准确，读数后，要对气压值进行修正，包括器差修正和温度修正，修正方法与杯状水银气压计修正方法相同。

五、气流的测定

(一) 气流及其卫生学意义

空气的流动称为气流，又称为风。空气从低温处向高温处流动，或从高气压处向低气压处流动形成气流。

水平气流的来向称为风向。通常以四个或八个方位，即东、南、西、北、东南、西南、东北和西北来表示。单位时间内空气在水平方向流过的距离称之为风速，单位为m/s，或 km/h 等。测定气流就是测定风向和风速。

气流能促使干冷空气和暖湿空气的交换，影响气候变化，影响居室房间的通风换气和人体的散热，可以使空气污染物迁移、混匀和稀释，是决定污染物在空气中的扩散程度和污染程度的重要因素。

(二)气流的测定

用于测定气流的仪器有三杯风向风速表、翼状风速计和热球式电风速计。杯状和翼状风速计的机械摩擦阻力较大，仪器惰性大，只适用于测定较大风速，风速小于 0.5m/s 时仪器不能转动，无法读数。当风速小于 0.5m/s 时，可选用热球式电风速计测定风速。

(1)三杯风向风速表：由风向仪和风速表两部分组成，如图 4-19 所示，可同时测定风向和风速。

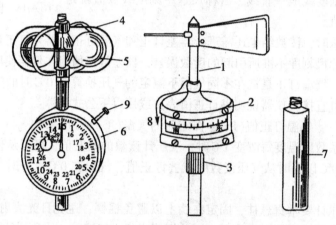

1—风向杯；2—方向盘；3—小套管制动部件；4—护杯环；5—风杯；
6—风速表；7—柄杆；8—风向指针；9—启动杆

图 4-19　DEM$_6$ 型三杯风向风速表

风向仪包括风向杯、方向盘和小套管制动部件。风向杯转动灵活，是风向指示的感应部件。环绕在垂直轴上的半圆球状的小杯是风速表的感应部分。它们借助风力转动，风速越大，转动越快，小杯的转动经过齿轮带动仪器表面的指针运转，由指针指示的刻度数和所用时间计算出风速(m/s)。

测定风向时，将小套管拉下，并将其向右转过一定角度，待方向盘按地磁子午线方向稳定后，风向指针在方向盘上所指的方位就是待测的风向。

测量风速时，先按下启动杆，使风速指针回到零位。放开启动杆开始测量风速，此时计时指针、风速测定指针同时走动。到达计时最初位置时(通常为1min)，指针都停止转动。风速测定指针所指示的数值称为指示风速，根据指示风速从风速校正曲线上找出现场实际风速。测定结果为测定时间范围内的平均风速。

测定完毕后，将小套管向左转动一定角度，恢复原位，固定方向盘，放回盒内。

（2）翼状风速计：结构如图 4-20 所示。它不能测定风向，只能测定风速。它的风速感应器由轻质铝制翼片构成。其构造原理和风速测定方法与杯状风速表相似。灵敏度较杯状风速表高，测量范围为 0.5~10m/s。轻质铝翼容易变形，不能测定大于 10m/s 的风速。

（3）热球式电风速计：由热球式测杆探头和测量仪表两部分组成，如图 4-21 所示。测杆探头的头部有一个直径约 0.6mm 的玻璃球，球体内绕有加热玻璃球的镍铬丝线圈和两个串联的热电偶。热电偶的冷端连接在磷铜质的支柱上，暴露于现场空气中。它的工作端与加热圈相连，当一定大小的电流通过加热圈后，玻璃球的温度升高。升高的程度和风速有关，现场风速小时温度升高的程度大；反之，温度升高的程度小。温度的变化通过热电偶在电表上指示出来。根据电表的读数，查校正曲线，即可查出所测的风速(m/s)。

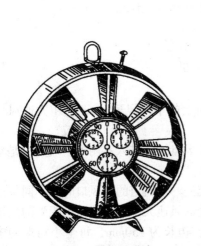

图 4-20　翼状风速计

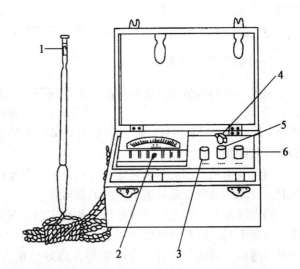

1—测杆探头；2—调零螺丝；3—满度调节；
4—校正开关；5—零位粗调；6—零位细调
图 4-21　热球式电风速计

使用前，电表的指针应指向零点，如有偏移，可调节电表上的机械调零螺丝，使指针回到零点。

调零点后校正仪器。将"校正开关"置于"断"位置。将测杆插头插在插座上，测杆垂直向上放置。螺塞压紧使探头密封。再将"校正开关"置于"满度"位置，调节"满度调节"旋钮，使电表指针指在满度位置。然后将"校正开关"置于"零位"位置，调节"粗调、细调"两个旋钮，使电表指针指在零点的位置。轻轻拉动螺塞，露出测杆探头，并使探头上的红点面对风向，根据电表读数，查校正曲线，即可查出现场被测风速(m/s)。

测量完毕，将"校正开关"置于"断"位置，切断电源。

注意事项：①热球式电风速计属于较精密的仪器，要避免振动和碰撞；有腐蚀性气体、含尘较多的现场都不能使用。②测定时间较长时，每隔一段时间（10min），要进行"零位"和"满度"的调节。③校正仪器时，若指针不能指到"零位"或"满度"，则应更换电池。

六、新风量测定

新风量，是指在门窗关闭的状态下，单位时间内由空调系统、房间的缝隙等通道进入室内的空气总量，单位是 m^3/h。室内气流对室内污染物具有稀释和扩散作用，直接影响对室内空气中微生物和其他污染物的有效清除。随着现代建筑门窗材料质量和密封程度的不断提高，室内的自然换气次数大幅下降，已经从平房的每小时 2~3 次降到每小时 0.3~0.5 次，进入室内的新鲜空气量减少，室内空气污染程度增加，空气质量下降，影响人体健康。新风量不足是产生"不良建筑物综合征"的一个重要原因。但新风量超过一定限度时，也必然伴随冷、热负荷的过多消耗，带来不利的影响。新风量的测定已成为空气理化检验工作的重要项目。

《室内空气质量卫生标准》规定新风量为 $30m^3/(h \cdot 人)$，也就是说，当 $30m^3$ 的房间中仅有一个人时，每小时要换气一次。

室内新风量的测定方法有通风口的通风量测定方法和示踪气体法。

(一)通风口通风量测定方法

通风口的通风量等于通风口的风速与面积的乘积，即

$$L = V \times A \times 3600$$

式中，L 为每小时总风量，m^3/h；V 为通风口有效截面上的平均风速，m/s；A 为通风口的有效截面积，m^2。

测定了通风口的面积和风速，可由上式计算室内通风量。当进入室内的空气完全是新风时，计算的总风量就是进入室内的新风量。

测定风速前，首先应选择好风速的测定点。气体流经一个通道的通风口时，不同位点处的风速不同，接近管壁处的风速小，接近通道中心处的风速大。对横截面为矩形的机械通风口将风口截面分为若干个小矩形，最好呈正方形，边长为 150mm，每个小矩形的中央布置一个风速测定点。横截面为圆形的机械通风口布点时，在截面上画出两条通过圆心的正交线，按下式计算各圆半径，画出若干个同心圆。在圆周与正交线的每个交点处安排风速测定点。

$$R_i = R \sqrt{\frac{2i - 1}{2n}}$$

式中，R_i 为第 i 号测定点的半径；R 为送风口截面的半径；i 为自截面中心引出的同心圆号；n 为同心圆总数。当 $R \leqslant 150mm$ 时，$n = 3$；当 $R \leqslant 300mm$ 时，$n = 4$；当 $R \leqslant 500mm$ 时，$n = 5$；当 $R \leqslant 700mm$ 时，$n = 6$；当 $R \geqslant 750mm$ 时，R 值每增加 250mm，n 值增加 1。自然通风口可根据现场情况参照矩形截面风口布点。

通风口的风速按照气流测定方法测定各分布点的风速。

测定时要确保气流畅通；每个测定点的测定时间不得少于 2min，待风速计读数稳定后读数。根据风速计的校正系数，先校正各测定点的风速，计算通风口的平均风速(V，m/s)，然后按公式计算总风量或新风量(L)。

(二)示踪气体法

示踪气体，是指能与空气混合，混合后本身不发生任何改变，并且在很低的浓度时就

能被测出的气体。示踪气体必须无色、无味，在使用浓度下无毒、安全，环境本底值低，易采样、易分析。常用的示踪气体有 CO、CO_2、SF_6（六氟化硫）、八氟环丁烷和三氟嗅甲烷。

《公共场所室内新风量测定方法》（GB/T18204·18—2000）采用示踪气体浓度衰减法测定新风量。原理：在待测室内通入适量示踪气体，由于室内外空气交换，示踪气体浓度呈指数规律衰减，根据其浓度随时间的变化，计算室内的新风量。

首先测定室内空气总量，即分别测定室内容积（V_1，m^3）和室内物品（如桌、床、柜等）的总体积（V_2，m^3），按下式计算室内空气体积（V，m^3）：

$$V = V_1 - V_2$$

然后按照仪器使用说明书校正示踪气体浓度测定仪，并在清净的环境中对仪器进行归零调整和感应确认。

关闭门窗，在室内通入适量示踪气体后，将气源移至室外。用摇摆风扇搅动空气 3~5min，使示踪气体分布均匀。

采样测定：按对角线或梅花状布点采集空气样品，同时在现场测定、记录示踪气体的浓度。

计算空气交换率：单位时间内由室外进入室内的空气总量与该室内空气总量之比，称为空气交换率，单位为 h^{-1}。可以用平均法或回归方程法计算空气交换率。平均法比较简便。在室内通入示踪气体并混匀后采样、测定开始时示踪气体的浓度；15min 或 30min 时，再次采样、测定最终示踪气体的浓度。前后浓度的自然对数之差除以两次间隔时间就是平均空气交换率，公式如下：

$$A = \frac{\ln c_0 - \ln c_t}{t}$$

式中，A 为平均空气交换率，h^{-1}；c_0 为测量开始时示踪气体浓度，mg/m^3；c_t 是时间为 t 时示踪气体浓度，mg/m^3；t 为两次测定间隔时间，h。

回归方程法较平均法复杂。当示踪气体浓度均匀时，在 30min 内按一定的时间间隔（t）测量示踪气体浓度（c），测量频次不少于 5 次。用浓度的自然对数与对应的时间进行回归方程计算，回归方程式的斜率即为空气交换率。

$$\ln c_t = \ln c_0 - A \times t$$

当室内空气示踪气体本底浓度不为 0 时，c_t、c_0 要先减去本底浓度，然后再取自然对数计算 A 值。

由以上测得的 A，用下式计算新风量：

$$Q = A \times V$$

式中，Q 为新风量（m^3/h）；A 为空气交换率（h^{-1}）；V 为室内空气容积（m^3）。

第四节 空气中粉尘的测定

粉尘，是指能较长时间悬浮在空气中的粒径大于 $0.1\mu m$ 的固体粒子。它是污染环境大气和车间空气，影响人体健康的重要因素之一。

一、粉尘的来源及分类

粉尘主要是固体物质在自然风化或在人工破碎过程中形成。因此，粉尘的来源可分为自然来源和人为的污染来源，如自然界的风沙尘土、火山爆发，采矿、交通运输、机械铸造、水泥生产、建筑工地等均可产生大量粉尘。

粉尘按其性质可分为以下几类：

(1) 无机性粉尘：①矿物性粉尘，如石英、石棉、滑石、煤尘等；②金属性粉尘，如铁、铅、锰、锡、锌及其化合物等；③人工无机性粉尘，如水泥、玻璃纤维、金刚砂等。

(2) 有机性粉尘：①植物性粉尘，如棉、麻、甘蔗、木材、茶、谷物、面粉、烟草等粉尘；②动物性粉尘，如蚕丝、羽绒、毛发、骨粉等；③人工有机性粉尘，如农药、有机染料、合成树脂、合成纤维、合成塑料、炸药等。

(3) 混合性粉尘：即上述粉尘中两种或两种以上同时存在时，称为混合性粉尘。此类粉尘在环境中最为常见。如采煤作业环境中，既有煤尘，也有岩尘；焊接时可产生二氧化硅、氧化铁和锰等粉尘。

二、粉尘的理化性质及其卫生学意义

粉尘的理化性质包括粉尘的化学成分和在空气中的浓度、分散度、溶解度、荷电性、爆炸性等。

(一) 粉尘的化学成分和浓度

粉尘的化学成分和在空气中的浓度直接决定其对人体的危害性质和程度。由于化学成分的不同，粉尘对人体可有致纤维化、中毒和致敏等不同的危害。如石英和石棉粉尘，可引起以肺部纤维化为主要病变的尘肺，粉尘中游离二氧化硅含量与其致纤维化能力有密切关系，二氧化硅含量愈高，致纤维化作用愈强，危害愈大。铅尘可引起铅中毒，吸入动物性粉尘可引起过敏性疾病等。粉尘的浓度与其对人体危害的程度呈正相关，生产环境空气中粉尘浓度愈高，暴露时间愈长，从呼吸道进入人体的粉尘量愈大，对人体的危害也愈严重。

(二) 粉尘分散度

分散度，是指粉尘颗粒被粉碎的程度，以不同粒径的粉尘数量或质量组成百分比来表示。前者称为粒子分散度，粒径较小的颗粒越多，分散度越高；后者称为质量分散度，粒径较小的粉尘质量百分比越大，分散度越高。粉尘分散度与其在空气中的稳定程度、被人体吸入的机会等有关，粉尘分散度越高，沉降速度越慢，在空气中飘浮的时间越长，被人体吸入的机会就越多。粉尘在空气中飘浮的时间长短还与粉尘粒子的密度、形状有关。当尘粒的大小、形状相同时，密度愈大的尘粒沉降速度愈快，当尘粒的质量相同时，其形状愈接近球形，在沉降时阻力愈小，沉降速度愈快。为了比较不同粒径、密度和形状的粉尘在空气中的稳定程度和在呼吸道的沉积部位，提出了粉尘的空气动力学直径的概念，它是指某种粉尘粒子 a，不论其几何形状、大小和密度如何，如果它在空气中的沉降速度与一种密度为 1 的球形粒子 b 的沉降速度相同时，则 b 的直径即可作为 a 的空气动力学直径。研究表明，空气动力学直径大于 $15\mu m$ 的粉尘，由于本身的重力作用，能迅速降落到地面，一般不易被人体吸入(称为降尘或非吸入性粉尘)，危害较小；而直径小于 $15\mu m$，尤其是小于 $10\mu m$ 的粉尘，能在空气中飘浮较长的时间，易被人体吸入(称为飘尘或可吸入性粉尘)，并在各级呼吸道沉积。粒径为 $10\mu m$ 时降落到地面一般需要 4~9 小时，被吸入人体时，主要沉积在鼻腔、喉咙、气管等上呼吸道，并可经咳嗽等保护性反射作用而排出；粒径为 5μm 以下时，需要十几个小时甚至几十天方可降落，被吸入人体，时大多数可深达细小支气管和肺泡区，因此，粒径为 5μm 以下的粉尘也称为呼吸性粉尘。粉尘分散度越高，比表面积越大，越容易参与理化反应，对人体危害越大。

用质量相同而分散度不同的石英粉尘让动物吸入，颗粒小的发病快，病变也较严重；但在粉尘颗粒数目相同而质量不同的情况下，粉尘质量较重的一组发生尘肺较重而且快。动物实验表明，虽然粉尘颗粒的大小对尘肺发病具有一定的意义，但进入肺内的粉尘质量起着更为重要的作用。所以，我国卫生标准依据粉尘中游离二氧化硅的含量，以每立方米空气中粉尘的质量来制定不同粉尘的最高容许浓度。

(三) 粉尘的溶解度

粉尘的溶解度与其对人体健康的危害程度，取决于它的生物学作用。具有化学毒性的粉尘，如铅、砷、锰及其化合物，可在呼吸道溶解吸收，随着溶解度的增加而毒性增强；无毒性粉尘，如面粉、糖尘等溶解度高，易吸收并被排出，反而可减轻对人体的危害；致纤维化的粉尘，如石英、石棉尘，在体内溶解度很低，可在体内持续产生危害作用，引起尘肺，危害更大。

(四) 粉尘的荷电性

物质在粉碎、流动等过程中因相互摩擦或吸附空气中的离子而带电。飘浮在空气中的粉尘粒子 90%~95% 带有电荷。同种粒子可带正电、负电或不带电，而与其化学性质无关。荷电量取决于粒子的大小、比重，并受环境温、湿度影响，干热空气中荷电量会增加。粉尘的荷电性影响其在空中的稳定程度以及对人体的危害程度。带相同电荷的粒子因互相排斥而不易沉降，稳定性增加；带异性电荷的粒子因互相吸引，易于凝集成较大的颗粒而沉降。荷电性粉尘吸入后容易在呼吸道被阻留。

(五) 粉尘的爆炸性

高分散度的可氧化粉尘，如煤、糖、棉、硫黄、面粉等，在达到一定的浓度时，一旦遇到明火，即会发生爆炸。发生爆炸的条件是粉尘氧化速率快、分散度高、比表面积大和带电荷。粉尘爆炸的浓度下限：煤尘 $35g/m^3$，糖 $10.3g/m^3$，棉 $50g/m^3$，硫黄，面粉 $7g/m^3$，所以在采集这类空气样品时，要特别注意防爆。

三、粉尘浓度的测定

粉尘浓度，是指单位体积空气中所含粉尘的量，由于质量浓度能更准确地反映粉尘对人体的危害程度，如空气粉尘的质量浓度与尘肺的发病率之间存在着剂量-效应关系，我国卫生标准中，粉尘浓度采用质量浓度，以 mg/m^3 表示。测定方法为滤膜质量法。

滤膜质量法，是让一定体积的含尘空气通过已知质量的滤膜，使粉尘粒子阻留在滤膜上。根据采样后滤膜增加的质量和采样体积，计算空气中粉尘的浓度(mg/m^3)。

测定时，通常用聚氯乙烯纤维滤膜。用镊子取下滤膜两面的夹衬纸，将滤膜放在分析天平上称量，将滤膜的编号和质量记录在夹衬纸上，打开采样夹，将称量好的滤膜毛面向上平铺于锥形环上，拧紧固定盖，拧紧时不应有皱褶和漏缝，保存于样品盒中。

将粉尘采样器固定在测尘点距地面 1.5m 高(呼吸带)处，先用两个装有滤膜(未称量的滤膜即可)的采样夹调节流量(15~30L/min)，并检查有无漏气，然后关停采样器，将装有称量滤膜的采样夹放在粉尘采样器的采样漏斗中，扭紧顶盖固定。启动采样器开始采样，记录采样的起始时间。根据采样点的粉尘浓度估计值及滤膜上所需粉尘增量(一般可增重 1~20mg)，确定采样的持续时间。记录滤膜编号、气体流量、采样时间、采样地点、气温和气压等情况。采样结束后，用镊子取出滤膜，使受尘面向内折叠 4~5 次，用衬纸包好，保存于样品盒内，带回实验室。

用镊子取出采样后的滤膜，放在分析天平上称量，记录质量，计算空气中粉尘的浓度。

滤膜质量法测定粉尘的浓度时应注意：

(1)采样量应控制在 1~20mg，否则应重新测定。若采集尘量过多，会造成微孔堵塞，阻力增大，尘粒容易脱落；采集尘量过少，则会增加称量误差。

(2)采样后的滤膜一般不需干燥，可直接称重，若被测空气的相对湿度在 90% 以上(或采样后滤膜上发现有水雾)时，应将滤膜置于干燥器中，干燥 2h 后称重，以后每干燥半小时称重一次，直到相邻两次重量之差小于 0.1mg(即恒重)时，取其最小值。若现场空气中有油污时，可将滤膜用石油醚浸泡，晾干后再称重。

(3)粉尘采样器采样前，应检查是否漏气。方法是：用手掌堵住滤膜进气口，在抽气条件下，流量计的转子应即刻回到最低位置，否则表示有漏气现象。

(4)聚氯乙烯滤膜不耐高温，易溶于有机溶剂。如采样现场气温在 55℃ 以上或存在有机溶剂可能溶解滤膜的情况，不宜使用聚氯乙烯滤膜，应改用玻璃纤维滤纸。

(5)现场采样要求采集平行样本，两个样本间的浓度偏差应小于 20%，取其平均值作为该采样点的粉尘浓度；否则视为无效样本。

滤膜质量法具有操作简便、分析快速、阻尘率高、测定结果准确等优点，而且称重后的滤膜可用作测定粉尘分散度或测定游离二氧化硅，滤膜质量法是我国现行卫生标准采用的基本方法。

四、粉尘分散度的测定

粉尘分散度有数量分散度和质量分散度两种。因质量分散度测定复杂，我国现行卫生标准采用的是数量分散度。测定粉尘分散度的方法有滤膜溶解涂片法和格林氏沉降器法。

(一)滤膜溶解涂片法

利用聚氯乙烯纤维滤膜可溶于有机溶剂的特点，将采集粉尘样品后的滤膜溶解于有机溶剂中，制成粉尘颗粒的混悬液，用此混悬液制成涂片标本，在显微镜下用目镜测微尺测量粉尘颗粒的直径大小(μm)，并计算出不同大小的粉尘所占的数量百分比。

粉尘标本的制备：将采有粉尘的聚氯乙烯滤膜放入小烧杯或小试管中，加入 1~2mL 乙酸丁酯溶解滤膜，用玻棒轻轻搅拌，使之成为均匀的粉尘混悬液，然后用玻棒移取 1 滴混悬液，置于干净的载玻片上，均匀涂片，待溶剂自然挥发后形成一层粉尘薄膜。

显微镜目镜和物镜的选择：在一般情况下，测定分散度可用高倍物镜配合 10 倍的目镜即可，特殊要求时物镜可用油镜。

目镜测微尺的标定：粉尘颗粒的大小，是用放在目镜内的目镜测微尺来测量的。当显微镜的物镜倍数改变时，被测物体在视野中的大小也随之改变，但目镜测微尺在视野中的大小却不改变。因此，目镜测微尺需事先用标准尺度进行标定。物镜测微尺是一标准尺度，其总长为1mm，分成100等分刻度，每一刻度为0.01mm，即10μm，如图4-22所示。

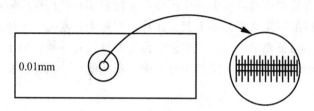

图4-22　物镜测微尺

标定目镜测微尺时，将物镜测微尺放在显微镜的载物台上，把目镜测微尺放入目镜镜筒内(注意有刻度的一面向下)，先在低倍镜下找到物镜测微尺的刻度线，并将其刻度移到视野中央，然后换成高倍镜，调至刻度线清晰，移动载物台，在视野中使物镜测微尺任意一条刻度线与目镜测微尺的任意一条刻度线相重合，再向某一方向找出两尺再次相重合的刻度线，分别数出两条重合刻度线间目镜测微尺和物镜测微尺的刻度数，即可计算出目镜测微尺1个刻度的实际长度。例如，在图4-23中，目镜测微尺的45个刻度相当于物镜微尺10个刻度，则目镜测微尺的每1刻度相当于$\frac{10}{45} \times 10 = 2.2\mu m$。

标定完毕，取下物镜测微尺，将粉尘标本置于载物台上，先在低倍镜下找到粉尘颗粒，然后在高倍镜下用已标定的目镜测微尺测量，调节显微镜载物台上的纵横向螺旋来移动标本，使粉尘粒子依次进入目镜测微尺范围，观察每个粉尘颗粒占目镜测微尺刻度数，并算出粒子的大小。测量时应一个方向按顺序逐个测量，随机测量，遇长径量长径，遇短径量短径(图4-24)，每个标本片至少测量200个尘粒，按表4-5分组记录。

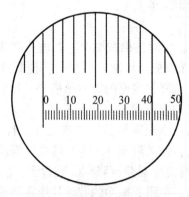

图4-23　目镜测微尺的标定

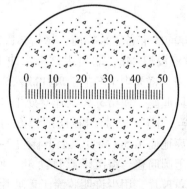

图4-24　粉尘分散度的测量

表 4-5 粉尘分散度测定记录表

单位_____ 采样地点_____ 采样时间_____ 样品编号___ 目镜测微尺 1 个刻度的长度_____

粒径(μm)	<2	2~5	5~10	>10	总计
尘粒数(个)					100%
百分数(%)					

注意事项：所有器皿应清洁，无粉尘污染；每批滤膜在使用前应做对照试验，若本身仅含少量粉尘，对样品测定结果影响不大。涂片标本粉尘过密时，可加溶剂稀释，重新涂片测定。测量时的显微镜光学条件必须与标定目镜测微尺时一致。由于尘样经溶剂稀释搅拌，可使一部分大尘粒破碎，对测定结果有影响。本法适用于测无机粉尘，可用格林氏沉降器法测定有机粉尘。

(二)格林氏沉降器法

格林氏沉降器的构造如图 4-25 所示。

空气中的粉尘采集到格林氏沉降器的金属圆筒中，密闭静置一定时间后，尘粒由于本身的重力作用而沉降到放在凹槽中的盖玻片上。在显微镜下，用已标定的目镜测微尺测量粉尘颗粒的大小，按粒径分组计算百分率。

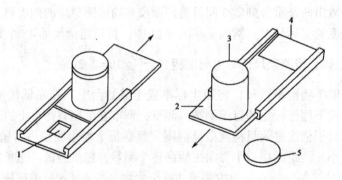

1—凹槽；2—滑板；3—圆筒；4—底座；5—圆筒盖

图 4-25 格林氏沉降器

(1)采样前的准备。采样前，将格林氏沉降器用酒精棉球擦净；盖玻片和载玻片用重铬酸-硫酸洗液浸泡 24h，取出用自来水冲洗，再用蒸馏水淋洗后烘干，使其处于无尘干燥状态下备用。将无尘干净的盖玻片放入格林氏沉降器底座的方形凹槽中，然后将焊有圆筒的滑板推回底座，使格林氏沉降器处于采样前的密闭状态。

(2)采样。采样时，将滑板向凹槽方向推动，直至圆筒位于底座之外，打开圆筒盖。在采样点距离地面 1.5m 高度，上下移动 2~3 次，使被测空气进入圆筒内。推动滑板与底座平齐，盖上圆筒盖。将沉降器静置 3h，使筒内粉尘颗粒沉降到盖玻片上。将滑板退出座外，露出盖玻片，用少许明胶涂于盖玻片四角，把事先擦净的载玻片压在凹槽上，从底座底部向上托起盖玻片，使其紧贴载玻片，取出保存于样本盒内。

(3)在载玻片的一端贴上标签，注明采样日期、编号、采样点等相关记录。

（4）标定目镜测微尺。标定方法与滤膜溶解涂片法相同。

（5）粉尘分散度的测定和计算与滤膜溶解涂片法相同。

（6）注意事项：①采样后静置时，必须保证在不受震动和温度变化不大的条件下静置3h，这样才能使所有在显微镜下可见到的尘粒，全部沉降到盖玻片上。②所用玻片必须清洁无尘，否则影响结果的准确。采样后制成的标本应尽快测量，在送检和存放过程中避免震动和污染。③尘粒大小不同，其焦距不在一个平面上，故测量时应随时转动显微镜的细调节螺旋，以调节焦距。④采尘前后，应选择在空气清洁的场所往沉降器中放置或从沉降器中取出盖玻片。

五、粉尘中游离二氧化硅的测定

游离型二氧化硅是指没有与金属及其氧化物结合的二氧化硅，常以结晶形态存在，化学式为 SiO_2。游离二氧化硅在自然界分布极广，是地壳的主要成分，约有95%的矿石中含有数量不等的游离二氧化硅，因此，接触游离二氧化硅粉尘的机会很多，如在矿山采掘、开山筑路等常需要凿岩和爆破，产生大量粉尘；在石英粉、玻璃、陶瓷等生产过程中均会接触游离二氧化硅粉尘。

SiO_2 是硅元素最稳定的化合物。在水中溶解度极小，在 0.1mol/L 盐酸中的溶解度为 4.5×10^{-4} mol/L，0.4mol/L 氢氧化钠中的溶解度为 1.42×10^{-3} mol/L，0.09mol/L 碳酸钠溶液中的溶解度为 5.45×10^{-3} mol/L。能溶于氢氟酸并生成四氟化硅。与氢氧化钠、氢氧化钾、碳酸钠或碳酸钾熔融时，生成硅酸钠或硅酸钾。

游离型二氧化硅致病作用较强。长期吸入较高浓度的游离二氧化硅粉尘，可引起肺组织纤维化为主的全身性疾病，这种病称为矽肺，是我国目前影响面较广的一种职业病。粉尘中游离型二氧化硅的含量越高，引起的病变程度越重，病变发展速度越快。我国卫生标准根据粉尘中游离二氧化硅的含量不同，空气中粉尘浓度标准也不相同：游离二氧化硅含量在10%以下的粉尘在空气中的最高容许浓度，滑石粉尘为 4mg/m³，水泥粉尘为 6mg/m³，煤尘为 10mg/m³。游离二氧化硅含量在10%以上的粉尘浓度为 2mg/m³，游离二氧化硅含量在80%以上时的粉尘浓度不超过 1mg/m³。

粉尘中游离二氧化硅的测定方法有焦磷酸质量法、碱熔钼蓝比色法、X 射线衍射法等。其中，应用较广的是焦磷酸质量法，具有操作简便、精密度及准确度好等优点。

（一）焦磷酸质量法

在 245~250℃ 温度条件下，磷酸脱水生成焦磷酸，焦磷酸与粉尘中的硅酸盐、金属氧化物作用，形成可溶性焦磷酸盐，而游离二氧化硅几乎不溶于焦磷酸。将用热焦磷酸处理过的粉尘样品溶液过滤，二氧化硅以残渣形式存在，称量残渣，以质量法测定游离二氧化硅含量。

（1）样品采集。采集空气中的悬浮粉尘时，将直径 75mm 的测尘滤膜折成漏斗状，固定于采样夹内，在呼吸带高度或离地面 1.5m 处，以 15~30L/min 的采气速度采集粉尘约 0.2g。采积尘时，在呼吸带高度或离地面 1.5m 处，用干净毛刷刷取积尘约 1g。

（2）分析测定。将采集的粉尘样品置于玛瑙乳钵中，研细至手指捻擦有光滑感为止，这样可促使硅酸盐和金属氧化物的溶解。在 105℃烘箱中烘烤 2 小时，稍冷，贮于干燥器中备用。

准确称取 0.1~0.2g 粉尘样品于小烧杯中，加入适量的焦磷酸及数毫克硝酸铵，搅拌，使样品全部湿润，置于可调电炉上，插入带有玻棒的 300℃ 温度计，迅速加热到 245~250℃，并在不断搅拌下保持该温度 15min。

加热结束后，在不断搅拌下待小烧杯自然冷却至室温，将内容物缓慢倾倒入盛有 40~50mL 热蒸馏水(约80℃)的烧杯中，一边倾倒，一边搅拌，使其充分混匀。稀释过快或搅拌不充分，都易形成胶状物，影响过滤。过滤时，先将溶液煮沸，趁热将上清液先倒入漏斗中过滤，然后用热的盐酸溶液将杯内的粉尘全部洗入漏斗中过滤，这样可以节省过滤时间。先用热盐酸溶液洗涤沉淀物，再用热水滤洗，直到滤液呈中性并无磷酸根或氯离子为止(分别用 pH 试纸和硝酸银法检验)，这样才能把溶解的硅酸盐和金属氧化物完全过滤掉，只留游离二氧化硅。

过滤完毕，将带有沉淀的滤纸折成滤纸包放入已恒重的瓷坩埚中，先在烘箱中低温烘干，再放在电炉上加热使滤纸炭化，最后放在高温电炉(800~900℃)中灼烧进行灰化。灰化结束，将坩埚置于干燥器中冷却至室温后进行称重。最后，根据残渣的质量和样品的质量计算出粉尘样品中游离二氧化硅的百分含量。

该法定量准确，为游离二氧化硅测定的标准方法，但操作烦琐，同时测定多个样品较困难。

(3)注意事项：①焦磷酸溶解样品的时间应严格控制，若时间太短，硅酸盐等化合物溶解不彻底，时间过长，可使已溶解的硅酸盐脱水成胶体沉淀。②焦磷酸溶解样品时温度不得超过250℃，否则易形成胶状物。③样品经焦磷酸溶解后，用蒸馏水稀释时，应缓慢稀释，充分搅拌，并保持一定温度，避免形成胶状物。④如样品中含有碳酸盐，遇酸分解产生气泡，会溅失样品，宜缓慢加热。⑤加入硝酸铵的目的是氧化尘样中的硫化物及有机物。⑥如尘样中含有机物较多(如煤尘)时，应增加尘样量到 0.5~1g，先在瓷坩埚中，于 700~850℃灼烧灰化除去有机物后，再将残渣用约50℃的焦磷酸洗入烧杯中，然后按上述分析步骤操作。

(二)碱熔钼蓝比色法

在 800~900℃高温下，由等量碳酸氢钠与氯化钠组成的混合熔剂与硅酸盐不起作用，而选择性地熔融游离二氧化硅，生成可溶性的硅酸钠：

$$SiO_2 + 2NaHCO_3 \longrightarrow Na_2SiO_3 + CO_2\uparrow + H_2O$$

在酸性条件下，硅酸钠与钼酸铵作用，生成硅钼酸配合物：

$$Na_2SiO_3 + 13H_2SO_4 + 12(NH_4)_2MoO_4 \longrightarrow H_8[Si(Mo_2O_7)_6] + Na_2SO_4 + 12(NH_4)_2SO_4 + 9H_2O$$

硅钼酸配合物遇还原剂(抗坏血酸)被还原成硅钼蓝：

$$H_8[Si(Mo_2O_7)_6] + L\text{-抗坏血酸} \xrightarrow{-2H^+} L\text{-脱氢抗坏血酸} + H_8[Si(Mo_2O_5)(Mo_2O_7)_5] + 2H_2O$$

根据颜色深浅，比色定量。

本法用来熔融样品的熔剂是碳酸氢钠。在高温下，碳酸氢钠可逐渐变成碳酸钠，碳酸钠可熔融硅酸盐生成硅酸钠。因此，熔融时间不能过长，必须时刻观察混合物刚刚熔融且表面光滑如镜的时间，由此时起，再灼烧2min，这是保证测定结果准确的关键。若熔融时间过长，测定结果将偏高。混合熔剂中的氯化钠是助熔剂，它可以降低游离二氧化硅的熔点，提高碳酸氢钠的熔点。因此，在800~900℃熔融样品时，可防止碳酸氢钠变成碳酸钠，选择性地熔融游离二氧化硅，而不与硅酸盐反应。实验表明，碳酸氢钠与等量的氯化钠混合使用，熔融效果最好，氯化钠过多或过少，均会影响测定结果。

在酸性环境中，硅酸钠可水解形成胶体沉淀，导致过滤困难，结果偏低。用碳酸钠溶液溶解硅酸钠溶块，可防止硅酸钠水解。

可溶性硅酸盐、磷酸盐及砷酸盐干扰测定。消除干扰的方法是：一部分尘样按上述方法熔融处理，另一部分尘样不进行熔融处理，二者测定结果之差即可排除干扰。

碱熔钼蓝比色法操作简便，可同时测定多个样品，并不需要特殊设备。本法适用于含硅酸盐少的尘样。对硅酸盐含量高的样品，本法测定结果可能比焦磷酸重量法高。此时，可将样品预先用焦磷酸做预处理，除去尘样中的硅酸盐后，再按本法测定。

六、灰尘自然沉降量的测定

灰尘自然沉降量，又称为降尘，是指每个月(以30d计)沉降于单位面积上的灰尘质量。

空气中粒径大于10μm的颗粒物，在空气中飘浮的时间较短，极易降落到地面。降尘来自燃料燃烧产生的烟尘、工农业生产性粉尘和天然尘土。降尘沉降前，能污染空气，降低大气能见度；污染水源、土壤、食品等。降尘是大气污染监测的主要指标之一。灰尘的自然沉降能力主要决定于自身重量及粒度大小，但其他一些自然因素如气象条件也有一定影响。因此，很难区分自然降尘和非自然降尘，一般是指在空气环境条件下，靠重力自然沉降在集尘缸中的颗粒物。

对于沉降在集尘缸中的颗粒物可以进行沉降量测定、颗粒物成分分析等。质量法是测定灰尘自然沉降量的常用方法，可以用于观察污染范围和相对程度，方法简便可行，便于推广。

空气中可沉降的颗粒物沉降在装有乙二醇水溶液的集尘缸内，经蒸发、干燥、称重后，计算灰尘自然沉降量，以$t/(km^2 \cdot 30d)$表示结果。方法检出限为$0.2t/(km^2 \cdot 30d)$。

集尘缸距地面5~15m高，相对高度1~1.5m，以防止受扬尘的影响。采样点附近无高大的建筑物、高大的树木及局部污染源。采样点应方便更换集尘缸。各采样点集尘缸的放置高度应基本一致。同时，在清洁区设置对照点采样。

于集尘缸中加入60~80mL乙二醇(以覆盖缸底为准)，再加入适量水(夏、冬季加50mL左右，春、秋季加100~200mL)，在湿式条件下采样，防止灰尘被风吹走。记录放缸地点、缸号和时间(年、月、日、时)。

按月定期更换集尘缸(30±2d)。取缸时，应核对地点、缸号，记录取缸时间。用塑料袋罩好集尘缸，带回实验室。更换缸的时间统一规定为月底5日内完成。在夏天多雨季节，因降雨量较大，应注意缸内积水情况，防止水满溢出，造成尘样流失。必要时，应中途更换干净的集尘缸，继续收集，采集的样品合并后测定。

用光亮无锈的镊子夹出落入缸内的树叶、昆虫等异物，用水淋洗附着在异物上的细小尘粒。将缸内的样品溶液和尘粒全部转入已恒重的烧杯中，在电热板上小心蒸干，然后放入烘箱，于105±5℃下烘至恒重。在样品测定的同时，做试剂空白实验。

$$灰尘自然沉降量 = \frac{m - m_1 - m_2}{S \cdot n} \times 30 \times 10^4$$

式中，m 为烧杯和样品总质量(g)；m_1 为烧杯质量(g)；m_2 为空白质量(g)；S 为缸口面积(cm^2)；n 为采样天数(准确到 0.1d)。

注意事项：①盛放样品的烧杯在干燥器及烘箱中应分散放置，不可重叠；②乙二醇既可保持湿式采样，又可防止冰冻，还可抑制各类微生物、藻类生长。③做空白试验时所用乙二醇与加入集尘缸的乙二醇应是同一批号，且加入量要相等。④测量缸口面积时，应从3个不同方向测量缸的内径，求平均值，计算缸口面积。⑤报告结果要求保留一位小数。

第五节 空气中有毒物质的测定

本节主要阐述空气中二氧化硫的测定。

二氧化硫(SO_2)又名亚硫酸酐，分子量 64.06，为无色气体，具有强烈的刺激性气味，熔点为 -76.1℃，沸点为 -10℃，对空气的相对密度为 2.26，易溶于水，在20℃时，溶解度为 39.4L/L；也可溶于乙醇和乙醚。在大气中，SO_2 可与水分、尘粒结合形成气溶胶。SO_2 具有还原性，经日光照射以及亚铁和锰等金属离子的催化下，空气中的 SO_2 氧化生成 SO_3，SO_3 化学性质活泼，毒性比 SO_2 大 10 倍左右，可溶于空气的水分中形成硫酸，并以气溶胶的状态存在。

二氧化硫是空气中主要的污染物，居有害气体排放量的前列。目前，我国已将空气中二氧化硫的含量列为城市空气卫生质量评价的指标之一。它来源于自然界和人为污染两个方面。自然污染源，如沼泽、洼地等地方排入大气的硫化氢，经氧化生成二氧化硫；火山爆发时产生大量二氧化硫。人为污染来源于三方面：①含硫燃料如煤、石油的燃烧，约占污染来源的 80%，是造成空气二氧化硫污染的主要来源。据统计，燃烧 1 吨煤能产生二氧化硫 10~60kg，燃烧 1 吨含硫石油能产生二氧化硫约 50kg；②生活炉灶，由于分散且数量多，不易扩散，故也为主要污染源之一；③有色金属的冶炼、石油精炼、硫酸制造等工业生产要使用各种含硫原料，会产生二氧化硫污染。

二氧化硫可产生多种危害。被黏膜吸收后，生成的亚硫酸和硫酸，对组织具有强烈的刺激和腐蚀作用。吸入高浓度的二氧化硫，会引起急性支气管炎，甚至引起喉头痉挛而窒息。长期吸入低浓度的二氧化硫，会引起慢性中毒，使嗅觉和味觉减退，产生倦怠、疲劳，产生鼻炎、咽炎、慢性支气管炎、眼结膜炎等，容易引起呼吸道感染。二氧化硫还能与血中的硫胺素结合而影响其活性，影响体内维生素 C 的平衡。此外，二氧化硫与空气中水蒸气结合生成的硫酸雾(酸雨)，对建筑物具有很强的腐蚀作用，还可使土壤酸化，影响植物生长。

我国卫生标准规定，居住区大气中的 SO_2 最高容许浓度为 0.5mg/m³(一次)和 0.15mg/m³(日平均)，车间空气中 SO_2 最高容许浓度为 15mg/m³。

测定空气中二氧化硫常用的方法有分光光度法、定电位电解法、气相色谱法等。

我国现行的《居住区大气中二氧化硫卫生检验标准方法》(GB/T16128—1995)和工作场所空气中二氧化硫测定的标准方法都采用了甲醛缓冲溶液吸收-盐酸副玫瑰苯胺分光光度法。

盐酸副玫瑰苯胺分光光度法原理如下：空气中的二氧化硫被甲醛缓冲溶液吸收后，生成稳定的羟甲基磺酸。在碱性条件下，羟甲基磺酸与盐酸副玫瑰苯胺(简称 PRA，俗称副品红)反应，生成紫红色的化合物。

$$SO_2+H_2O \longrightarrow H_2SO_3$$

$$H_2SO_3+HCHO \longrightarrow HOCH_2SO_3H$$

羟甲基磺酸

盐酸副玫瑰苯胺

该紫红色化合物在 570nm 处有最大吸收，其吸光度与 SO_2 含量成正比。本方法检出限为 $0.45\mu g/mL$。

本方法适用于居住区大气中二氧化硫浓度的测定，也适用于工作场所空气中二氧化硫浓度的测定。但是，测定居住区大气中二氧化硫浓度时吸收液为 5mL，测定工作场所空气中二氧化硫浓度时吸收液为 10mL；且两者所用标准色列中二氧化硫含量不同，应满足各自最高容许浓度测定要求。采样同时记录现场的气温和气压。

说明：(1)样品在采集、运输、存储过程中应避免日光直射，否则吸收的二氧化硫急剧减少。

(2)采样时吸收液的最佳温度范围是 23~29℃，否则会降低采样效率。

(3)显色达到稳定的时间以及颜色保持稳定的时间与显色温度有关，温度低时显色慢，但稳定时间长，温度高时显色快，但稳定时间短，故样品管与标准系列管应同时配置，并在颜色稳定时间内测定吸光度。

(4)显色反应需在酸性溶液中进行，应将样品管和标准系列管中的溶液倒入 PRA 溶液中(强酸性)。

(5)臭氧、氮氧化物及某些重金属元素对测定有干扰。采样后放置一段时间，可使臭氧分解；氨基磺酸钠可消除氮氧化物的干扰。

$$H_2NSO_3Na+HNO_2 \longrightarrow N_2\uparrow+NaHSO_4+H_2O$$

$15\mu g$ 以下的 Mn^{2+}、Cr^{3+}、Cu^{2+} 不干扰测定，但含量高时会干扰测定，可加入 EDTA-2Na 掩蔽；$0.5\mu g$ 的 Cr^{6+} 干扰测定，能使化合物的紫红色褪去，使测定结果偏低，因此，应避免用铬酸洗液清洗玻璃仪器。

（6）盐酸副玫瑰苯胺不易溶于水，应先研细后，再用盐酸溶解。配制的溶液应放置3天，达到稳定状态后使用。

（7）PRA纯度对试剂空白吸光度影响很大。PRA的用量、浓度对显色有影响，配置和使用均应准确量取，若空白管的颜色较深，则可适当降低PRA溶液的浓度。

（8）盐酸副玫瑰苯胺溶液中的盐酸用量对显色也有影响。若盐酸过多，则显色减弱；盐酸过少，显色增强，但空白显色也增强。因此，应考虑既有足够的灵敏度，又有较低的空白值，盐酸溶液的浓度选用1mol/L较为合适。

（9）甲醛浓度对显色有影响。甲醛溶液浓度过高，空白值增加，浓度过低，显色时间延长，选用0.2%甲醛溶液较为合适。

☞ **思考题**

1. 概念题

空气污染　气溶胶　气体　蒸气　气象参数　相对湿度　新风量　标准气体　粉尘分散度　空气动力学直径

2. 简答题

（1）大气和室内空气中主要污染物有哪些？

（2）如何正确选择大气和室内空气污染监测采样点？采样方法有哪些？正确选择采样方法的依据是什么？

（3）采集气体污染物的收集器有哪几种？

（4）简述转子流量计测定气体流量的原理。

（5）什么是最适采气量？如何计算最适采气量？

（6）如何测定无机和有机粉尘分散度？

（7）简述目镜测微尺的标定方法。

（8）粉尘的各种理化性质的卫生学意义是什么？

（9）简述甲醛缓冲溶液吸收-盐酸副玫瑰苯胺分光光度法测定空气中SO_2的原理。

（秦　冰、李　娜）

第五章 生物材料检验

第一节 生物材料检验概述

一、生物材料检验的意义

生物材料(biological material)是人体体液、分泌物、排泄物以及脏器组织等的总称，如血液、乳汁、尿液、粪便、呼出气、头发、指甲等。生物材料检验(analysis of biological material)是对生物材料中化学物质及其代谢产物的含量及由化学物质引起机体产生的生物学或酶学指标变化进行检验。

为保护人体健康，对作业和生活环境中存在的有害物质浓度水平进行监测，仅能反映机体的外暴露水平和肌体接受有害物质的可能剂量，但不能真实地反映机体通过各种途径摄入体内的剂量和肌体在代谢、排泄、生物利用、生物转化和个体差异等方面的信息。通过生物材料检验，可以了解外源性有害物质进入人体内的实际剂量及其产生的效应水平，根据检验的结果，可评价有害物质对人体造成的危害程度，为职业病和地方病的诊断和治疗及疗效观察提供重要的参考依据。如采集血液进行分析，可直接了解毒物在血液循环内达到的水平和状态，采集尿液、呼出气、发样进行分析，则可反映毒物在体内的排出情况，间接衡量毒物在体内的负荷。试验证明，绝大多数毒物随尿排出的浓度与血液中含量呈定量的关系。检验的结果还可为制定相关卫生标准、正常参考值和生物接触限值等提供科学依据。

二、毒物进入机体途径及代谢和排泄

作业和生活环境中的各种化学物质进入人体主要有三条途径：呼吸道、皮肤黏膜和胃肠道。作业环境中化学物质主要通过呼吸道、皮肤黏膜两种途径进入人体。经呼吸道进入的固态物质须先溶解于支气管和肺泡表面的液体，然后才被机体吸收；而气态物质则主要通过肺泡壁和满布肺泡周围的毛细血管壁进入人体。经呼吸道进入人体的毒物，在肝脏解毒之前，直接进入血液大循环而分布全身，故危害最大。空气中有毒气体或蒸气的浓度，在一定条件下可与血液中的浓度达到平衡，达到平衡的时间和血液中的浓度与毒物的理化特性以及它们在空气中的浓度有关。血/气分配系数(平衡时在血液中浓度与肺泡气浓度之比)愈大，表示该气体或蒸气愈易进入血液，而且达到饱和的时间愈长。易溶于水的毒物机体吸入的速度越快，危害也越大。当停止接触时，肺泡气浓度明显下降，血液中原以气体或蒸气状态存在的毒物即向肺泡方向扩散并随呼出气排出。死腔内气体的组成与肺泡气的组成不完全相同。在接触毒物时，混合呼出气中毒物浓度高于末段呼出气，在停止接

触后则相反。呼吸道对毒物吸收还受呼吸深度与速度、血液循环速度等影响，这些因素又与活动强度有关。另外，气温、气湿，以及有无其他溶剂共存等，都会影响呼吸道对毒物的吸收量。

经皮肤黏膜进入人体的化学物质，特别是某些水脂兼溶的物质，可经皮肤的毛囊和汗腺吸收。毒物通过表皮屏障以后，随即扩散经毛细血管进入血液循环。如果表皮屏障不完整，可加速毒物经皮肤吸收。增加空气湿度和皮肤接触有机溶剂等，均有助于毒物经皮肤吸收，所以黏膜吸收毒物的能力远较皮肤强。当毒物的相对分子量大于 300 时，不易被皮肤吸收。

经胃肠道进入人体的毒物，是外源性化合物进入人体的又一重要途径。进入胃肠道中的有害物质，如未被吸收，除对胃肠道本身具有腐蚀或高度刺激性作用的有害物质外，不会对机体造成大的损害。外源性化合物从消化道进入机体的毒物多在胃和小肠内吸收。由于肝脏的解毒作用，毒物多转化成毒性较小或无毒的物质，经肝脏排入小肠，大部分随粪便排出体外，小部分由小肠重新吸收，进入血液循环，但总的来说，其后果远不及呼吸道和皮肤黏膜吸收严重。胃肠蠕动频率和外源性化合物的溶解度和分散度影响胃肠道中外源性化合物的吸收过程。当胃肠蠕动减慢时，毒物的吸收增加；而蠕动加快时，则胃肠内容物通过加速，吸收减少。溶解度及分散度较大的外源性毒物与胃肠上皮细胞接触较为密切，因此有利于吸收，因而毒性也较大。

毒物被吸收后，随血液循环分布全身。但是毒物必须通过不同的屏障才能到达作用部位。影响毒物选择性分布到某些器官、系统的因素有供血量，以及毒物与血浆蛋白的结合能力、与组织器官的亲和力、毒物对体内某些屏障的通透能力、毒物的理化性质与其透过生物膜的能力等。

某些毒物进入机体后，由于解毒或排泄较快，一旦停止接触后，在体内很快就检测不出该毒物或其代谢产物了。当体内解毒或排泄不完全时，毒物被输送到某些器官或组织中，以不溶性或难溶性化合物的形式，在体内暂时或长期蓄积。但在适当的条件下，又可转变为可溶性状态，进入血循环，缓慢地排出体外。如铅、汞、砷等，可蓄积于骨骼、肌肉、肝脏、肾脏等组织；氟可蓄积于骨骼中；苯的氨基或硝基化合物可在肝脏、网状内皮组织和脂肪组织中蓄积。头发虽然不是排泄器官，但是一些元素可在头发中蓄积，如铅、汞、锰、铬、锌、砷等。不少毒物在人体内的分布、蓄积部位及其停留时间还不完全清楚，有待进一步的研究。

毒物在血液中的分布也不均匀。有的溶解于血浆中，呈游离状态；有的与血浆蛋白结合成蛋白加和物或血红蛋白加和物，或仅吸附在蛋白表面。结合态与游离态在血浆中保持动态平衡。故应根据被测物在血液中的分布情况选择血清、血浆或全血作为样品。

进入人体的毒物在肝脏等器官代谢或生物转化后，主要经肾脏滤过后随尿液排泄，经口进入肠道未被吸收以及由肝脏经胆汁进入肠道的毒物，可随粪便排泄，如铅、汞、锰等主要随尿液和粪便排出，也有少量可随乳汁、汗液、唾液、指甲和毛发等排出。气态和挥发性物质可通过呼出气排出，排出过程与毒物经肺泡吸收相反，毒物及其代谢物从血液扩散至肺泡，其速率也受血/气分配系数所影响，分配系数小的易排出。增加通气量，可加速排出。

三、生物样品的检验指标

按照有毒物质对机体的作用及其在体内的吸收、分布、代谢和排出情况，通常选择化学物质原形、化学物质的代谢产物以及生物样品的生物效应指标作为检验指标。

(一)化学物质原形

化学物质原形是指直接测定生物样品中有毒物质的含量。大多数金属和非金属无机毒物吸入后进入血液循环，经体内代谢，除蓄积的部分外，都能以不同的比例随尿排出。头发虽不是排泄器官，但也可以蓄积毒物。因此，采集血液、尿液、头发为样品，经消化处理，直接测定金属和非金属毒物的含量，可以反映体内负荷。

(二)测定生物样品中有毒物质的代谢产物

大多数有机物进入机体后，经体内多种生物转化反应，改变了毒物的原有形态结构，形成特定的代谢产物，通过检验它们的代谢产物，可间接反映原毒物在体内的吸收情况。如酚为苯的主要代谢产物，尿中酚的含量可较全面地反映苯的接触程度，故可作为苯监测指标。

(三)生物样品中的生化效应指标

由于毒物的毒性作用，干扰或破坏了机体的正常生理生化功能，导致某些代谢产物的增多或减少。如铅中毒时，尿中 δ-氨基乙酰丙酸(δ-ALA)、红细胞中游离原卟啉(FEP)及血中锌原卟啉(ZPP)均增多。因此，测定生物样品中由毒物引起的某些生化效应指标的改变，可间接反映毒物在体内的吸收和代谢情况。

除此之外，还可以测定生物样品的酶学指标、免疫学指标、血液细胞学指标等，如有机磷农药可抑制胆碱酯酶活性。对于某一特定的化学物质，有的只能测定一种指标，有的则可以测定多种指标，多数金属化合物以测定原形为主，而铅既可以测定尿铅、血铅，也可以测定 ZPP、δ-ALA 等生化效应指标。

四、生物材料参考值

人体生物样品参考值(reference range)也称本底值，是指正常人的各种生理数据，组织或排泄物各种成分的含量等。在卫生检验中常指对正常人群的血、尿、头发、指甲或组织等生物材料中某些成分的测定范围值。

生物样品的参考值是劳动卫生检验和职业病预防、诊治研究的基本资料。有不少物质在正常人体内亦有微量存在和排泄。对某地区人群的血、尿或头发中有毒物质的测定，可以评价该地区环境污染水平和人体接触剂量；测定作业者的尿、血、呼出气、头发、指甲中有毒物质的存在量，并与本底值比较，可以评价工作环境污染情况，了解作业者接触有毒物质的程度，为职业中毒诊断和疗效观察提供依据；测定本底值还可为制定或修订卫生标准，制定生物接触限值提供依据。

生物样品的参考值受地理环境、膳食组成、饮食习惯、环境污染等因素的影响，且随采样及测定方法的不同而异。同一种毒物，各地报道的参考值往往有差异。因此，在制定生物样品参考值时，应注意以下问题：

（1）选择测定对象：测定对象通常选择不接触被测毒物的"正常人"。这里所指的正常人不是指没有任何疾病的人，而是指排除了影响测定指标的疾病和因素的同质人群。选取时，可根据体检情况进行取舍，此外，还要了解选取对象在该地区的居住时间和职业史。例如，要建立某地发汞参考值，应选择在该地区居住两年以上，无明显肝、肾及血液系统疾病，无汞作业接触史，未服用含汞和对汞测定有影响的药物的成人，性别最好各占一半，以使观测对象有较好的代表性。是否分别测定男女参考值，应由测定结果决定。

（2）确定分析方法：在制定某一指标本底值时，应该选用统一或标准的分析方法。如无标准的分析方法，应根据分析方法的制定程序（测定条件、标准曲线、检测限、精密度、准确度、干扰实验、样品稳定性）选定分析方法。

（3）确定样本数量：本底值的范围是根据样本测定结果来制定的，样本分布愈接近于总体分布，所得结果愈可靠。样本的数量应根据测定的目的要求和被测指标的波动范围及人力、物力而定，一般应在100例以上才能得到较稳定的数据。

（4）判定分组：在判定同质对象时，要注意地区、民族、性别、年龄、妊娠等因素的影响，原则上组间差别明显并有实际意义时，应分别制定，否则应合并制定。考察组间差别最简便而有效的方法是由频数分布表直接比较各组的分布范围、峰高位置、分布趋势等是否接近，或做两样本均数假设检验。

（5）确定单、双侧、百分范围和计算方法：根据专业知识确定制定单侧或双侧参考值范围，如血铅过高为异常，则正常参考值只需确定其上限，为单侧界值。而有些指标，如机体锰含量无论过高或过低，均属异常，正常参考值范围需分别确定下限和上限，即双侧界值。

正常参考值范围是指绝大多数正常人的测量值所在的范围，而不是所有测量值所在的范围。所以，一般结合专业知识，选定适当的百分界限，一般以95%常用。

根据样本测量结果的分布类型，样本含量和研究目的等，选取适当的方法确定正常参考值范围。对近似正态分布或能转换为正态分布的资料可选用正态近似法，对非正态分布的资料，可选用百分位数法等。

第二节　生物样品的采集与保存

采集何种生物样品，需要根据不同毒物的特点及其在体内的代谢和检验的目的而定。同时，为使所采集的生物样品能反映真实情况，必须注意采样方法、采样时间和频率，以及样品的保存等。在选择生物材料样品时，一般需满足以下要求：①样品中被测物的浓度与环境基础水平或与健康效应有剂量相关关系；②样品和待测成分应足够稳定；③采集样品时方便、对人体无损害、能为被检者所接受。一般生物材料检验涉及的样品主要是尿液、血液、毛发和呼出气等。

一、尿样的采集与保存

绝大多数毒物及代谢产物经肾脏随尿排出，其排出的浓度与血液浓度呈正相关关系，可以反映吸收剂量及其在体内的负荷量。由于尿液是机体的废弃物，容易得到和收集，受检者容易接受，能采集较大量样品，因此尿液是最常用的生物样品。根据不同的分析目的，可以采用不同的收尿方法，一般分为全日尿(24小时尿)、晨尿、夜尿、定时尿和随机尿5种。

(1)全日尿：某些毒物从体内排出无规律，一天内尿中含量波动较大时，需收集24小时尿液混合后，取适量进行分析。注意，收集时先将尿液排空后再开始收集，到达24小时后，再留一次尿。全日尿不受毒物排出波动性、饮水量和排汗量的影响，分析结果比较稳定，能够较好地反映机体的毒物负荷量，但收集、运输、保存不方便，多用于住院检查患者。由于留取尿液时间较长，应注意防腐。

(2)晨尿：是指清晨起床后的第一次尿液。晨尿不受当天饮食的影响，尿液较浓，成分比较稳定，采样方便。实践证明，晨尿与全日尿的测定结果并无显著差异。

(3)夜尿(12小时尿或对时尿)：是指收集夜间至清晨这一阶段(一般收集晚8点钟至清晨8点钟)的尿液。同样，收尿前也应排空尿液再计时，到达12小时后，再留一次尿。夜尿同时具备全日尿和晨尿的优点，而避免了全日尿收集、运输、保存不方便的缺点。

(4)定时尿：是指定时收集上班前、下班后或工作期间某一时间段的尿液。因某些有机毒物在体内代谢转化较快，一旦停止接触，尿液中的浓度明显下降，甚至检查不出来。如甲苯经过机体代谢，以马尿酸的形式随尿液排出体外，绝大部分在12~16小时后排出，24小时后几乎全部排完。因此，测定定时尿可以了解短时间内这些毒物在机体的吸收、转化和代谢的情况。

(5)随机尿：是指收集任意一次尿液送检。这种方法虽然方便了受检者，但往往使分析结果的波动性较大。

收集尿液的容器宜选用具塞或内衬有聚四氟乙烯膜盖子的硬质聚乙烯塑料瓶或广口玻璃瓶。对光照影响测定结果的项目，应选用棕色瓶盛放尿液。容器使用前要用稀酸液浸泡24小时后，洗净晾干。对采样用的容器本底值抽查率不得低于5%，空白值要低于方法的检测限。一次尿样采集量不得少于100mL。

由于尿液很容易发生腐败、变质，因此，尿样采集后应尽快进行分析；否则，样品应在4℃冰箱冷藏存放，如需长期存放，则应在-20℃冷藏，或加入适当不干扰测定结果的保护剂和防腐剂，如可按5~10mg/L的比例加入NaN_3，1%的三氯甲烷等。

由于饮水、出汗等因素影响，常使尿样中物质浓度发生较大波动，为使分析结果具有可比性，常将尿液密度校正到标准相对密度后表示其含量，或用经尿液排出1g肌酐所对应的待测成分的量(mg)来表示尿液中待测成分浓度，因为一般情况下，饮食、饮水量和利尿剂对肌酐的排出率影响很小，健康人一天通过尿液排出的肌酐量约为1.8g。

$$C_{校正} = \frac{1.020 - 1.000}{d - 1.000} \times C = KC$$

式中，$C_{校正}$为校正后尿液中被测物质的浓度(mg/L)；C为实测尿液中被测物质的浓度(mg/L)；1.020为我国采用的尿液标准相对密度；d为实测尿液密度；K为校正系数，只可从表5-1中查得。

$$待测物质含量(mg/g \, 肌酐) = \frac{C}{C_0}$$

式中，C为实测尿液中被测物质的浓度(mg/L)；C_0为肌酐浓度(g/L)。将校正结果乘以

表 5-1 尿密度校正系数表

尿样密度	校正系数	尿样密度	校正系数	尿样密度	校正系数
1.003	6.667	1.013	1.538	1.023	0.870
1.004	5.000	1.014	1.428	1.024	0.833
1.005	4.000	1.015	1.333	1.025	0.800
1.006	3.333	1.016	1.250	1.026	0.769
1.007	2.856	1.017	1.176	1.027	0.740
1.008	2.500	1.018	1.111	1.028	0.714
1.009	2.222	1.019	1.050	1.029	0.690
1.010	2.000	1.020	1.000	1.030	0.667
1.011	1.818	1.021	0.952	1.031	0.654
1.012	1.669	1.022	0.909	1.032	0.625

1.8 即为 24 小时尿中含量(mg/24h)。

但应注意,相对密度低于 1.010 的尿样,经相对密度校正后的浓度会偏高;而相对密度高于 1.035 时,则结果会偏低。所以,相对密度低于 1.010g/mL 或高于 1.035g/mL 的尿样不可用于测定,应重新采样测定。肌酐浓度小于 0.3g/L 或大于 3.0g/L 的尿样,也应重新采样测定。

二、血液的采集和保存

毒物无论从何种途径进入人体,都会首先被血液吸收参加血循环,所以血液中被测物浓度可反映近期接触该毒物的水平。而且,血样中被测物含量较高且稳定,取样时污染机会少和不受肾功能影响。但是,由于采血会给受检者带来疼痛和创伤,不易被受检者接受。另外,血样贮存条件要求较高,因此在实际工作中不如尿样应用普遍。

有些毒物及代谢产物在全血、血浆、血清和红细胞中分布是不同的,所以采集血样测定时,应根据测定的目的、毒物或其代谢产物在血液中的分布特点选取不同的血液样品。通常采集静脉血或末梢血为样品。

全血:采集血样后,立即注入有抗凝剂的试管中,轻轻转动试管使血液与抗凝剂充分混合。

血清(或血浆)和红细胞:将血液缓慢注入干燥试管(或加有抗凝剂的试管)中,于室温下放置 15~30 分钟,经离心分离后,试管上清液为血清(加有抗凝剂的试管上清液为血浆),沉淀为红细胞。

如被测物是金属化合物,采血时应用 1%硝酸和去离子水先清洗皮肤表面,然后再用 75%乙醇消毒。如被测物为有机物,则要注意乙醇的干扰。取末梢血时,不得用力挤压采血部位,尽量让其自然流出,并弃去第一滴血,避免因组织液渗出将血样稀释。

采血用的注射器、针头、试管等器具应清洁干燥,采集的血样不要剧烈振摇,应立即进行分离以防止溶血。

血样在运输过程中应避免振动和温度的改变。若不能立即检验，除全血外，一般应将血清(或血浆)与红细胞分离后分别贮存(因为冷冻血样发生溶血)。如果血样临时存放过夜，可放在4℃冰箱保存，否则必须冷冻(-20℃)保存。测定酶活性的血样必须尽快分析，以防止酶活性降低。

三、呼出气的采集和保存

挥发性有毒物质在肺泡气中浓度与肺部血液中的浓度存在着血-气平衡，任何一种能经呼吸道、消化道和皮肤黏膜吸收的挥发性有毒物质，均能在呼出气中出现，分析呼出气中有毒物质的浓度，可以反映受检者摄入该毒物的水平。呼出气的分析多适用于在血中溶解度低的挥发性有机溶剂和(或)在呼出气中以原形排泄的化合物的生物监测。有毒物质的代谢产物通常是非挥发性的，不能由肺排出，所以很少应用呼出气为样品监测有毒物质的代谢产物。

采样时，受检者深呼吸2~3次，然后按正常呼吸将口对准采集器呼出气体，立即封闭采集器，此为混合呼出气。若采集呼出气末段气体，则为终末呼出气。

可用塑料袋、玻璃管等采集呼出气。塑料袋可收集混合气和末段气。玻璃管主要用于采集末段气，它的两端装有阀门和取气装置，可采集末段气50~100mL。通过玻璃管将气体吐入塑料袋中，达到分段收集的目的。此法操作简便，但样品不便保存，且只适合于测定高含量样品。也可用活性炭吸附管在低温下吸附采样，吸附采样可将待测成分富集在活性炭上，故适用于较低含量的样品，所采集到的样品可保存一周。

采样时应注意：①采集班前样品时，必须在空气清洁的场所进行；②当停止接触和接触情况改变时，呼出气中浓度变化很快。因此，在接触期间或接触后采样，要特别注意采样时机。

四、头发的采集和保存

毛发的组成主要是纤维素性的角质蛋白，其代谢缓慢，如铜、铁、锌、硒和重金属元素铅、镉、汞等各种微量元素在毛囊内与角质蛋白的巯基、氨基结合而进入毛发，所以，毛发也常用于这些元素的生物监测。研究证明，随着毛发逐渐生长，不同长度毛发中的化学物质的含量可以反映血液浓度的历史记录。如靠近皮肤的毛发铅含量与最近血铅含量相关。但也有人认为，由于头发的生长缓慢，所收集到的样品实际上是不同时期的混合样，因而测定结果与接触剂量的关系难以确定。毛发也可用于吸烟者尼古丁的生物监测。

采集发样的主要优点是采样时受检者无创伤、无疼痛，样品易于运输和贮存，不需要特殊容器，样品稳定性好。头发还能反映过去某个时期接触毒物的情况或微量元素的吸收和代谢情况，是其他样品无法比拟的。

但是，头发中的有毒物质可来自人体内部(内源性)，也可将环境污染物直接吸附在发丝上(外源性)，测定前必须洗涤干净。目前头发的洗涤方法尚未统一，原则上要注意保护内源性元素和洗净外源性元素。被检者如烫发、染发和洗涤过程残留的洗涤剂，均有可能影响测定结果。

为反映近期机体状况，采集一般多用颈部发根处头发。采样前两个月内不能染发和使用含有待测化学物质的洗发护发品。用不锈钢剪刀采集距头皮约2.5cm的发段1~2g，贮存于小纸袋中，纸袋上记录受检者姓名和采样相关信息。洗净晾干的发样贮于干燥器中可长期保存。由于目前尚无适宜的洗涤方法除去发样外部吸附或沾污的物质，因此，应慎用头发作为生物监测的样本。在评价监测结果时，也应特别慎重。

第三节　生物样品中铅的测定

铅在人类生活环境中几乎无处不在。铅及其化合物在现代工业中起重要作用，它是应用最为广泛的有色金属，在开采、冶炼、加工过程中以及使用各种铅化合物的工作场所，均可接触铅及其化合物。四乙基铅曾被作为汽油防爆剂使用，曾经是大气铅污染的主要来源之一。

铅及其化合物通过呼吸道的吸收率为 35% ~ 50%，化合物在成人消化道吸收率约为 15%，膳食中的钙、铁、锌、硒、磷的缺乏将增加铅的吸收。少数铅化合物可通过皮肤吸收，吸收率为 0 ~ 0.3%。

铅被吸收后，很快进入血液循环，并分布到各个软组织，以肝、肾、肺中的浓度最高，以后又重新分布，主要进入矿化组织，如骨骼和牙齿。进入血液的铅约 96% 存在于红细胞中，半减期为 28 ~ 36d，血铅浓度常代表近期的环境暴露水平；成人体内的铅，94% 存在于骨骼中，铅的骨骼生物半减期为 27 年。当体内代谢发生改变时（如妊娠期或哺乳期、或发生骨质疏松症时），骨中的铅又可进入血液中。

血红素是合成血红蛋白的原料，血红素合成减少的直接后果是引起贫血，其间接作用是对肾脏内分泌、肝脏解毒和神经系统作用的影响。

铅进入人体后影响血红素（Haem）合成，是铅毒性的重要早期表现之一。铅在血红素合成过程中的主要作用是抑制 5-氨基乙酰丙酸脱水酶（5-aminolaevulinate dehydratase，5-ALAD）、粪卟啉原氧化酶（corproporphy-hnogen oxidase，COPRO-O）和亚铁螯合酶（ferrochelatase，FERRO-C）。血铅水平在 100μg/L 时就抑制 5-氨基乙酰丙酸脱水酶，从而使 5-氨基乙酰丙酸（5-aminolaevuhnic acid，ALA）形成粪卟啉原过程受阻，使血液中 ALA 增加，因而尿中 ALA 排出增加，血铅在 400μg/L 时，尿中 ALA 显著增加；铅抑制 COPRO-后，使血中粪卟啉原（corproporphyrinogen，COPRO）氧化为原卟啉（protoporphyrin）过程受阻，使血、尿中粪卟啉原增加；铅抑制 FERRO-C 后，使原卟啉不能与亚铁离子结合，而阻止血红素合成，但使红细胞中游离原卟啉（free erythrocyte por-phyrin，FEP）增加，FEP 增多，可与红细胞线粒体内的锌结合，导致锌原卟啉（zinc protoporphyrin，ZPP）增加。所以，血液中 5-ALAD 活性水平，游离原卟啉、锌原卟啉水平，尿中 5-ALA 和粪卟啉原排出量常作为铅的生物效应指标而被检测。

此外，铅还抑制 25-羟化维生素 D-1α-羟化酶，从而影响体内钙磷的代谢。

血铅在 200μg/L 以上时，即可引起儿童贫血；在 350μg/L 以上时，即对中枢神经系统和周围神经系统及自主神经系统产生影响，表现为感觉运动反应时间延长，记忆力减退，注意力、语言推理、操作上的异常，及频发窦性心律不齐，很多研究发现血铅值与儿童智商值呈负相关。

铅的排泄主要通过粪便、尿液排出，粪便中的铅大部分为消化道未吸收的铅，少数来自胆汁。还可由乳汁、唾液和汗液排出。

血铅的测定在所有铅接触指标中被认为是最重要的，反映近期机体吸收铅的量。尿铅浓度相对较低，在测定技术上有一定难度，且浓度变化大，然而尿样取样方便，易为检查对象接受，故尿铅水平被用于了解铅从体内排出情况。对铅中毒患者在给予配合剂乙二胺四乙酸二钠钙盐（$CaNa_2 \cdot EDTA$）驱铅以后，尿铅浓度是测定体内铅负荷及评价驱铅效果的最好指标。

一、样品的采集与保存

(一)尿样

收集一次尿样，测量比重后进行分析，如不能立即分析，应按 1% 的比例加入硝酸，在 4℃ 冰箱内可保存两周。

(二)血样

静脉血于早上空腹采样，血液置于加有 0.5% 肝素钠溶液的试管中（加入量为 20 ~ 40μL/mL 血），混匀后置于冰瓶中。如不能立即分析，在 4℃ 可保存 3 周。末梢血取手指或耳垂血。通常取 40μL，置于盛有 0.32mL 0.1%Triton X-100 溶液的具塞离心管中，充分振荡后加入 1% 硝酸 40μL，混合后置于冰瓶中。在 4℃ 可保存 1 周。采样时注意不可用力挤压，以免被组织液稀释。

二、尿铅、血铅、发铅的测定

测定生物样品中铅的方法较多，主要有二硫腙分光光度法、原子吸收分光光度法和电化学法。

(一)二硫腙分光光度法测定尿铅

尿样经混合消化液的催化氧化作用，将有机质破坏，铅呈离子态，在 pH8.5 ~ 11.0 时与二硫腙反应生成可溶于氯仿、四氯化碳的红色二硫腙铅配合物，于波长 510nm 处比色定量。本法检测限为 0.3μg/mL。

测定时，用硝酸铅标准溶液配置铅标准系列，用氨水调节 pH 值，并加入缓冲溶液控制 pH=8.5 ~ 11.0。于样品中加入二硫腙氯仿溶液，充分振摇，使二硫腙与铅反应，分层后弃水层。用无水亚硫酸钠-氰化钾-氨水组成的洗除液洗去氯仿层中过量的二硫腙，使氯仿层中只呈现单一的二硫腙铅红色。将氯仿层经脱脂棉过滤到 1cm 吸收池中，于 510nm 波长处，以氯仿为参比，测定吸光度。扣除试剂空白吸光度值，以铅含量对吸光度值作图，绘制标准曲线。

取混匀的尿样 25mL 于锥形瓶中，同时取 25mL 水作试剂空白。各加入 7mL 混合消化液（硝酸+高氯酸+硫酸+钼酸铵＝10+2+1+1），混匀。在电热板上消化至无色透明或有白色沉淀物。取下稍冷，趁温热加入 20mL $\psi(HNO_3) = 0.01$ 溶液溶解残渣，并移入 60mL 分液漏斗内，以下按标准曲线制备的操作进行。测出吸光度值后，由标准曲线上查出铅含量。

二硫腙不溶于水，在无机酸中的溶解度较小，在硫酸、盐酸、磷酸等中呈紫红色溶液，在冰乙酸中呈蓝色溶液，易溶于稀碱溶液呈橙黄色，溶于氯仿、四氯化碳呈绿色。二硫腙是广泛的金属络合剂，可与多种金属离子络合，选择性较差，因此，必须严格控制实验条件。溶液的 pH 值对实验影响最大。为防止铜、锌、汞等其他金属与二硫腙络合而干扰测定，实验中常加氰化钾作为掩蔽剂，同时也可提高溶液 pH 值，并使之稳定在 pH＝9左右。

洗除液中加入亚硫酸钠，可防止铅配合物受光照、氧化剂、温度以及放置时间等的影响，增加稳定性。

(二) 尿中 δ-氨基乙酰丙酸测定

测定尿中的 δ-ALA，主要用对-二甲氨基苯甲醛分光光度法。尿中 δ-氨基乙酰丙酸与乙酰乙酸乙酯在弱酸（pH＝4.6）环境中和一定温度（100℃）下，能发生缩合反应生成吡咯化合物，此化合物被有机溶剂萃取后，与对-二甲氨基苯甲醛作用生成红色化合物，显色深浅与 δ-ALA 含量成正比。

测定中应注意：①由于尿液易腐败可导致 pH 值升高，因此，尿样如不能及时测定，应放在冰箱内保存；②尿素与对二甲氨基苯甲醛反应虽然能生成黄色化合物，但对测定红色化合物不产生干扰。当尿素浓度过高时，可增加尿的本底效应，抑制 δ-ALA 与乙酰乙酸乙酯的缩合反应，此时可适当减少分析用尿量，不仅消除尿素的干扰，同时也可以消除样品与标准系列的色调差异。

第四节　生物样品中汞的测定

汞是一种常见的有毒元素，对人体的危害较大。汞矿开采和冶炼、用汞提炼贵重金属、氯碱生产和有机合成用汞作触媒、汞用作引爆剂，以及在仪器仪表的生产、使用和维修，电气器材制造和修理中，均会接触汞，接触和中毒机会较多。

金属汞主要以蒸气的形式经呼吸道进入人体。汞蒸气是非极性物质，具有高度的弥散性和脂溶性，汞在类脂质和空气之间的分配系数是 25∶1，而类脂质和水之间分配系数又比前者多 3 倍，因此汞蒸气透过肺泡膜迅速扩散，可被血液迅速吸收，吸收量达 70% ~ 100%，吸收后很快被氧化为二价汞离子。无机汞和有机汞化合物主要通过消化道吸收，无机汞的吸收率约为 7%，有机汞的吸收率达 90% 以上，无机汞和有机汞经呼吸道和皮肤也有少量吸收。

进入体内的汞主要以 Hg^{2+} 的形式发挥毒性作用，汞离子在体内与巯基、羧基、羰基、羟基、氨基等发生作用，使酶的活性丧失，影响细胞的正常代谢出现中毒症状。所以，金属汞和无机汞化合物的毒性十分相似。甲基汞以脑组织损伤为特征。汞在体内分布不均匀，进入人体内的金属汞在肾脏蓄积量最多，其次为肝、脑，无机汞以肾脏含量最高，肝、脑、甲状腺、睾丸中也有一定含量，金属汞和无机汞主要经肾由尿排出，粪便也是汞排出的一条重要途径。体内的有机汞以脑部浓度最高，还分布于肝、肾、血、头发中，约 90% 通过肠道由粪便排出，经尿排出量不足 10%。

尿汞和血汞的测定用于接触金属汞、无机汞化合物、甲基汞的生物监测指标，尿汞可作为评价近期金属汞蒸气和无机汞化合物接触量的指标，发汞可用以估计从消化道吸收的甲基汞量。分析不同长度发汞的含量，可了解过去不同时间段体内汞蓄积的情况。血汞和发汞的测定由于样品的处理复杂，在职业病防治工作中较少采用。

汞的测定方法有冷原子吸收分光光度法、流动注射-冷原子吸收光谱法、原子荧光光谱法、二硫腙分光光度法、X 射线荧光光谱法等。冷原子吸收分光光度法灵敏度高，特异性好，操作简单，是目前国内外最常用的方法。

一、样品采集与保存

(一)血液

由静脉采血，置于含有肝素钠或 EDTA 的具塞试管中，混匀。如不能及时测定，则可在 4℃冰箱保存数天，在-20℃低温下可保存更长时间。分别测定红细胞或血浆中汞含量，血样必须在数小时内分离血浆和红细胞，以防止溶血现象。采血器材和抗凝剂均不能含有汞。职业性接触汞者的血样在工作周末的班末采集。

(二)尿液

采集被检者的晨尿放入洁净干燥的聚乙烯塑料瓶中，及时测量尿比重或肌酐后，加入少量盐酸或氢氧化钠以酸化或碱化尿液，防止容器对汞的吸附。但不能加入防腐剂，以免产生沉淀而使汞损失。尿样于 4℃冰箱可保存 1 周，于-20℃低温冰箱可保存数周。职业性接触汞工人的尿样在工作班前采集。

(三)发样

用止血钳夹一束头发,用手术剪从靠近头皮处剪断,用棉线将剪下的头发扎紧,以保证每根头发原来的排列,装入洁净的塑料袋或纸袋中送检,样本可长期保存。

二、尿和发中汞的测定

(一)冷原子吸收分光光度法

1. 原理

用测汞仪冷原子吸收分光光度法测定汞的方法包括碱性氯化亚锡还原法和酸性氯化亚锡还原法。

碱性氯化亚锡还原法的原理:样品溶液中的无机汞和有机汞在强碱性(pH14)和有镉离子存在的条件下,用高浓度氯化亚锡还原成汞蒸气,汞蒸气由氮气送入测汞仪的检测管内,测定其对253.7nm波长光的吸光度,在一定条件下,吸光度与溶液中汞含量成正比。

测定时,取混匀的尿样于汞发生瓶中,加入适量氢氧化钠、水和DL-半胱氨酸,立即混匀。然后加少量磷酸三丁酯,再迅速加入适量氯化亚锡-硫酸镉试剂,立即盖紧发生瓶并连通氮气,读取最大吸光度值,用标准曲线法定量。本法检出限为0.5μg/L,测定范围为0.001~0.25μg。

也可以在酸性条件下将汞离子还原为单质汞后用测汞仪测定,即酸性氯化亚锡还原法。取混匀的尿样于汞发生瓶中,加入高锰酸钾和硫酸溶液,放置5min,然后置于45~50℃恒温水浴箱中保温2h,将样品中的汞消化为离子状态。取出,边振摇边滴加盐酸羟胺还原过量的高锰酸钾,直至褪色,敞口放置20min。将汞发生瓶连接到测汞仪上,迅速加入酸性氯化亚锡溶液,立即盖紧发生瓶并连通载气,读取最大吸光度值,用标准曲线法定量。该方法检出限为0.8μg/L,测定范围为0.002~0.3μg。

2. 仪器操作

严格按仪器说明书的要求调整好测汞仪,注意检查测汞仪与汞发生瓶衔接部位是否漏气。

3. 注意事项

(1)氯化亚锡还原法测定的是尿样中总汞含量。结果准确与否,关键在于氯化亚锡和镉离子的浓度,只有氯化亚锡达到25~50g/L、硫酸镉达到4~8g/L,有机汞的还原效率才能与无机汞基本相同。若单独使用50g/L氯化亚锡作还原剂,则只有无机汞被还原,可以选择性地测定无机汞含量,总汞减去无机汞即得有机汞含量。

(2)玻璃器皿应现用现洗,洗净的玻璃器皿不能在实验室长期放置,器皿对汞有较强的吸附作用。

(3)干燥气体用的氯化钙,粒度要均匀,吸湿后应及时更换。

(4)半胱氨酸主要起稳定剂的作用。尿样中的汞在保存过程中会因容器吸附或挥发而损失,特别是烷基汞会因细菌或酶的作用而分解,于每升尿样中加40g氢氧化钠或20g氢氧化钠和1g半胱氨酸,可保存两周。

(5)碘化物能与汞结合成化合物，使汞峰下降甚至消失，故在职业中毒检验中，如受检者体征明显而尿汞含量不高时，应了解被检者是否服用含碘药物或食用了含碘高的食物，如海带、紫菜等。

(二)流动注射-冷原子吸收光谱法

1. 原理

样品经硝酸-高氯酸混合酸进行回流消化处理，用盐酸定容，汞被全部转变为二价汞离子。以稀盐酸携带试样溶液，被测溶液在反应管中与硼氢化钾溶液反应，汞离子被还原为基态原子蒸气，用高纯氩气将其吹入石英管中。当汞空心阴极灯发出的波长为253.7nm的谱线通过石英管时，被基态汞原子蒸气所吸收，在一定实验条件下，吸光度值与溶液中汞离子浓度成正比，依此进行定量分析。

测定时，称取经过清洗、干燥、剪碎的毛发样品于三角烧瓶中，加入硝酸和高氯酸，安装回流管，置于70℃水浴箱中消化，待泡沫消失消化液变为澄清液体时，移至电热板上消化，保持微沸状态1h，然后再升高温度继续消化，等到出现大量高氯酸烟雾，且溶液或残渣呈无色为止。取下三角烧瓶，冷却至室温，加入适量0.05%重铬酸钾溶液，用2mol/L的盐酸溶解残渣并定容，测定吸光度值，标准曲线法定量。

本法检出限为0.8μg/L，测定范围为0~80μg/L。

2. 操作条件

波长253.7nm，光谱通带0.2nm，灯电流3.0mA，氩气流量180mL/min，载液1mol/L盐酸，硼氢化钾浓度20g/L。

3. 注意事项

(1)标准溶液和试样溶液测定之前，为除去石英管内吸附的少量汞，石英管加热电压调至150V，加热通气15min。

(2)由于汞蒸气的发生受条件影响较大，测定时的温度、酸度、硼氢化钾浓度、载气流量等要保持一定，标准溶液、空白溶液、试样溶液应同时配制和测定。

第五节　生物样品中砷的测定

砷广泛存在于环境中，人体吸收的砷可来自饮水、燃煤的污染、饮食(海产品)、生产环境的空气污染、烟草(烟草生长过程中能富集土壤中的砷)、含砷药物、含砷化妆品等。

砷的职业接触主要是开采金属矿及砷的精炼过程。砷在自然界中常以化合物形态混杂于铅、锌、铜、锑、钨、铁、钴和锡矿石中，在金属冶炼时，会产生含砷三废，污染水、水生物、土壤和植物等。许多药物、杀虫剂、除草剂、防腐剂(木材、皮毛)等含砷。砷可作为添加元素用于半导体(硬化促进剂)、玻璃(脱色剂)、陶瓷(上光剂)、颜料，还可作为煤气促媒剂、脱硫剂，金属焊接剂等。

砷可以多种化合物形式存在，单质砷无毒性，但其化合物均有毒性，其毒性随价态的增高而降低，如砷化氢、三氧化二砷、五氧化二砷毒性大小顺序为：砷化氢>三氧化二砷>五氧化二砷，硫化砷的毒性最小。其他还有甲基砷酸盐、砷酸盐、亚砷酸盐等。

砷及其化合物可经呼吸道、消化道及皮肤吸收进入体内，进入血液后主要与血红蛋白结合，人体内的砷化物90%以上在红细胞内，与珠蛋白迅速结合并随血液循环分布到身体各组织和器官，贮存于肝、肾、脾和骨骼等处，毛发、指甲、骨骼中的砷可形成牢固的贮存库。砷进入血液循环后，直接损害毛细血管，使毛细血管扩张松弛，渗透性增加。也可能使血管舒缩中枢麻痹，导致毛细血管扩张，管壁平滑肌麻痹，造成渗透性的变化。尤以肠系统毛细管充血为主，影响组织的营养，引起肾、肝、心等实质器官的损害。砷主要从尿中排出，其次可随粪便、汗液、乳汁、呼出气排出，少量通过角质的形式排出，如头发、指甲及表皮细胞死亡。体外排出的砷大部分是五价砷，三价砷已被证实在体内引起甲基化生成甲基砷酸和二甲基砷酸，这些有机砷也经尿排出。三价砷化合物比五价砷化合物排出慢，毒性也高。

砷是一种原浆毒物，易与体内许多重要的巯基酶结合，使酶失去活性，影响细胞的正常代谢，特别容易损害神经细胞，并造成肝、脾、肾、心肌的脂肪变性和坏死。砷中毒临床表现为咳嗽、头痛、头晕、恶心、呕吐、腹泻、肝区痛、皮肤损伤，可以引起皮肤黑变病、皮肤癌等。

尿中砷含量是最常用的砷接触指标。尿砷的参考值是12~260μg/L，平均值是130μg/L，中位值是100μg/L。另一个常被用来作为观察砷接触水平的是毛发中砷的含量，有报道称，抽样1000人中80%以上发砷含量在1μg/L以下，平均值为0.8μg/L。

一、样品采集与保存

1. 尿样

尿中无机砷的生物半减期为10~24h，尿样采集班后尿，采样时应避免污染，因此应在工作场所之外洁净处采样。采集后直接贮存于干净的经酸处理的聚乙烯瓶内。样品中不要加防腐剂，在室温下尽快送检，否则应置4℃冰箱，可保存2周。

2. 毛发

在枕部距发根1cm处，用止血钳夹一束头发，用手术剪剪断头发，将发样收集于洁净纸袋中，检验前用中性洗涤剂洗净油脂和灰尘，然后用去离子水反复清洗，除去洗涤剂，于烘箱中烘干备用。

二、尿和发中砷的测定

砷的测定方法有多种，包括砷斑法、钼蓝法和二乙氨基二硫代甲酸银-三乙醇胺分光光度法(DDC-Ag法)。砷斑法简单易行，但不够准确，较少采用。DDC-Ag法具有较高的灵敏度和准确度，仪器和操作较简单，是国内外常用的方法。此外，还有催化极谱法、氢化物发生-原子吸收光谱法和原子荧光光谱法等。

(一)DDC-Ag分光光度法测定尿砷和发砷

样品(头发需洗涤)经硫酸、硝酸、高氯酸消化后，在碘化钾和酸性氯化亚锡存在下，溶液中五价砷还原为三价砷，然后与酸性溶液中产生新生态的氢作用生成砷化氢气体。砷化氢气体通过乙酸铅棉花除去硫化氢后通入DDC-Ag溶液中，银被砷化氢还原成红色胶态银，可在520nm波长测定其吸光度进行定量。反应如下：

$$H_3AsO_4+2KI+H_2SO_4 \longrightarrow H_3AsO_3+I_2+K_2SO_4+H_2O$$

$$I_2+SnCl_2+2HCl \longrightarrow 2HI+SnCl_4$$
$$H_3AsO_3+3HCl \longrightarrow AsCl_3+3H_2O$$
$$Zn+H_2SO_4 \longrightarrow ZnSO_4+2[H]$$
$$H_3AsO_3+6[H] \longrightarrow AsH_3\uparrow+3H_2O$$
$$AsCl_3+6[H] \longrightarrow AsH_3\uparrow+3HCl$$
$$AsH_3+6Ag(DDC) \longrightarrow 6Ag+As(DDC)_3+3HDDC$$

砷化氢发生装置如图5-1所示。

样品彻底消化后，将砷标准溶液（或样品溶液）加入砷化氢发生瓶中，再加入硫酸、150g/L碘化钾溶液，混匀，放置5min后。加氯化亚锡溶液，再放置15min。加无砷锌粒，立即塞上装有乙酸铅棉花的导气管，使产生的砷化氢气体通入盛有5mL DDC-Ag吸收液的刻度试管中。反应45~60min后，取下试管，用三氯甲烷补足溶液至5mL，在520nm波长测定吸光度。

测定时注意：（1）样品应消化彻底，消化液呈无色透明，并应除尽氮氧化物（脱硝），否则吸光度值会大大降低。消化过程中若炭化变黑，则应及时补加硝酸和高氯酸，避免砷的损失。（2）锌粒的表面积与砷的还原反应关系很大，以选择10~40目的蜂窝状锌粒最好。

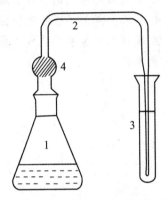

1—砷化氢发生瓶；2—玻璃导管

图5-1　砷化氢发生与吸收装置

（3）砷化氢吸收管及导管必须干燥，不得有水分，否则将使吸收液变混浊而影响测定。（4）加锌粒后应立即盖紧瓶口，并在砷化氢发生瓶磨口水密封，以防漏气，且应注意砷化氢为剧毒气体。加锌粒后在吸收液中应能看到大量气泡。（5）样品中锑含量大于50μg时对砷的测定有正干扰，试剂氯化亚锡可以抑制锑的干扰。铬含量大于30μg对砷的测定有负干扰。

（二）原子荧光光谱法

样品（尿或发样）经消解后，在酸性条件下，加入硫脲，溶液中五价砷还原成三价砷，再加入硼氢化钠（或硼氢化钾）使其还原成砷化氢，由氩气带入石英原子化器中分解为原子态砷。在砷空心阴极灯发射光激发下产生原子荧光，在一定条件下荧光强度与被测液中砷浓度成正比。

以三氧化二砷配制砷标准系列，在和样品相同的条件下消化。消化后加入盐酸和抗坏血酸-硫脲混合液，室温反应30min。打开砷空心阴极灯，在193.7nm波长下，测定样品溶液与标准系列的荧光强度值。用水作空白对照，和样品处理方法相同。

测定时应注意：氢化物发生反应要求酸度适宜，盐酸的浓度在2%~20%范围内，砷的荧光强度变化不大；盐酸浓度不得低于2%，否则荧光强度明显降低。因硼氢化钾溶液的稳定性较差，可加入一定量氢氧化钠以提高其稳定性。

☞ 思考题

1. 什么是生物材料？生物材料检验包括哪些内容？有哪些生物材料检验指标？

2. 生物监测和环境监测有何联系？

3. 什么是正常参考值？什么是生物接触限值？如何确定正常参考值？

4. 如何校正尿样分析结果？

5. 简述各种生物样品的采样方法和保存方法。

6. 碱性氯化亚锡还原冷原子吸收分光光度法测定汞时，为什么必须用基体尿液代替水来配置标准系列？

7. 铅对血红素代谢有什么影响？有哪些效应生物标志物？

8. 用石墨炉原子吸收光谱法测定尿铅和血铅时如何减少基体效应和背景效应？

9. 简述二乙氨基二硫代甲酸银—三乙醇胺分光光度法测定样品中砷化物的原理及操作注意事项。

（刘 畅、廖 刚）

第六章 卫生理化检验实验指导

实验一 水的色度测定

【实验目的】
掌握铂钴标准比色法和稀释倍数法测定水的色度的原理和方法。

一、铂钴标准比色法

【实验原理】
用氯铂酸钾与氯化钴配成标准色列，与水样进行目视比色。规定 1L 水中含有 1mg 铂（$PtCl_6^{2-}$ 形式存在的铂）和 0.5mg 钴时所具有的颜色称为 1 度。本法最低检测色度为 5 度。

【实验器材】
50mL 比色管。

【实验试剂】
铂钴标准溶液：称取 1.246g 化学纯氯铂酸钾（K_2PtCl_6）及 1.000g 干燥的氯化钴（$CoCl_2 \cdot 6H_2O$），溶于 100mL 纯水中，加入 100mL 盐酸，移入 1000mL 容量瓶中定容。此溶液色度为 500 度，保存在密塞玻璃瓶中，存放暗处。

【实验方法】
1. 配制铂钴标准色列：取 11 支 50mL 比色管，分别加入铂钴标准溶液 0mL、0.50mL、1.00mL、1.50mL、2.00mL、2.50mL、3.00mL、3.50mL、4.00mL、4.50mL 及 5.00mL，各加纯水至 50mL 刻度，混匀。各管的色度依次为 0 度、5 度、10 度、15 度、20 度、25 度、30 度、35 度、40 度、45 度及 50 度。密塞蜡封后可长期使用。

2. 取 50mL 澄清透明的水样置于与标准管同规格的 50mL 比色管中，如水样色度过高，可取少量水样，用纯水稀释至 50mL。如水样浑浊，则可放置澄清或离心沉淀后取上清水样测定。

3. 目视比色：将水样与标准色列进行目视比较：放在白瓷板或白纸上，在光亮处自管口向下垂直观察比色。

4. 记录与样品色度相同的标准管的度数。

$$色度（度）= \frac{V_1 \times 500}{V}$$

式中，V_1 为和样品色度相同的标准管中铂钴标准溶液的体积（mL）；V 为水样的体积（mL）。

【质量控制】

1. 氯化钴试剂极易吸潮，试剂用后要立即蜡封瓶口，防潮保存。已潮解的氯化钴试剂不能再用。

2. 水的色度与 pH 值有关，pH 值高时，往往色度加深，故应同时报告水样的 pH 值。

3. 浊度大时，色度测定结果会偏高，应取澄清水样测定色度。

4. 由于氯铂酸钾太贵，且不易购得。可用重铬酸钾代替氯铂酸钾配制标准液，此法叫铬钴标准比色法，色度单位与铂钴标准比色法相同。称取 0.0437g 重铬酸钾($K_2Cr_2O_7$)和 1.000g 干燥的硫酸钴($CoSO_4 \cdot 7H_2O$)溶于少量纯水中，加入 0.5mL 硫酸，混匀，用纯水定容至 500mL。此溶液色度为 500 度，不宜久放。测定水样时，除了用稀盐酸(1 + 1000mL)代替纯水稀释标准系列外，其余同铂钴标准比色法。

二、稀释倍数法

【实验原理】

用文字描述水样的颜色种类，如红色、棕黄色、暗绿色等。用稀释倍数表示水样的色度。

【实验器材】

50mL 比色管，标线高度为 10cm。

【实验方法】

文字描述颜色种类：取 100mL 澄清水样于烧杯中，以白瓷板为背景，观察颜色种类并准确描述颜色种类。

稀释倍数法测定色度：分别取 50.0mL 水样和 50.0mL 纯水放入两支规格相同的比色管中(使其高度一致)，进行目视比色，如果样品的颜色比纯水(对照管)深，则用纯水稀释样品管，直至和对照管的颜色一致，记录稀释倍数。

【思考题】

铂钴标准比色法水的色度测定的原理和方法。

实验二 电导率仪测定水的电导率

【实验目的】

掌握电导率仪测定水电导率的原理、操作技术。

【实验原理】

国产 DDS-11A 型电导率仪工作原理如第 2 章图 2-10 所示。由电源、R_x、R_m 组成一电路，则：

$$E_m = E - E_x = \frac{ER_m}{R_m + R_x} = \frac{ER_m}{R_m + \frac{J}{K}}$$

当 E、R_m 及 J 均为常数时，电导率 K 的变化必将引起 E_m 作相应的变化，所以，通过测量 E_m 的大小，便可反映电导率的高低。实际在仪器的面板上已把 E_m 换算成相应的 K 值标出，测定时直接从读数器上读出电导率 K。

【实验方法】

DDS-11A 型电导率仪面板装置如下图所示。

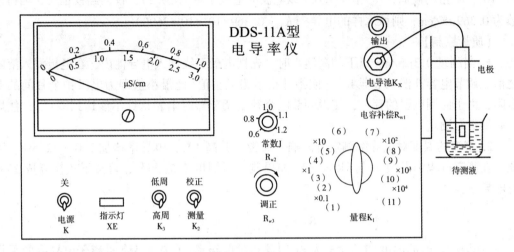

1. 仪器通电前表针应指零，否则，用螺丝刀调节表头螺丝使表针指零。

2. 校正。

(1)将"测量、校正"旋钮 K_2 拨至校正，接通电源(将电源开关拨至"电源"处)，预热数分钟，指针稳定后，调整"调正"旋钮 R_{w3}，使指针指向满刻度。

(2)选择仪器条件。

①量程的选择：当测未知电导率范围的溶液时，将 K_1 拨至最大，即"×10⁴"。然后逐挡下降，以防表针被打弯。

②电源频率的选择：该仪器用可调频率的交流电源供电。若待测溶液的电导率 $K<10^2\mu S/cm$，即量程 K_1 指向"×0.1~×10²"时，将电源频率 K_3 拨至低周；若待测溶液的电导率 $K>10^2\mu S/cm$，即量程 K_1 指向"×10³~×10⁴"时，将 K_3 拨至高周。

③电极的选择：为减少电极的极化现象，若待测溶液的电导率 $K<10\mu S/cm$，用 DJS-1 型光亮铂电极；若 $10\mu S/cm<K<10^4\mu S/cm$，用 DJS-1 型铂黑电极；若 $K>10^4\mu S/cm$，用 DJS-10 型铂黑电极。将所选电极引线一端插入仪器电导池 K_x 孔内，电极一端插入待测溶液，并固定在电极杆上。

将 R_{w2} 调至所选用电极的电极常数值处(电极上已标明)。若用 DJS-10 型铂黑电极，则将 R_{w2} 调至该电极常数的 1/10 处，最后将测定结果乘以 10 即可。

(3)继续校正，使指针指至满度。

3. 测量。拨 K_2 至测量，观察读数值。若 K_1 指向 1、3、5、7、9、11，则读上面一条刻度线，即"0~1.0"的刻度线；若 K_1 指向 2、4、6、8、10，则读下面一条刻度线，即"0~3.0"的刻度线。

4. 记录结果。待测溶液的电导率 K=读数值×量程 K 的倍率；若使用 DJS-10 型铂黑电极，则 K=读数值×量程 K_1 的倍率×10。

例1 测某水样的电导率，测定时水样温度为 25℃，使用 DJS-1 型铂黑电极，K_1 指向"×10³"，K_3 指向高周，R_{w2} 指向 1.03，仪器经校正后，测得读数为 0.937$\mu S/cm$，则该水

样的电导率 $K_{25} = 0.937 \times 10^3 = 937 (\mu S/cm)$。

例2　测某水样的电导率，测定时水样温度为25℃，使用 DJS-10 型铂黑电极，K_1 指向 $\times 10^4$，K_3 指向高周，R_{w2} 指向 1.02（该电极的电极常数为 10.2），仪器经校正后，测得读数为 $0.369\mu S/cm$，则该水样的电导率 $K_{25} = 0.369 \times 10^4 \times 10 = 36900 (\mu S/cm)$。

【质量控制】

1. 当测量 $0.3\mu S/cm$ 以下的高纯水时，先把电极引线插入电导池内，在电极浸入溶液之前，调节电容补偿调节器 R_{w1}，使指针指示为最小值（此最小值即为电极铂金片间的漏电阻，由于此漏电阻的存在，使得调节电容补偿调节器时电表指针不能达到零点），然后开始测量。测定

2. 溶液的温度对电导率测定有影响，通常每升高 1℃，电导率增加 2.0% ~ 2.5%，因此，在测定过程中必须保持温度不变。如果测定时温度不是 25℃，可按下式换算成 25℃ 时电导率：

$$K_{25} = \frac{Kt}{1 + 0.022(t - 25)}$$

式中，t 为测定时的温度（℃）；K_t 为 t℃时测得的电导率；0.022 为各种离子电导率的平均温度系数。

3. 电解质浓度对电导率测定有影响，浓度过高时，由于离子间引力降低了离子的活度，会出现电解质浓度增加时，电导率达到一个最大值后，随浓度的增加而减小。故仅在离子浓度较小时测出的电导率，才可准确反映溶液中离子含量。

4. 铂黑电极在使用前宜浸在纯水中，以防止铂黑的惰化。如发现镀铂黑的电极失灵，可浸入 10% 硝酸或盐酸溶液两分钟，然后用水冲洗干净再进行测量。如效果不明显，则参照说明书重新电镀铂黑或更换新电极。测量时，电极表面不得有气泡。

5. 盛被测溶液的容器应保持洁净，在测量电导率很低的水样时，须选用中性玻璃、石英或聚乙烯塑料杯。

【思考题】

1. 说明电导率仪测定水电导率的原理。

2. 如何了解在测量过程中电导率的变化情况？

实验三　碘量法测定水中溶解氧

【实验目的】

掌握碘量法测定溶解氧的原理和操作技术；了解溶解氧测定的意义和采样方法。

【实验原理】

在水样中加入硫酸锰和碱性碘化钾，硫酸锰与氢氧化钠作用生成氢氧化锰，在碱性溶液中，氢氧化锰和溶解氧结合成为含氧的氢氧化锰，含氧的氢氧化锰再与过量的氢氧化锰结合成偏亚锰酸锰。在酸性溶液中偏亚锰酸锰将碘化钾氧化析出碘，以硫代硫酸钠标准溶液滴定析出的碘。根据硫代硫酸钠消耗的体积计算出样品中溶解氧的含量。

【实验器材】

溶解氧瓶；碘量瓶；滴定管；100mL 移液管。

【实验试剂】

1. 硫酸锰溶液：将 480g $MnSO_4 \cdot 4H_2O$ 或 400g $MnCl_2 \cdot 2H_2O$ 用蒸馏水溶解，过滤后稀释至 1000mL。此溶液与硫酸和碘化钾作用不得产生游离碘，即遇淀粉不应出现蓝色。

2. 碱性碘化钾溶液：将 500g 分析纯 NaOH 溶于 300~400mL 纯水中。另取 150g 分析纯 KI 或 135g 分析纯 NaI 溶于 200mL 纯水中。待氢氧化钠溶液冷却后合并上述两种溶液，加水至 1000mL，放置过夜，取上清液贮于棕色瓶中备用。此溶液在酸化和稀释时不得产生游离碘，即遇淀粉不应出现蓝色。

3. 0.1mol/L 硫代硫酸钠标准储备液：取约 25g 分析纯 $Na_2S_2O_3 \cdot 5H_2O$ 用煮沸放冷的蒸馏水配成 1000mL。加 0.4gNaOH 或 0.2g 无水 Na_2CO_3，或数小粒碘化汞，储于棕色瓶中以防止分解。溶液可保存数周。

4. 硫代硫酸钠标定：准确称取约 0.15g 分析纯 KIO_3 于 250mL 三角瓶内，加 100mL 蒸馏水，微热使其溶解，加约 3g KI 及 10mL 乙酸，放置 5min。用 0.1mol/L $Na_2S_2O_3$ 标准溶液滴定，至溶液变微黄色，加 1mL 淀粉溶液，继续滴定至溶液刚变成无色为止，记录滴定液用量，按下式计算其准确浓度：

$$C = \frac{6 \times m}{M \times V}$$

式中，C 为 $Na_2S_2O_3$ 的摩尔浓度，mol/L；m 为 KIO_3 的质量，mg；M 为 KIO_3 的摩尔质量，214.01；V 为消耗 $Na_2S_2O_3$ 体积，mL。

5. 0.02500mol/L 硫代硫酸钠标准应用液：取适量已标定 $Na_2S_2O_3$ 标准溶液，准确配成 0.02500mol/L $Na_2S_2O_3$ 标准溶液。此溶液在夏天存放，最好不超过 10d，用前重新标定。

6. 10g/L 淀粉溶液：称取 1g 可溶淀粉，用少量纯水调成糊状，加入到 100mL 煮沸的蒸馏水，继续煮沸 1min，冷后加 0.1g 水杨酸或 0.4g 氯化锌以防止分解。

7. 分析纯碘化钾；分析纯醋酸；浓硫酸。

【实验方法】

1. 采样。见第二章。采样后在采样现场固定溶解氧，采样同时测定水温和气压。

2. 取下溶解氧瓶的瓶塞，将吸管插入液面以下，加 1mL 硫酸锰溶液。再按相同方式加 2mL 碱性碘化钾溶液，盖紧瓶塞(不得产生气泡)，颠倒混合数次，此时产生黄色到棕色沉淀物。待沉淀下降到液层中部，再混合一次，静置数分钟，使沉淀重新下降至液层中部。

3. 用吸管沿瓶口缓慢加入 2mL 浓硫酸，盖紧瓶塞，颠倒混合后静置 5min，至棕色沉淀完全溶解为止，若溶解不完全可补加少量酸。

4. 用移液管吸取经上述处理过的水样 100mL 两份，分别加入 250mL 带塞的碘量瓶中，用 0.02500mol/L $Na_2S_2O_3$ 标准溶液滴定至溶液呈淡黄色，加 1mL 淀粉溶液，继续滴定至蓝色消失为止。记录用量 V(mL)。

【结果计算】

$$溶解氧(O_2，mg/L) = \frac{V \times C \times \frac{16}{2} \times 1000}{100}$$

当需要精确校正加入试剂后原水样体积时，可将计算结果乘以校正系数 $\frac{V}{V-V_1}$，V 为水样瓶容积(mL)，V_1为加入的硫酸锰和碱性碘化钾的体积(mL)。

【质量控制】

1. 若水样呈强酸性或强碱性，可先用氢氧化钠或硫酸调至中性再测定。

2. 加入试剂时，应将移液管尖插入液面之下，慢慢加入，以免将空气中氧带入水样中引起误差。

3. 要注意淀粉指示剂的加入时机，应该先将溶液由棕色滴定至淡黄色时再加淀粉指示剂；否则终点会出现反复，难以判断。

4. 当水样中含有 NO_2^-、Fe^{3+} 时，可发生下述反应而影响溶解氧的测定：

$$2NO_2^- + O_2 = 2NO_3^-$$
$$2NO_2^- + 2I^- + 4H^+ = 2NO\uparrow + I_2 + 2H_2O$$
$$2Fe^{3+} + 2I^- = 2Fe^{2+} + I_2$$

用叠氮化钠和氟化钠，可分别消除 NO_2^- 和 Fe^{3+} 的干扰。

$$2NaN_3 + 2HNO_2 + H_2SO_4 = 2N_2\uparrow + 2N_2O\uparrow + Na_2SO_4 + 2H_2O$$
$$Fe^{3+} + 6F^- = [FeF_6]^{3-}$$

在原来 1L 碘化钾溶液中加入 10g 叠氮化钠即可，其他试剂不变。当 Fe^{3+} 达到 100~200mg/L 时加入 400mg/L 氟化钠 1mL，氟化钠应在水样酸化前加，以免形成 HF 而影响 F^- 与 Fe^{3+} 结合。

5. 若水样中存在大量的 Fe^{2+}，则会消耗游离出来的碘，使测定结果偏低。此时应加入高锰酸钾溶液将 Fe^{2+} 氧化为 Fe^{3+}，再加入 NaF 将 Fe^{3+} 转化为 $[FeF_6]^{3-}$ 配位离子。过量的高锰酸钾溶液以草酸还原除去。草酸也不能过量，否则会使碘还原为 I^-，影响测定结果。

6. 水样中的悬浮物质较多时，会吸附游离碘而使结果偏低。此时预先用明矾 $[KAl(SO_4)_2]$ 在碱性条件下水解，生成氢氧化铝沉淀，后者再凝聚水中的悬浮物质，沉淀析出后取上清液测定溶解氧。

7. 如水样中游离氯含量大于 0.1mg/L 时，应预先加入相当量的硫代硫酸钠去除。即先用两个溶解氧瓶各取一瓶水样，向其中一瓶中加入 1+5 的硫酸 5mL 和碘化钾 1g，摇匀，若游离出碘(溶液出现黄色或棕色)，则用硫代硫酸钠溶液滴定，记录用量。向另外一瓶水样中加入相同量的硫代硫酸钠溶液后，按正常操作进行溶解氧测定。

【思考题】

1. 如何采集测定 DO 的水样？

2. 碘量法测定 DO 时，主要干扰有哪些？如何消除？

实验四　水中生化需氧量测定

【实验目的】

掌握生化需氧量测定的原理、方法和操作技术；了解生化需氧量测定的意义。

【实验原理】

测定水样(或稀释后水样)培养前的溶解氧和经过 20℃ 培养 5 天后的溶解氧，二者之差即为生化过程所消耗的氧。

【实验器材】

除测定溶解氧所需的仪器外，还需下列设备：生化培养箱（20℃±1℃）；20L 大玻璃瓶；1000mL 量筒；螺旋形玻璃搅拌器。

【实验试剂】

除测定溶解氧所需的试剂外，还需下列试剂：

1. 氯化钙溶液：将 27.5g $CaCl_2$ 用蒸馏水配成 1000mL。

2. 三氯化铁溶液：将 0.25g $FeCl_3 \cdot 6H_2O$ 用蒸馏水配成 1000mL。

3. 硫酸镁溶液：将 22.5g $MgSO_4 \cdot 7H_2O$ 用蒸馏水配成 1000mL。

磷酸盐缓冲液：将 8.5g KH_2PO_4，21.75g K_2HPO_4，33.4g $Na_2HPO_4 \cdot 7H_2O$，1.7g NH_4Cl 用蒸馏水配成 1000mL。此溶液 pH 值为 7.2。

4. 稀释水：在 20L 的大玻璃瓶中装入蒸馏水，每升蒸馏水中加入上述四种试剂各 1mL，通氧 2～8h，使溶解氧含量达到或接近饱和，通气装置见图 2-11 稀释水曝气装置。密塞，静置一天，使溶解氧稳定。

5. 接种液：可选择以下任一方法，以获得能适于特殊环境下生长的微生物的接种液。

（1）城市污水，可用生活污水在室温下放置一昼夜，取上清液作为接种液。

（2）表层土壤浸出液，可取 100g 植物生长土壤，加入 1000mL 天然水（不含氯消毒剂），混合，静置 10min，取上清液作为接种液。

（3）用含城市污水的河水或湖水作为接种液。

（4）污水处理厂的出水可作为接种液。

（5）当分析含有难于分解的物质的废水时，在其排污口下游 3～8km 处取水样作为废水的驯化接种液。也可取经适当稀释后的废水进行连续曝气，每天加入少量该种废水，同时加入适量表层土壤或生活污水，使能适应该种废水的微生物大量繁殖。当水中出现大量絮状物（即微生物）时，或检查其 BOD 的降低值出现突变时，表明适用的微生物已进行繁殖，可以作为接种液。一般驯化过程需要 3～8d。

6. 接种稀释水：取上述接种液适量，加入稀释水中，混匀。每升稀释水中接种液加入量为：生活污水 1～10mL，表层土壤浸出液 2～30mL，河水或湖水 10～100mL。接种稀释水 pH 值为 7.2，BOD_5 值以 0.3～1.0（O_2，mg/L）为宜。接种稀释水应现用现配。

【实验方法】

1. 直接培养法。采样后，用虹吸法分取原水样两份于预先准备好的两个溶解氧瓶中。一瓶当即测定溶解氧，另一瓶加入封口水后放入 20±1℃的恒温箱中培养 5 天后取出，测定溶解氧，二者之差即为水样的生化需氧量。

2. 稀释培养法。

（1）估计稀释倍数：较为清洁的水源水可直接培养，工业废水和受污染的水应根据污染程度加以不同程度的稀释。一般是在严格控制测定条件下，先测定水样的高锰酸盐指数，估计稀释倍数。一般认为稀释过的水样在 20±1℃的温度下，经过 5 天培养后，溶解氧减少 40%～70%较为合适。

（2）水样的稀释：将水样小心混合均匀（注意勿产生气泡），根据计算，取出所需体积的水，分别沿筒壁加入 1000mL 量筒中，小心地用虹吸管将配好的稀释水（或接种稀释水）加至 1000mL。用玻璃搅拌器在水面以下缓缓地上下搅动 4～5 次，混合均匀后，再将虹吸管插入预先编号的溶解氧瓶的底部使水由瓶口溢出时，立即密塞，瓶内不得有气泡。每个稀释倍数做 2 个平行样。另外取两个溶解氧瓶，用虹吸法注满稀释水（或接种稀释水），密塞后作空白。

（3）培养：从每一个稀释倍数及空白中取出一瓶，记下编号，用煮沸放冷的蒸馏水将瓶口凹处注水封闭，放入培养箱中培养，温度 20±1℃，时间为 5 天。每天检查培养箱的温度及瓶口的封口两次。及时调整温度，并观察瓶口是否有水。

（4）DO 的测定：分别测定各个稀释倍数当天和 5 天后的 DO。

【结果计算】

$$BOD_5(O_2，mg/L) = \frac{(D_1-D_2)-(B_1-B_2)}{P} \times f$$

式中，D_1 为稀释样品中培养前的溶解氧；D_2 为稀释样品中培养后的溶解氧；B_1 为稀释水（或接种稀释水）培养前的溶解氧；B_2 为稀释水（或接种稀释水）培养后的溶解氧；f 为稀释水在稀释样品中所占的比例；P 为水样在稀释样品中所占的比例。

【质量控制】

1. 测定 BOD 的水样，其采样方法同 DO，但不得加防腐剂，并尽快测定；否则，BOD 值会迅速下降。

2. 如果水样 pH 值超出 6.5~7.5 范围时，应当氢氧化钠溶液或硫酸中和至 pH7 左右，且用量不要超过水样体积的 0.5%。

3. 如果水样余氯超过 0.1mg/L，应先用 0.05mol/L Na$_2$S$_2$O$_2$ 溶液除去，以免余氯影响微生物活动（操作方法见溶解氧测定项），余氯小于 0.1mg/L 时，放置 1~2h，即可消失。

4. 水样中含有铜、铅、砷、镉、铬、锌氰等毒物时，用经驯化的微生物接种液的稀释液的稀释水进行稀释，或提高稀释倍数以减少毒物的影响。

5. 如遇到含有过饱和溶解氧的水样时，如低温水域或富营养化湖水，由于过饱和溶解氧不稳定，故应赶出。可将水样迅速升温到约 20℃，在水样不满瓶的情况下充分振摇，并不断开塞放气，即可驱除过饱和氧。而从较高温水域或废水排放口取得的水样，应迅速冷却到约 20℃，并充分振摇，使水中的溶解氧与空气中的氧分压达到平衡。

6. 水样中含有大量悬浮物时，影响测定结果，有些活性污泥耗氧很多，必须在测定之前用 KAl(SO$_4$)$_2$ 混凝沉淀的方法除去悬浮物。

7. 水样有硫化物、亚硫酸盐和亚铁等还原性物质时，会很快消耗溶解氧，因此培养前的稀释水样应放置 15min 后测定，以消除其影响。

8. 为了获得准确的 BOD 值，水样稀释的过程中，应避免产生气泡，防止空气进入。所以要用虹吸的方法加入稀释水及分装稀释液，且虹吸管的下口要插入容器的底部。混匀时搅拌棒不能露出液面。装瓶时，溶解氧瓶内不留有气泡。溶解氧瓶塞必须是完全磨口，如果是很轻的空心塞，必须用金属夹或橡皮筋固定。否则瓶塞容易上浮，造成实验失败。培养 5 天后，溶解氧瓶内产生气泡，结果会不准确。气泡产生的原因主要是稀释水或水样通过低温保存，使用时温度太低，或水样含有藻类物质，在未完全避光的情况下进行培养产生的气泡。

【思考题】

1. 稀释水成分及各种成分的作用是什么？

2. 为什么要选择溶解氧下降率在40%~70%之间的稀释倍数？

3. 接种液的作用是什么？

实验五 二磺酸酚分光光度法测定水中硝酸盐氮

【实验目的】

掌握二磺酸酚分光光度法测定水中硝酸盐氮的原理和方法。了解水中硝酸盐氮的卫生学意义。

【实验原理】

在无水和浓硫酸存在下，硝酸根离子和二磺酸酚作用，生成硝基二磺酸酚，在碱性溶液中发生分子重排，生成黄色化合物，该黄色化合物对420nm波长有特征吸收，测定吸光度定量。

【实验器材】

瓷蒸发皿，玻璃棒，50mL比色管，721分光光度计。

【实验试剂】

试验用水为无硝酸盐水。于纯水中加入少许高锰酸钾晶体，使呈红色，再加氢氧化钠，使呈碱性，置于全玻璃蒸馏器中重蒸馏，弃去50mL初馏液，收集中间70%部分。

1. 二磺酸酚。称取25g苯酚置于500mL锥形瓶中，加150mL硫酸使之溶解，再加75mL发烟硫酸(含13%SO_3)，充分混合。瓶口插一小漏斗，小心置瓶于沸水浴中加热2h，得淡棕色稠液，置于棕色瓶中，密塞保存。

2. 硝酸盐氮标准贮备溶液。称取0.7218g 105~108℃干燥2h的硝酸钾，溶于无硝酸盐水中，并定容于1L容量瓶。加2mL氯仿保存，至少可稳定6个月。此贮备溶液1mL含0.10mg硝酸盐氮。

3. 硝酸盐氮标准应用溶液。吸取硝酸盐氮标准贮备溶液50mL，置于瓷蒸发皿内，加0.1mol/L氢氧化钠溶液调pH值至8(用pH试纸检查)，在水浴上加热蒸干，然后加入二磺酸酚2mL，用玻棒研磨蒸发皿内壁，使与全部二磺酸酚接触，放置片刻，重复研磨一次，放置10min，加入少量无硝酸盐水，并定容于500mL容量瓶。转入棕色瓶中贮存，可稳定6个月。此溶液1mL含10μg硝酸盐氮。

4. 硫酸银溶液。称取硫酸银($AgSO_4$)4.397g，溶于无硝酸盐水中，并定容于1L容量瓶中，转入棕色瓶中保存。此溶液1mL能去除1mL氯化物(Cl^-)。

5. 乙二胺四乙酸二钠溶液。称取乙二胺四乙酸二钠溶液(Na_2-EDTA)50g，加20mL无硝酸盐水调成糊状，然后加入60mL氨水，充分混合，使之溶解。

6. 0.5mol/L硫酸溶液。吸取2.5mL硫酸，用纯水配成90mL。

7. 0.1mol/L氢氧化钠溶液。称取4g氢氧化钠，用无硝酸盐水溶解并稀释至1L。

8. 高锰酸钾溶液。称取高锰酸钾0.3160g，溶于无硝酸盐水中，并稀释至100mL。

9. 氨水。

10. 氢氧化铝悬浮液。称取化学纯硫酸铝钾($KAl(SO)_4 \cdot 12H_2O$)125g，或硫酸铝铵($NH_4Al(SO)_4 \cdot 12H_2O$)125g，溶于1L无硝酸盐水，加热到60℃，缓缓加入浓氨水55mL，使之成为氢氧化铝沉淀，充分搅拌后静置，弃去上清液，反复用无硝酸盐水洗涤沉淀到倾出液无 Cl⁻(用硝酸银检查)为止，最后加入无硝酸盐水 300mL，使成悬浮液。

【实验方法】

若水中存在干扰，则须先处理水样。

1. 处理水样。

除去颜色和浑浊：在 100mL 水样中加入氢氧化铝悬浮液 2mL，充分振摇后静置数分钟，用 G3 玻砂漏斗过滤。弃去初滤液 25mL。

除去氯化物：取水样 100mL，置于 250mL 锥形瓶中，根据已测出的氯化物含量，加入相当量的硫酸银溶液(为防止硫酸银用量过多，保留 1mg/L 氯化物)，将锥形瓶放入 80℃ 左右的热水中，用力振摇，使氯化银沉淀凝聚，冷却后用 G3 玻砂漏斗过滤或离心除去沉淀。取澄清水样进行测定。

扣除亚硝酸盐氮的影响：若水样中亚硝酸盐氮含量超过 0.2mg/L，则先向 100mL 水样中加入 0.5mol/L 硫酸溶液 1mL，混匀，滴加高锰酸钾溶液至淡红色保持 15min 不褪色为止，使亚硝酸盐转化为硝酸盐，最后从测定结果中减去这一部分亚硝酸盐氮。

在计算水样体积时，应将处理水样时所加各种溶液的体积扣除。

2. 测定。

(1)吸取 50mL(或适量)清洁水样或经预处理的澄清水样于瓷蒸发皿中，用 0.1mol/L 氢氧化钠溶液或 0.5mol/L 硫酸溶液调 pH 值至 7~8(用 pH 试纸检查)，置水浴上蒸干。

(2)取下蒸发皿，加入二磺酸酚试剂 1.0mL，用玻棒仔细研磨，使试剂与皿内残渣充分接触，静置 10min。

(3)向蒸发皿内加无硝酸盐水 10mL，搅拌后，加入氨水 3~4mL，使溶液显出最深的黄色为止，如有沉淀产生，可滴加 Na₂-EDTA 溶液至沉淀溶解，将溶液转入 50mL 比色管中，用无硝酸盐水稀释至 50mL 标线，混匀。

(4)另取 50mL 比色管 12 支，分别加硝酸盐氮标准溶液 0mL、0.10mL、0.30mL、0.50mL、0.70mL、1.00mL、3.00mL、5.00mL、7.00mL、10.00mL、15.00mL、20.00mL，再各加二磺酸酚试剂 1.0mL，并加入与测水样时所用数量相同的氨水，若样品加了 Na2-EDTA溶液，此时，也应加入等量的 Na2-EDTA 溶液，然后，用无硝酸盐水稀释至 50mL 标线。此标准色列可保存数周不褪色。

(5)若水样经预处理，则以无硝酸盐水代替水样，做全程序空白测定。

(6)将水样管、空白管及标准管进行比色。用 420nm 波长，1cm 或 3cm 比色皿，以无硝酸盐水为参比，测量各管的吸光度。绘制硝酸盐氮含量(μg)对校正吸光度的校准曲线。

(7)将水样的吸光度减去空白的吸光度，再从校准曲线上查出硝酸盐氮含量 m(μg)。

【结果计算】

$$硝酸盐氮(N，mg/L) = m/v$$

式中，v 为水样体积，mL。

【质量控制】

1. 二磺酸酚试剂强酸性和腐蚀性，若不慎溅到皮肤上，应立即用自来水冲洗，边用肥皂等碱性物反复洗涤、冲洗。

2. 氨水应为新鲜，若放置时间长，用量会增加。

3. 标准溶液应同时制备两份，用于检查消化是否完全，若发现浓度存在较大差异，应重新配置。

【思考题】

1. 水样中加入氨水的量如何准确掌握？

2. 试剂氢氧化铝悬浮液、硫酸银溶液、乙二胺四乙酸二钠溶液的作用是什么？

实验六　氟离子选择电极法测定水中微量氟

【实验目的】

掌握离子选择电极法测定水中微量氟的原理和方法；熟悉氟离子选择电极的结构和性能。

【实验原理】

氟离子选择电极插入溶液中时，其敏感膜对 F⁻ 离子产生响应，膜电位为

$$\varphi = K - \frac{2.303RT}{F} \lg a_{F^-}$$

由于单个电极电位无法测得，在实验中是将离子选择性电极、饱和甘汞电极与待测试液组成原电池，控制一定条件，使液体接界电位稳定为一定值，并且使各标准溶液和待测溶液的总离子强度一致，则电池电动势为

$$E = K - \frac{2.303RT}{F} p_{F^-}$$

F⁻ 离子浓度为 $10^{-1} \sim 10^{-6}$ mol/L，电池电动势与 p_{F^-} 呈直线关系，可用标准曲线法或标准加入法进行测定。

【实验器材】

离子计或酸度计，氟离子选择性电极，饱和甘汞电极，电磁搅拌器，容量瓶，移液管。

【实验试剂】

1. 氟标准贮备液：准确称取 120℃ 干燥 2h 并冷却的分析纯 NaF 0.2210g，溶于蒸馏水中，移入 1000mL 容量瓶中，稀释到刻度，贮于聚乙烯瓶中。此液中 F⁻ 浓度为 100μg/mL。

2. 氟标准溶液：将上述氟标准贮备液用蒸馏水准确稀释 10 倍，即得 10μg/mL 的氟标准溶液。

3. 总离子强度调节剂缓冲剂：于 1000mL 烧杯中加入 500mL 蒸馏水、57mL 的冰醋酸、58g 氯化钠、12g 柠檬酸钠（$Na_3C_6H_5O_7 \cdot 2H_2O$）。搅拌至溶解，将烧杯放入冷水浴中，缓缓加入 6mol/L 氢氧化钠溶液，直至 pH 值在 5.0～5.5 之间（约加 125mL NaOH 溶液），冷至室温，移入 1000mL 容量瓶中，用蒸馏水稀释到刻度。

【实验方法】

1. 氟电极使用前应在纯水中浸泡数小时，或在 10^{-3} mol/L NaF 溶液中浸泡 1～2h，然后用去离子水洗到空白电位值为 -270mV 左右。

2. 吸取氟标准溶液 0.00mL、0.25mL、0.50mL、0.75mL、1.00mL、2.00mL、3.00mL、4.00mL，分别放入 50mL 容量瓶中，各加入总离子强度调节缓冲剂 10.0mL，用

去离子水稀释到刻度，摇匀即得 F⁻ 离子浓度分别为 0.00mg/L、0.05mg/L、0.10mg/L、0.15mg/L、0.20mg/L、0.40mg/L、0.60mg/L、0.8mg/L 的标准系列溶液。

3. 取含氟量<1.6mg/L 水样 25mL(浓度高时应少取水样)于 50mL 容量瓶中，加入总离子强度调节缓冲剂 10mL，用蒸馏水稀释到刻度，摇匀。

4. 将标准系列溶液和水样逐一转入塑料小烧杯中，插入氟电极和参比电极，用电磁搅拌器搅拌 2~5min，停止搅拌待电位稳定后，读取平衡电位，由低浓度到高浓度依次测定各标准杯电位值，同条件下测定水样电位值。

5. 在普通坐标纸上，以标准系列 p_F 为横坐标，以电位值为纵坐标作图，得到标准曲线，并计算出线性回归方程 $Y = a + bX$，并由水样电位值从标准曲线上查得 $p_F x$，或从回归方程中计算得 $p_F x$，求出原水样中含氟量。

【质量控制】

1. 电位平衡时间随 F⁻ 离子浓度的降低而延长。在测定中，待平衡电位在 2min 内无明显变化即可读数。

2. 测定次序应按由稀到浓进行，否则会引起误差。

3. 测定时，搅拌速度应保持恒定，搅拌速度不能太快，避免形成漩涡。每次测定时应先搅拌，停止搅拌待电位稳定后方可读数。

4. 每换一次溶液均应冲洗电极，并用滤纸吸干电极外表面溶液。

5. 电极内装电解质溶液，为防止晶片内侧因附着气泡而使电路不通，在电极第一次使用前或测量后，可让晶片朝下，并轻击电极杆，以排除晶片上可能附着的气泡。

6. 连续使用期间的间隙，可将电极浸泡在水中，长久不用则应风干保存。

【思考题】

1. 总离子强度调节缓冲剂的作用是什么?

2. 使用氟离子选择性电极为什么必须控制 pH 范围?

实验七 原子吸收分光光度法测定水中微量铜

【实验目的】

掌握原子吸收分光光度法测定水中微量铜的原理和方法;熟悉测定条件选择方法。

【实验原理】

水样中存在的金属离子在一定条件下被原子化后，产生基态原子蒸气，基态原子可吸收由光源发出的各元素的共振线，吸收共振线的强度与样品中金属元素含量成正比。在相同条件下和标准系列吸光度值比较定量。

对于金属含量低的水样，可用吡咯烷二硫代氨基甲酸铵(APDC)作配位剂，用甲基异丁酮(MIBK)提取，以提高灵敏度。

直接测定时，本法一般不受其他金属离子干扰;但样品中盐浓度高时，可产生正干扰，可用背景扣除法除去。

用 APDC-MIBK 提取时，Br⁻、I⁻、NO_3^-、PO_4^{3-}、SO_3^{2-}、浓度为 70000mg/L，NaCl、KCl 含量为 200g/L，Ca、Mg、Si、Al 浓度为 5000ng/L 都没有影响，但水样中如含有大量能与 APDC 发生配位反应的金属离子，会产生负干扰。此时可增加 APDC 用量，并用

MIBK 重复提取。

【实验器材】

原子吸收分光光度计，铜空心阴极灯。仪器使用的适宜条件请参阅仪器说明书。

【实验试剂】

本法配制试剂、稀释等所用之水，均须使用经硼硅玻璃蒸馏器蒸馏的去离子水（即高纯水）。

1. 硝酸（GR）。

2. 盐酸（GR）。

3. 高氯酸（GR）。

4. 氨水（GR），或将氨水于全玻璃蒸馏器中重蒸馏。

5. 20g/L 吡咯烷二硫代氨基甲酸铵（APDC）溶液。称取 APDC 2g，溶于高纯水中，滤去不溶物，并稀释至 100mL。临用前配制。

6. 甲基异丁酮（MIBK）。对品级低的需用 5 倍体积的 1+99 盐酸溶液振摇洗除所含杂质，弃去盐酸层，再用高纯水洗去过量的酸。

7. 铜标准贮备溶液。称取金属铜 1g，溶于 15mL 1+1 硝酸中，转入 1L 容量瓶，并用高纯水稀释至标线，此液 1mL 含 1mgCu。

【实验方法】

1. 水样的预处理。采样时按每升水加入硝酸约 1.5mL，使水样 pH 值小于 2，以便于保存。澄清的水样可直接进行测定，有颜色或悬浮物、有机物较多的水样，分析前需进行消化处理。

2. 仪器操作。鉴于各种不同型号的仪器操作方法各不相同，具体操作细节可参阅各仪器说明书，简要的步骤如下：

（1）安装待测元素空心阴极灯，对准灯的位置，选定测定波长及狭缝宽度。

（2）开启仪器电源和空心阴极灯电源，预热仪器 10~20min，使光源稳定。

（3）调节燃烧器位置，开启空气，按仪器说明书规定调节至各该元素最高灵敏度的适当流量。

（4）开启乙炔气源阀，调节指定的流量值，并点燃火焰。

（5）将每升含 1.5mL 硝酸的水喷入火焰，校正每分钟进样量为 3~5mL，并将仪器调零。

（6）将金属标准贮备溶液用每升含 1.5mL 硝酸的高纯水稀释成 0.5mg/L 浓度，喷入火焰。调节仪器的燃烧器位置、火焰高度等各种条件，直至获得最佳状态。

（7）完成以上调节，即可进行样品测定。测量完毕应先关闭乙炔气阀熄火。

3. 水样的测定

（1）直接法：适用于含待测金属元素浓度较高的水样。

①将铜标准贮备溶液用每升含 1.5mL 硝酸的高纯水稀释，并制备成铜含量 0.20~5.00mg/L 的标准系列。

②将标准和空白溶液依次喷入火焰，并记录吸光度。绘制校准曲线。

③将样品喷入火焰，并记录吸光度。在校准曲线上查出铜元素的浓度。

（2）提取法：适用于含待测金属元素浓度较低的水样。

①用每升含 1.5mL 硝酸的高纯水将铜贮备溶液稀释成 1mL 含 10μg 的标准应用溶液。向 250mL 分液漏斗中加入 0mL、0.50mL、1.00mL、2.00mL、4.00mL、6.00mL 上述标准应用溶液。加含硝酸的高纯水至 200mL，成为铜含量为 0mg/L、0.025mg/L、0.050mg/L、0.100mg/L、0.200mg/L 和 0.300mg/L 的标准系列。

②取水样 200mL，置于另一个 250mL 分液漏斗中。

③用 1mol/L 硝酸或 1mol/L 氢氧化钠溶液调节标准及样品 pH 值至 2.2~2.8（用溴酚蓝为指示剂，调节至由蓝色变成黄色）。

④向各分液漏斗中，加入 20g/LAPDC 溶液 2.5mL，混匀。再加入 MIBK 10mL，振摇 2min。静置分层，弃去水相。用滤纸或脱脂棉擦去分液漏斗茎部内壁的水膜。另取干燥脱脂棉少量塞于分液漏斗茎部末端，将提取液通过脱脂棉滤入干燥的 10mL 比色管中。

⑤将 MIBK 试剂喷入火焰，并调节进样量为 0.8~1.5mL/min。减少乙炔流量调节火焰至正常高度。

⑥将标准系列和样品提取液与 MIBK 试剂间隔喷入火焰。记录吸光度。以标准系列的浓度为横坐标，相对应的吸光度为纵坐标，绘制校准曲线。所有测定必须在提取后 5h 内完成。

【结果计算】

直接进样和未经浓缩或稀释的水样，可从吸光度-金属浓度校准曲线上直接查得水样中待测金属的浓度。

样品经浓缩或稀释后进样或提取后进样，可从吸光度-金属浓度的校准曲线上查出各金属浓度后，按下式计算。

$$水样中待测金属浓度（mg/L）= \frac{200}{V} \times C$$

式中，200 为原水样浓缩或用高纯水稀释后定容的体积；V 为原水样体积（mL）；C 为从校准曲线上查得的金属浓度（mg/L）。

【质量控制】

1. 所用玻璃器皿在使用前，均须先用 1+1 硝酸溶液浸泡过夜，并用高纯水清洗。

2. APDC-金属离子配合物，一般只能在 5h 内稳定，不稳定的原因，是因为静置分层后，不能除去分散在有机相中的水分。因此，如不能在此时间完成测定，可采用下述方法之一除去水分，以延长稳定时间：

（1）将提取后的有机相在丙酮-干冰或液氮中冰冻保存；或按上述方法冷冻后，慢慢升高温度，使有机相融化，并转至另一干燥试管中。

（2）通过干燥剂过滤至干燥的试管中，或离心后转移至干燥的试管中。

（3）提取后静置 15min，放出水相和几滴 MIBK 后，再放置 15min，再放出水相和几滴 MIBK，然后将余下的 MIBK 慢慢沿管壁放入干燥的试管中，不要放出 MIBK 上层的泡沫。

3. APDC 能与 Cr、Mn、Fe、Co、Ni、Cu、Zn、As、Se、Mo、Ca、Sn、Hg 等 30 多种金属离子发生配位反应，配合物不溶于水，而溶于酮、酯、醇等有机溶剂，但不与碱金属及碱土金属发生配位反应。

【思考题】

1. 原子吸收分光光度法水中微量铜测定的原理是什么?

2. 进样测定前将仪器调节到"最佳状态",何为最佳状态?

实验八 Na₂-EDTA 配位滴定法测定自来水总硬度

【实验目的】

掌握 Na₂-EDTA 配位滴定法测定自来水总硬度的反应原理,熟悉滴定操作方法,了解总硬度测定意义和主要试剂的作用和配置方法。

【实验原理】

在 pH = 10 时,乙二胺四乙酸二钠(Na₂-EDTA)与 Ca^{2+} 和 Mg^{2+} 结合生成无色配合物,指示剂铬黑 T(在 pH = 8 ~ 11 时本身呈蓝色)与水中的 Ca^{2+} 和 Mg^{2+} 形成紫红色配合物,该紫红色配合物的稳定常数小于 Na₂-EDTA 与 Ca^{2+} 和 Mg^{2+} 形成的无色配合物,当 Na₂-EDTA 滴定 Ca^{2+} 和 Mg^{2+} 到终点时,水中全部 Ca^{2+} 和 Mg^{2+} 与 Na₂-EDTA 结合,游离出铬黑 T 指示剂,此时水样呈蓝色。根据 EDTA 标准溶液的用量,可计算出水中 Ca^{2+} 和 Mg^{2+} 的总量。

【实验器材】

150mL 锥形瓶,25mL 滴定管。

【实验试剂】

1. 缓冲溶液(pH10)

①称取 16.9g 氯化铵,溶于 143mL 氨水(ρ_{20} = 0.88g/mL)中。

②硫酸镁-乙二胺四乙酸二钠滴定终点敏锐调节剂:称取 0.780g 硫酸镁($MgSO_4 \cdot 7H_2O$)及 1.178g 乙二胺四乙酸二钠(Na₂-EDTA · $2H_2O$),溶于 50mL 纯水中,加入 2mL①液和 5滴铬黑 T 指示剂(此时溶液应呈紫红色。若为天蓝色,应再加少量硫酸镁使呈紫红色),用 Na₂-EDTA 标准溶液滴定至溶液由紫红色变为蓝色。

③合并①②溶液,并用纯水稀释至 250mL。合并后如溶液又变为紫红色,在计算结果时应扣除试剂空白。

若备有 Mg-EDTA 试剂,则可直接称取 1.25g 配入 250mL 缓冲溶液①中,免去②的操作。

2. 硫化钠溶液:称取 5g 硫化钠($Na_2S \cdot 9H_2O$),溶于纯水中并稀释至 100mL。

3. 盐酸羟胺溶液(10g/L):称取 1g 盐酸羟胺($NH_2OH \cdot HCl$),溶于纯水中并稀释至 100mL。此液易分解,临用前配制。

4. 氰化钾(100g/L):称取 10.0g 氰化钾(KCN),溶于纯水中并稀释至 100mL。注意,此溶液剧毒!

5. Na₂-EDTA 标准溶液(0.01mol/L)。

称取 3.72g 乙二胺四乙酸二钠(Na₂-EDTA)溶解于 1000mL 纯水中,按如下步骤标定其准确浓度。

①锌标准溶液:称取 0.6 ~ 0.7g 纯锌粒,溶于盐酸溶液(1+1)中,置于水浴上温热至完全溶解,移入容量瓶中,定容至 1000mL,并按式(1)计算锌标准溶液的浓度。

②标定 Na₂-EDTA:吸取 25mL 锌标准溶液于 150mL 锥形瓶中,加入 25mL 纯水,加

入几滴氨水调节溶液至近中性，再加 5mL 缓冲溶液和 5 滴铬黑 T 指示剂，在不断振荡下，用 Na$_2$-EDTA 溶液滴定至天蓝色不变。记录 Na$_2$-EDTA 溶液用量（V）。按式（2）计算 Na$_2$-EDTA 标准溶液的浓度。

$$a = \frac{m}{65.39} \tag{1}$$

式中，a 为锌标准溶液的浓度，mol/L；m 为锌的质量，g；65.39 为 Zn 的摩尔质量，g。

$$C = \frac{aV}{25} \tag{2}$$

式中，C 为 Na$_2$-EDTA 标准溶液的浓度，mol/L；a 为锌标准溶液的浓度，mol/L；V 为消耗 Na$_2$-EDTA 溶液的体积，mL；25 为所取锌标准溶液的体积，mL。

6. 铬黑 T 指示剂：称取 0.5g 铬黑 T（$C_{20}H_{12}O_7N_3SNa$），用 95% 乙醇溶解并稀释至 100mL。放置于冰箱中保存，可稳定 1 个月。

【实验方法】

吸取 50mL 水样（若硬度过高，可取适量水样用纯水稀释至 50mL，若硬度过低，可改取 100mL），置于 150mL 锥形瓶中。加入 1~2mL 缓冲溶液，5 滴铬黑 T 指示剂，立即用 Na$_2$-EDTA 标准溶液滴定至溶液从紫红色成为蓝色为止，同时做空白试验，记下用量。

【结果计算】

$$总硬度(CaCO_3，mg/L) = \frac{(V_1 - V_0) \times C \times 100.09 \times 1000}{V_2} \tag{3}$$

式中，V_0 是空白滴定所消耗的 Na$_2$-EDTA 标准溶液的体积，mL；V_1 是样品滴定消耗 Na$_2$-EDTA 标准溶液的体积，mL；C 为 Na$_2$-EDTA 标准溶液的浓度，mol/L；V_2 为水样体积，mL；100.09 为与 1mL 0.01mol/L Na$_2$-EDTA 标准溶液相当的 CaCO$_3$ 的毫克数。

【质量控制】

1. 若水样中含有金属干扰离子，使滴定终点延迟或颜色发暗，可另取水样，加入 0.5mL 盐酸羟胺及 1mL 硫化钠溶液或 0.5mL 氰化钾溶液再行滴定。

2. 水样中钙、镁含量较大时，要预先酸化水样，并加热除去二氧化碳，以防碱化后生成碳酸盐沉淀，滴定时不易转化。

3. 水样中含悬浮性或胶体有机物可影响终点的观察。可预先将水样蒸干并于 550℃ 灰化，用纯水溶解残渣后再行滴定。

4. 缓冲溶液应贮存于聚乙烯瓶或硬质玻璃瓶中。防止使用中因反复开盖使氨水浓度降低而影响 pH 值。缓冲溶液放置时间较长，氨水浓度降低时，应重新配制。

5. 配制缓冲溶液时加入 Mg-EDTA 是为了使某些镁含量较低的水样滴定终点更为敏锐。

6. 以铬黑 T 为指示剂，用 Na$_2$-EDTA 滴定钙、镁离子时，pH 值在 9.7~11 范围内，溶液愈偏碱性，滴定终点愈敏锐。但可使碳酸钙和氢氧化镁沉淀，从而造成滴定误差。因此滴定以 pH10 为宜，并且应在 5min 内完成滴定，以减少沉淀生成。

【思考题】

1. 为什么 Mg-EDTA 可以使终点更敏锐？

2. 为什么必须控制 pH 值为 10？

3. 盐酸羟胺、硫化钠溶液、氰化钾溶液的作用各是什么？

实验九 微量凯氏定氮法测定食品中的蛋白质

【实验目的】

掌握凯氏定氮法测定食品中蛋白质的原理；熟悉蛋白质测定意义和蛋白质消化及微量凯氏定氮仪的操作方法。

【实验原理】

蛋白质是含氮的有机化合物，食品样品与硫酸和催化剂一同加热消化，使蛋白质分解，所含氮元素分解为氨，氨与硫酸结合生成硫酸铵。碱化蒸馏消化液使氨游离，用硼酸吸收后，以盐酸标准溶液滴定。根据盐酸的消耗量求得样品中的含氮量，再乘以蛋白质换算系数，即为蛋白质的含量。

【实验器材】

凯氏烧瓶，微量滴定管，凯氏定氮装置。

【实验试剂】

1. 硫酸铜（AR）。

2. 硫酸钾（AR）。

3. 硫酸（AR）。

4. 2g/L 硼酸溶液。

5. 400g/L 氢氧化钠溶液。

6. 混合指示剂：1 份 1g/L 甲基红乙醇溶液与 5 份 1g/L 溴甲酚绿乙醇溶液，临用时混合，也可用 2 份 1g/L 甲基红乙醇溶液与 1 份 1g/L 次甲基蓝乙醇溶液，临用时混合。

7. 0.0500mol/L 盐酸标准溶液。

所有试剂均用不含氨的蒸馏水配制。

【实验方法】

1. 样品处理。精密称取 0.20~2.0g 固体样品或 2~5g 半固体样品或吸取 10~20mL 液体样品（约相当于氮 30~40mg），移入干燥的 100mL 凯氏烧瓶中，加入 0.2g 硫酸铜，3g 硫酸钾及 3~5mL 硫酸，摇匀后于瓶口放一小漏斗，将瓶以 45°斜支于石棉网上。小火加热。待内容物全部炭化，泡沫完全停止后，加大火力，并保持瓶内液体微沸，待瓶内液体呈蓝绿色澄清透明后，再继续加热 0.5h。取下冷却，小心加 20mL 水。冷却后，移入 100mL 容量瓶中，用少量水洗涤烧瓶 2~3 次，洗液合并于容量瓶中。再加水至刻度，混匀备用。取与样品消化所用相同量的硫酸铜、硫酸钾和硫酸，按同法作试剂空白。

2. 蒸馏。按图 3-4 连接凯氏定氮装置，于水蒸气发生瓶内装水至约 2/3 处，加甲基红指示剂数滴及数毫升硫酸，以保持水呈酸性。加入数粒玻璃珠以防暴沸，调节好火力，加热煮沸水蒸气发生瓶内的水。

向吸收瓶内加入 20g/L 硼酸溶液 10mL 及混合指示剂 1 滴，并使冷凝管下端插入液面下，吸取 10.0mL 样品消化稀释液由进样口进入反应室，并以 10mL 水洗涤进样口使流入反应室内，将 400g/L 氢氧化钠溶液 10mL 加入进样口，立即塞紧棒状玻塞，并加入少量蒸馏水，密封进样口。夹紧进样口下端的螺旋夹，开始蒸馏。当蒸气通入反应室时，准确计时，反应产生的氨气通过冷凝管进入吸收瓶内，蒸馏 2min，移动吸收瓶，使冷凝管下端离开液面，再蒸馏 1min，然后用少量水冲洗冷凝管下端外部，取下吸收瓶。

3. 滴定。以 0.050mol/L 盐酸标准溶液滴定吸收液至灰绿色。同时吸取 10mL 试剂空白消化液按样品消化液操作方法进行蒸馏和滴定。

【结果计算】

$$蛋白质(\%) = \frac{C(V_1 - V_0) \times 0.14 \times F}{m \times 10/100} \times 100\%$$

式中，V_1 为样品消化液消耗盐酸标准溶液的体积，mL；V_0 为试剂空白消耗盐酸标准溶液的体积，mL；C 为盐酸标准溶液的浓度，mol/L；0.014 为 1mol/L 盐酸标准溶液 1mL 相当于氮的克数；F 为氮换算为蛋白质的系数；m 为样品的质量，g。

【质量控制】

1. 在消化过程中，添加少量的硫酸钾与硫酸反应生成硫酸氢钾，可以提高反应的温度，加速其消化。此外，也可以加入硫酸钠或氯化钾等盐类提高沸点。硫酸铜作催化剂。

如在消化过程中不易消化完全时，可将定氮瓶取下放冷后，缓缓加入 30% 过氧化氢 2~3mL，促进消化，但不能加入高氯酸，以免生成氮氧化物，使结果偏低。

2. 加入的氢氧化钠是否足量，可根据硫酸铜在碱性情况下生成的褐色沉淀或深蓝色的铜氨络离子判断，若溶液的颜色不改变，则说明所加的碱不足。碱度不足会使氨蒸馏不充分。

3. 蒸馏时，蒸气应发生均匀、充足，蒸馏中途不得停火断气，否则发生倒吸。加碱要足量，动作要快，防止生成的氨气逸散损失。还应防止碱液污染冷凝管及吸收瓶，如发现碱液污染，应立即停止蒸馏样品，待清洗干净后，再重新蒸馏。冷凝管出口一定要浸入吸收液中，防止氨吸收不完全。蒸馏结束后，应先将吸收液离开冷凝管口，以免发生倒吸，再蒸馏 1min；蒸馏是否完全，可用精密 pH 试纸测试冷凝管口的冷凝液是否为碱性来确定。

【思考题】

1. 为什么必须保持水蒸气发生瓶内的水呈酸性？

2. 蒸馏过程中为什么必须保证足够的碱度？如何从实验现象说明碱度是否足够？

实验十 食品中脂肪的测定

一、索氏提取法

【实验目的】

掌握索氏提取法测定脂肪的原理；熟悉索氏提取器使用方法。

【实验原理】

在索氏提取器中，用乙醚或石油醚等低沸点有机溶剂提取样品中的脂肪，根据样品减失的重量，计算样品中的脂肪含量。

【实验器材】

索氏提取器，万分之一天平，干燥器，铝碟（或平底称量瓶），恒温水浴箱，脱脂过滤纸袋。

【实验试剂】

无水乙醚或石油醚。

【实验方法】

1. 将铝碟（放有事先用乙醚浸泡过的滤纸袋一个及大头针一根）置 100~105℃的烘箱内烘至恒重。

2. 精密称取测过水分的干燥样品 2g（未测水分的样品应先烘烤除去水分后才能进行以下步骤）放入滤纸袋内，用大头针封口后放铝碟中称重。

3. 将封好的样品包放入索氏提取器提脂管内，滤纸包的高度不要超过虹吸管，连接提取装置，经冷凝管上口加入 2/3~3/4 提脂瓶容积的无水乙醚或石油醚，冷凝管上口轻放少许脱脂棉花。通冷凝水，置水浴上加热进行回流提取，控制加热温度，保持约 20min 循环一次，提取时间一般需进行 4~16h，视样品中脂肪含量及提取的难易程度而不同。

4. 提取结束后将滤纸袋用镊子取出，放回原称样铝碟内，100~105℃的温度下烘至恒重。

【结果计算】

$$脂肪(\%)=\frac{a-b}{m}\times100\%$$

式中，a 为提取前铝碟和样品重量，g；b 为提取后铝碟加样品重量，g；m 为样品质量，g。

【质量控制】

1. 要用镊子取放滤纸袋，不可用手直接拿取。

2. 含糖或糊精较多的食品，应先进行冷水处理，干燥后再进行提取。

3. 冷凝管上端连接氯化钙管或轻放脱脂棉花，可以防止乙醚挥发和空气中水分进入提脂管。

二、酸水解法

【实验目的】

掌握酸水解法测定脂肪的原理，熟悉操作方法。

【实验原理】

食品经酸水解后，使其中的结合脂肪转变为游离脂肪，再用乙醚或石油醚萃取，回收溶剂，干燥后称量。该法测定结果为食品样品中的总脂肪。

【实验器材】

100mL 具塞刻度量筒。

【实验试剂】

盐酸，乙醚，石油醚（30~60℃沸程），95%乙醇。

【实验方法】

1. 样品处理：

（1）固体样品：精密称取约 2.0g，置于 50mL 大试管内，加 8mL 水，混匀后再加 1mL 盐酸。

（2）液体样品：称取 10.0g，置于 50mL 大试管内，加 10mL 盐酸。

（3）将试管放入 70~80℃ 水浴中，每隔 5~10min 以玻璃棒搅拌一次，至样品消化完全为止，需要 40~50min。

2. 测定：取出试管，加入 10mL 95% 的乙醇，混合。冷却后将混合物移于 100mL 具塞量筒中，用 25mL 乙醚分次洗试管，一并倒入量筒中，待乙醚全部倒入量筒后，加塞振摇 1min，小心开塞，放出气体后，再塞好，静置 12min，小心打开塞子，并用石油醚—乙醚等量混合的溶液冲洗塞子及筒口附着的脂肪。静置 10~20min，待上部液体清晰，吸出上清液于已恒重的锥形瓶内，再加 5mL 乙醚重新提取量筒中的溶液，仍将乙醚层吸出，与上述乙醚层合并。将锥形瓶置水浴上蒸干，放入 95~105℃ 烘箱中干燥至恒重。

【结果计算】

$$脂肪(\%)=\frac{a-b}{m}\times100\%$$

式中，a 为锥形瓶和脂类的质量，g；b 为空锥形瓶的质量，g；m 为试样的质量，g。

【质量控制】

1. 萃取时，加入乙醇可使醇溶性物质同乙醇进入水相，减少非脂成分进入醚层，减少测定误差。但由于乙醇既能溶于水也能溶于乙醚，影响分层。加入石油醚，可促进乙醇进入水层，使乙醚与水层分离清晰。

2. 如出现乳浊现象，可记录醚层体积后，将其取出，加入无水硫酸钠过滤脱水，取出一定体积，放入已恒重的锥形瓶中，蒸发，烘干称重。按下式计算：

$$总脂肪含量(\%)=\frac{m_2 V_1}{m_1 V_2}\times100$$

式中，m_1 为样品的质量，g；m_2 为脂肪的质量，g；V_1 为醚层总体积，mL；V_2 为取出醚层体积，mL。

3. 水解时，应防止大量水分损失，否则会使酸度升高。

【思考题】

1. 说明索氏提取器的组成和使用方法。

2. 酸水解法测定食品中脂肪实验中乙醇和石油醚的作用是什么？

实验十一　直接滴定法测定食品中还原糖

【实验目的】

掌握直接滴定法测定食品中还原糖的原理和方法，了解食品中各种糖类物质测定的意义。

【实验原理】

样品经处理后，在加热的条件下，直接滴定标定过的斐林试剂。还原糖将溶液中的二价铜还原成氧化亚铜沉淀，到达终点后，稍过量的还原糖使亚甲蓝指示剂褪色，表示终点到达。根据样品液消耗体积，计算还原糖含量。在斐林试剂中加入少量亚铁氰化钾可与氧化亚铜反应生成可溶性的无色配合物，防止氧化亚铜的红色沉淀对滴定终点观察的干扰。

【实验器材】

250mL 容量瓶，滤纸，滴定管

【实验试剂】

1. 碱性酒石酸铜甲液。称取结晶硫酸铜 15g，亚甲蓝 0.05g，溶于水并稀释至 1000mL。

2. 碱性酒石酸铜乙液。称取酒石酸钾钠 50g，氢氧化钠 75g，溶于水中，再加亚铁氰化钾 4g，溶解后稀释至 1000mL。

3. 乙酸锌溶液。称取 21.9g 乙酸锌，加 3mL 冰乙酸，加水溶解并稀释至 100mL。

4. 亚铁氰化钾溶液。106g/L。

5. 葡萄糖标准溶液[ρ(葡萄糖)= 1mg/mL]。精密称取在 98~100℃ 干燥至恒重的无水葡萄糖 1g，加水溶解后，加入 5mL 盐酸，并加水稀释至 1000mL。

【实验方法】

1. 样品处理：

(1) 乳制品和含蛋白质的冷食类：称取 2.5~5g 固体样品或吸取 25~50mL 液体样品置入 250mL 容量瓶中，加入 50mL 水，摇匀后慢慢加入 5mL 乙酸锌溶液。混匀放置片刻，加入 5mL 亚铁氰化钾溶液，加水至刻度，混匀，静置 30min，用干滤纸过滤，弃去初滤液，滤液备用。

(2) 酒精性饮料：吸取 100mL 样品，置于蒸发皿中，用 1mol/L 氢氧化钠溶液中和至中性，在水浴上蒸发至原体积的 1/4 后，移入 250mL 容量瓶中，加入 50mL 水，混匀，以下步骤按(1)中相应步骤操作。

(3) 含多量淀粉食品：称取 10~20g 样品置 250mL 容量瓶中，加 200mL 水，在 45℃ 水浴中加热 1h，并时时振摇，然后加水至刻度，混匀，静置。吸取 20mL 上清液于另一 250mL 容量瓶中，以下按(1)中相应步骤操作。

(4) 汽水等含二氧化碳饮料：吸取 100mL 样品置蒸发皿中，在水浴上加热除去二氧化碳后移入 250mL 容量瓶中，用水洗涤蒸发皿，洗液并入容量瓶，加水至刻度，混匀备用。

2. 标定碱性酒石酸铜溶液：吸取碱性酒石酸铜甲液和乙液各 5mL，置于 150mL 锥形瓶中，加入水 10mL，玻璃珠 2 粒。从滴定管滴加约 9mL 葡萄糖标准液，控制在 2min 内加热至沸腾，趁热以每两秒一滴的速度继续滴加葡萄糖标准液，直至蓝色刚好退去为终点，记录消耗的葡萄糖标准液的总体积。平行操作 3 份，取其平均值。计算 10mL 碱性酒石酸铜溶液相当于葡萄糖的毫克数。

3. 样品液预测：吸取碱性酒石酸铜甲液及乙液各 5mL，置于 150mL 锥形瓶中，加水 10mL，玻璃珠 2 粒，控制在 2min 内沸腾，趁热以先快后慢的速度，从滴定管中滴加样品处理液，并保持溶液沸腾状态，待蓝色变浅时，以每两秒 1 滴的速度滴定，直至蓝色刚好退去为终点，记录消耗的样品液体积。

4. 样品液测定：吸取碱性酒石酸铜甲液及乙液各 5mL，置于 150mL 锥形瓶中，加水 10mL，玻璃珠 2 粒。从滴定管加比预测体积少 1mL 的样品液，控制在 2min 内加热至沸，趁热以每两秒 1 滴的速度继续滴定，至蓝色刚退去为终点，记录消耗的样品液总体积。同法平行操作 3 份，取其平均值。

【结果计算】

$$还原糖(葡萄糖,\%) = \frac{m_1}{m\dfrac{V_2}{V_1}\times1000}\times100\%$$

式中，m 为样品质量，g；m_1 为 10mL 碱性酒石酸铜液相当的还原糖(以葡萄糖计)的质量，mg；V_1 为样品处理液总体积，mL；V_2 为测定时消耗的样品处理液体积，mL。

【质量控制】

1. 实验条件对测定结果影响很大，如加热温度、滴定速度、锥形瓶壁厚度和热源的稳定程度等，因此，在标定、预测、测定过程中，其实验条件都应力求一致。

2. 还原糖与碱性酒石酸铜试剂反应速度较慢，必须加热至沸的情况下进行滴定，故要始终保持在微沸状态下滴定。为防止烧伤及便于滴定工作，可于滴定管尖部加接一弯形尖管，弯管一端伸入三角瓶内滴定，或戴隔热线手套操作。继续滴定至终点的毫升数，应控制在 1mL 左右。

3. 样品液中还原糖浓度不宜过高或过低，根据预试验结果，调节样品中还原糖的含量在 1mg/mL 左右为宜。

4. 滴定至终点蓝色退去后，溶液呈黄色，此后又重新变为蓝色，不应再进行滴定，因为亚甲蓝指示剂被还原糖还原后蓝色消失，当接触空气中的氧之后，被氧化重现蓝色。

【思考题】

1. 碱性酒石酸铜甲液和碱性酒石酸铜乙液的组成分别是什么？

2. 乙酸锌溶液和亚铁氰化钾溶液的作用是什么？

3. 为什么要进行样品液预测定？

实验十二　高效液相色谱法测定食品中维生素 C 含量

【实验目的】

掌握高效液相色谱法测定食品中维生素 C 的原理；熟悉高效液相色谱仪的使用方法。

【实验原理】

样品用 0.5% 草酸超声波提取，以 0.01mol/L NH_4 AC-HAC 缓冲溶液(pH4.5)作流动相，反相 C_{18} 液相色谱柱分离，紫外检测器于 262nm 波长下测定维生素 C 的吸光度值。样液经 0.45μm 滤膜过滤后进行高效液相色谱分析。在一定浓度范围内，吸光度值与维生素 C 的含量成正比。根据保留时间定性，标准曲线法定量。该方法在 0.05~1000μg/mL 浓度范围内线性良好，检出限为 50ng/mL。

【实验器材】

高效液相色谱仪(附紫外检测器)，C_{18} 色谱柱(5μm，4.6mm×250mm)，超声波清洗器，酸度计，0.45μm 滤膜，组织捣碎机。

【实验试剂】

1. 1mg/mL 维生素 C 标准储备液：准确称取 50mg 维生素 C，用 5g/L 草酸溶液溶解，定容至 50mL，配成浓度为 1.00mg/mL 的标准储备液。该溶液需临用时现配。

2. 0.01mol/L NH_4Ac-HAc 溶液(pH4.5)：称取 3.854g NH_4AC 于 500mL 容量瓶中，用

约 300mL 水溶解，然后用 HAc 调节 pH 值至 4.5，用水定容至刻度。

3.5g/L 草酸溶液。

以上所用水为超纯水，所用试剂除指明外均为分析纯(AR)。

【实验方法】

1. 样品处理。

(1)蔬菜和水果样品：称取适量样品加入 5g/L 草酸溶液 50mL，匀浆，取部分上清液经 0.45μm 滤膜抽滤后进样分析。

(2)饮料类：吸取适量样品经 0.45μm 滤膜过滤后直接进样分析。

(3)保健食品：称取经粉碎、混匀的样品适量，用 5g/L 草酸溶解，超声波提取 15min后，用 5g/L 草酸定容至 50mL，经 0.45μm 滤膜抽滤后进样分析。

2. 测定。

色谱条件：C_{18} 柱（4.6mm × 250mm，5μm）；流动相为 0.01mol/L NH_4 AC-HAC（pH4.5），检测波长为 262nm；流速为 1mL/min；进样量为 10μL；20℃柱温。

分别取 0.1mL、0.2mL、0.5mL、1mL 维生素 C 标准储备液，用 5g/L 草酸稀释并定容至 10mL，配成维生素 C 标准系列。在优化的色谱条件下，分别测定标准溶液和样液中维生素 C 的色谱峰面积，以标准溶液的浓度为横坐标，相应的峰面积为纵坐标，绘制标准曲线或计算回归方程。由样品的峰面积在标准曲线上查出或由回归方程计算样品中维生素含量。

【结果计算】

$$维生素 C(mg/kg) = \frac{C \times V}{m}$$

式中，C 为标准曲线中查出的维生素 C 的浓度，μg/mL；m 为样品的质量，g；V 为样品处理液的体积，mL。

【质量控制】

维生素 C 极易被氧化，因而样品的处理和标准溶液的配制均使用具有还原性的草酸溶液，标准溶液和处理后的样液应放冰箱保存，并尽快测定。

【思考题】

1. 为什么样品的处理和标准溶液的配制均使用草酸溶液？

2. 说明高效液相色谱仪的使用方法。

实验十三　滤膜重量法测定空气中粉尘浓度

【实验目的】

掌握滤膜重量法测定空气中粉尘浓度的原理和便携式粉尘采样器的使用方法。

【实验原理】

使一定体积的含尘空气通过已知重量的滤膜，将粉尘粒子阻留在滤膜上。根据该滤膜采样前后重量之差及采气体积，即可算出单位体积空气中粉尘的重量。

【实验器材】

粉尘采样器；秒表；滤膜(直径 40mm 或 75mm)；1/10000 精度分析天平。

【实验方法】

1. 采样前准备

(1)用镊子取下滤膜两面的夹衬纸，确认滤膜无皱褶、无裂隙、质地均匀后，将滤膜放在分析天平上称重(重量应在40mg左右)，并将滤膜编号，将编号和重量记录在该滤膜夹衬纸和记录本上，然后将此滤膜安装在采样夹上，放于滤膜盒中备用。

(2)滤膜安装方法，分为以下两种：

1)直径40mm滤膜安装法

①打开滤膜固定盖，将锥形环置于装样柱上。

②用镊子取出已称重的滤膜，毛面向上平铺于锥形环上，然后套上固定盖，压紧滤膜与锥形环。

③倒转装样柱，当固定盖与锥形环没有移位时，将螺丝底座拧入固定盖，如发生移位时应重装。

④检查装好的滤膜，应无皱褶、漏缝，毛面应向上。装好的滤膜同原衬纸放回滤膜盒中备用。

2)直径75mm滤膜安装法

①打开滤膜固定盖，用镊子取出已称重的滤膜，将其对折两次成90°扇形，然后张开呈漏斗状，漏斗朝内装入固定盖内，使滤膜周边贴紧固定盖的内锥形面。

②用锥形环压紧滤膜周边，然后将螺丝底座拧入固定盖内，用圆滑的玻璃棒头将滤膜漏斗形锥顶推向对面，使其在固定盖内的另一方向呈滤膜漏斗。

③检查装好的滤膜有无皱褶、漏缝，若有，则应重装。将装好的滤膜同原衬纸放回滤膜盒中备用。

2. 采样

(1)根据测定目的和要求选好测定点预试。将粉尘采样器固定在工人操作地点，距地面1.5m高度或劳动者工作体位呼吸带水平位置，先用两个装有滤膜(未称重的滤膜)的采样夹，调节好所需流量(一般15~30L/min)，并检查采样系统有无漏气现象。

(2)调试正常后，取下上述采样夹，换上已准备好的采样夹开始采样。

(3)记录采样起始时间，采样时注意保持流速恒定。估计滤膜上粉尘的增重(一般1~20mg)，决定采样时间。

(4)取下滤膜夹，将滤膜的集尘面向上，用镊子细心取下滤膜，使集尘面向里对折3~4次，用原衬纸包好，放于滤膜盒内压紧，带回实验室称。详细记录采样地点、作业及防尘措施、样号、流速等。

3. 称重

将采样后的滤膜从滤膜盒中取出，放于分析天平上再称重，记录其重量(此滤膜可保留作测定粉尘分散度或粉尘中游离二氧化硅用)。

【结果计算】

$$空气中粉尘浓度(\mathrm{mg/m^3}) = \frac{W_2 - W_1}{V \times t} \times 1000$$

式中，W_1 为采样前滤膜重量，mg；V 为采气速度，L/min；W_2 为采样后滤膜重量，mg；t 为采样时间，min。

【质量控制】

采样的持续时间，根据测尘点的粉尘浓度估计值及滤膜上所需粉尘增重的最低值确定。在粉尘浓度较低，粉尘颜色比较浅时，较难估计滤膜增重，此时应计算采气时间，以防止滤膜增重太少或出现假阴性结果。采样时间可按下式计算：

$$t \geq \frac{\Delta m \times 1000}{CQ}$$

式中，t 为采样持续对间，min；Δm 为要求滤膜的粉尘增重，需大于或等于 1mg；C 为作业场所估计的粉尘浓度或要求测出的最小浓度，mg/m^3；Q 为采样流量，L/min。

【思考题】

1. 说明便携式粉尘采样器的使用方法和滤膜安装方法。

2. 为什么采样时滤膜上粉尘的增重不可太多或太少？

实验十四　滤膜溶解涂片法测定空气中粉尘分散度

【实验目的】

掌握滤膜溶解涂片法测定粉尘分散度的原理和方法；熟悉目镜测微尺及物镜测微尺的使用方法；了解粉尘分散度测定的卫生学意义。

【实验原理】

用乙酸丁酯溶解采集粉尘后的滤膜，形成粉尘粒子的悬浮液，涂片制成粉尘标本，在显微镜下用目镜测微尺测定粉尘粒子的大小，分组统计后计算其百分率。

【实验器材】

显微镜；目镜测微尺；物镜测微尺；载玻片；小烧杯或试管；玻璃滴管或吸管。

【实验试剂】

乙酸丁酯。

【实验方法】

1. 制备粉尘标本

将采有粉尘的滤膜放入小烧杯或试管中，加入乙酸丁酯 1~2mL，用玻棒轻轻搅拌，制成均匀的粉尘混悬液。吸取一滴该粉尘混悬液置于载玻片上，待乙酸丁酯自然挥发干后，形成粉尘薄膜。

2. 标定目镜测微尺

一般选用 10 倍目镜配合高倍物镜测定粉尘，必要时选用油镜。将待标定的目镜测微尺放入目镜镜筒内（有刻度一面朝下），把物镜测微尺置于载物台上，在低倍镜下找到物镜测微尺的刻度线，并移至视野中央。然后换成高倍镜，调至刻度线清晰。移动载物台，使物镜测微尺的任一刻度线与目镜测微尺的任一刻度线相重合；然后找出两尺另外一条重合的刻度线，分别数出两条重合刻度线间物镜测微尺的刻度数和目镜测微尺的刻度数。计算目镜测微尺每刻度的实际长度。

$$目镜测微尺每刻度实际长度(\mu m) = \frac{a}{b} \times 10$$

式中，a 为物镜测微尺刻度数；b 为目镜测微尺刻度数；10 为物镜测微尺每刻度实际长度，μm。

3. 样品测定

取下物镜测微尺，换上已制好的粉尘标本，先用低倍镜找到粉尘粒子，移动载物台使粉尘粒子依次进入视野范围，在与标定目镜测微尺时相同的放大倍率下，测量粉尘粒子的大小，随机测量，遇长径测长径，遇短径测短径。每个标本至少测量200个尘粒。按表1分组记录，算出各组粉尘所占百分数。

表1　　　　　　　　　　　　粉尘分散度测量记录表

单位_____　　采样地点_____　　采样时间_____　　滤膜编号_____

粒径范围(μm)	<2	2~5	5~10	≥10	总计
尘粒数(个)					
百分数(%)					

【质量控制】

(1)所用器材在使用前必须保持干净，避免污染粉尘。粉尘标本应测定时临时制备。

(2)在采样前检查所用滤膜含尘情况。滤膜所含的尘粒数应不影响测定结果。

(3)如果粉尘标本尘粒过密而重叠，可向粉尘悬浮液中再加适量溶剂稀释，重新制作粉尘标本。

(4)因为不同大小的尘粒，其焦距不在一个平面上，所以在测量过程中，要随时调节显微镜的微调旋钮，保证每个被观察尘粒轮廓清晰。

【思考题】

(1)为什么说该法不适用于有机粉尘的测定？溶解滤膜时用力搅拌对测定结果有何影响？

(2)为什么要在与标定目镜测微尺相同的显微镜光学条件下测量粉尘粒子的大小？

实验十五　碱熔钼蓝分光光度法测定粉尘中游离二氧化硅

【实验目的】

掌握碱熔钼蓝分光光度法测定粉尘中游离二氧化硅的原理；熟悉熔融法处理样品的方法；了解测定粉尘中游离二氧化硅的卫生学意义。

【实验原理】

在800~900℃高温下，由等量碳酸氢钠与氯化钠组成的混合熔剂与硅酸盐不起作用，而选择性地熔融游离二氧化硅，生成可溶性的硅酸钠。在酸性条件下，硅酸钠与钼酸铵作用，生成硅钼酸配合物。硅钼酸配合物遇还原剂(如抗坏血酸)被还原成硅钼蓝。根据颜色深浅，比色定量。

本方法的灵敏度：1μg/5mL。

【实验器材】

粉尘采样器；聚氯乙烯滤膜(40mm)；分光光度计；马弗炉；玛瑙研钵；镍坩埚；坩埚钳；10mL 具塞比色管；长颈漏斗；50mL 容量瓶等。

【实验试剂】

(1)5mol/L 硫酸。

(2)0.5mol/L 硫酸。

(3)5%酒石酸溶液。

(4)7.5%酸性钼酸铵溶液：少量水溶解钼酸铵 7.5g，置于 100mL 容量瓶中，加入 5mol/L 硫酸 32mL 摇匀，冷却后，加水至刻度。

(5)1%维生素 C 溶液：临用前配制。

(6)5%碳酸钠溶液：临用前配制于聚乙烯瓶中。

(7)混合熔剂：等量碳酸氢钠和氯化钠混合，玛瑙研钵中研成细末，放 100℃ 烘烤 1h。稍冷后，贮于广口瓶中，置于干燥器中备用。

(8)二氧化硅标准贮备液：准确称取研细的石英粉 0.02g 置于镍坩埚中，加混合熔剂 1g，混匀，振平，放到已亮红(800～900℃)的马弗炉中加热，待混合物刚刚熔融且表面光滑如镜时，保持 2min 后取出冷却。用 20mL 5%碳酸钠溶液分两次煮沸溶解熔块，用慢速定量滤纸将溶液趁热滤入装有 14mL 0.5mol/L 硫酸溶液的 100mL 容量瓶中。轻轻摇匀使产生的二氧化碳逸出。将坩埚多次加水煮沸洗涤，洗液一并滤入容量瓶中，冷却后，加水至刻度。贮于聚乙烯瓶中，放冰箱内保存。此液 1mL 相当于 0.2mg SiO_2。

(9)二氧化硅标准应用液：准确吸取二氧化硅标准贮备液 10mL 于 100mL 容量瓶中。用水稀释至刻度。此溶液 1mL 相当于 20μg SiO_2。

【实验方法】

1. 采样

用测粉尘浓度后的滤膜为样品；或直接用直径 40mm 聚氯乙烯滤膜采尘 1～20mg。

2. 样品处理

将采样并已称量的滤膜和一张空白滤膜分别置于已洗净、烘干的镍坩埚中，于电炉上低温炭化。然后置马弗炉中灰化。冷却后，各加入 0.5g 混合熔剂，使之与样品充分混匀，振平，放于已亮红的马弗炉中，待混合熔剂刚熔融且表面光滑如镜时，保持 2min 后取出冷却。

各加 5%碳酸钠溶液 10mL，煮沸，使熔块溶解。用慢速定量滤纸将溶液过滤于盛有 7mL 0.5mol/L 硫酸溶液的 50mL 容量瓶中，轻轻摇匀使产生的二氧化碳逸出。将坩埚多次加水煮沸洗涤，洗液一并滤入容量瓶中，冷却后，加水至刻度。分别为样品溶液和空白溶液。

3. 测定

分别取空白、样品溶液各 1mL 置于 10mL 比色管中，加水 3mL 混匀，待测定。按表2 配制二氧化硅标准系列。

表2　　　　　　　　　　　　　二氧化硅标准系列

管号	0	1	2	3	4	5	6	7	8	9	10	11
SiO₂标准应用液(mL)	0	0.05	0.10	0.20	0.30	0.40	0.50	0.60	0.70	0.80	0.90	1.00
水(mL)	4.00	3.95	3.90	3.80	3.70	3.60	3.50	3.40	3.30	3.20	3.10	3.00
SiO₂含量(μg)	0	1.00	2.00	4.00	6.00	8.00	10.00	12.00	14.00	16.00	18.00	20.0

向空白管、样品管和标准系列管分别加入 7.5%酸性钼酸铵溶液 0.1mL，混匀。5min 后，加 5%酒石酸溶液 1mL，摇匀，再加 1%维生素 C 溶液 0.1mL，混匀。放置 20min。在 680nm 波长处测定各溶液的吸光度，用标准曲线法定量。

【结果计算】

$$粉尘中游离二氧化硅含量(\%) = \frac{(a-c)\times 50}{m}\times 100$$

式中，a、c 分别为样品、空白管中二氧化硅的质量，mg；m 为分析用粉尘量，mg。

【质量控制】

(1)必须严格控制熔融时间，从混合物刚刚熔融且表面光滑如镜起，再灼烧 2min，这是保证测定结果准确的关键步骤。因高温下碳酸氢钠逐渐变成碳酸钠，碳酸钠可熔融硅酸盐生成硅酸钠。

(2)加入 5%碳酸钠溶液溶解硅酸钠熔块，可防止硅酸钠水解形成胶体。

(3)如果粉尘中游离二氧化硅含量低，而一次采样的滤膜增重不够，则将一个采样点多个采样滤膜加在一起测定，粉尘总量为它们质量的总和。

(4)每次实验都要做空白实验，因使用镍坩埚对测定结果有一定影响，而且每次空白测定的结果可能不同。

【思考题】

为什么必须准确控制样品熔融时间？混合熔剂中氯化钠的作用是什么？

实验十六　空气中二氧化硫的测定

【实验目的】

掌握盐酸副玫瑰苯胺分光光度法测定空气中二氧化硫的实验原理和主要干扰因素；熟悉各种试剂的配制方法和作用。

【实验原理】

空气中的二氧化硫被甲醛缓冲溶液吸收，生成稳定的羟甲基磺酸。在碱性条件下，羟甲基磺酸与盐酸副玫瑰苯胺作用，生成紫红色化合物，在 570nm 测定吸光度，用标准曲线法定量。

【实验器材】

气体采样器(流量范围 0~1L/min)；分光光度计；恒温水浴；多孔玻板吸收管；10mL 具塞比色管。

【实验试剂】

(1)碘化钾。

(2)1.5mol/L氢氧化钠溶液。

(3)0.05mol/L环己二胺四乙酸二钠(CDTA-2Na)溶液：称取1.82g反式1,2-环己二胺四乙酸(CDTA)，加6.5mL 1.5mol/L氢氧化钠溶液，溶解后，用水稀释至100mL。

(4)吸收贮备液：将5.5mL 36%~38%的甲醛溶液、20mL 0.050mol/L CDTA-2Na溶液以及2.04g邻苯二甲酸氢钾(KHP)分别溶于少量水，将三种溶液混合，用水稀释至100mL。冰箱保存可用一年。

(5)吸收应用液：将吸收贮备液用水稀释100倍。临用前配制。

(6)氨基磺酸钠溶液(6g/L)：称取0.6g氨基磺酸于烧杯中，加入1.5mol/L氢氧化钠溶液4mL，待溶解后，用水稀释至100mL，摇匀。现用现配。

(7)盐酸副玫瑰苯胺(PRA)贮备液(2g/L)

(8)盐酸副玫瑰苯胺应用液(0.5g/L)：吸取PRA贮备液25.00mL于100mL容量瓶中，加85%的浓磷酸30mL，浓盐酸12mL，用水稀释至刻度，摇匀，放置过夜后使用。保存于暗处。

(9)碘贮备溶液(0.10mol/L)：称取40g碘化钾溶解于25mL水中，再加入12.7g碘，搅拌，待碘完全溶解，用水稀释至1000mL。于棕色细口瓶中贮存。

(10)碘应用液($c(1/2I_2) = 0.05$mol/L)：吸取碘贮备液250mL用水稀释至500mL。于棕色细口瓶中贮存。

(11)淀粉溶液(5g/L)：称取0.5g可溶性淀粉，先用少量水调成糊状，缓慢倒入100mL沸水中，继续煮沸直至溶液澄清透明，冷却后贮于试剂瓶中。临用现配。

(12)碘酸钾($c(1/6KIO_3) = 0.1000$mol/L)标准溶液：称3.5667g碘酸钾(GR)，105℃干燥2h，于1000mL容量瓶中用新煮沸放冷的水溶解，稀释至刻度，摇匀。

(13)0.1mol/L硫代硫酸钠($Na_2S_2O_3$)贮备液：称取25g硫代硫酸钠($Na_2S_2O_3 \cdot 5H_2O$)溶解于新煮沸并冷却的水中，加入0.2g无水碳酸钠，用水稀释至1000mL。贮于棕色瓶中，放一周后，标定浓度。如溶液出现混浊，应过滤后标定。

标定方法：吸取0.1000mol/L碘酸钾标准溶液10.00mL于250mL碘量瓶中，加入75mL新煮沸并冷却的水，加入1g碘化钾，振摇至完全溶解后，加入(1+9)盐酸溶液10mL，立即塞好瓶塞，摇匀。于暗处放置5min。用硫代硫酸钠溶液滴定至淡黄色，加入2mL淀粉溶液，继续滴定至蓝色刚消失即为终点。记录硫代硫酸钠溶液的用量(V，mL)。平行滴定3次，取平均值，用下式计算硫代硫酸钠标准溶液的浓度：

$$C(Na_2S_2O_3) = \frac{0.1 \times 10}{V}$$

式中，$C(Na_2S_2O_3)$为硫代硫酸钠标准溶液的浓度，mol/L；V为滴定时消耗硫代硫酸钠标准溶液的体积，mL。

(14)0.05mol/L硫代硫酸钠标准应用液：取适量硫代硫酸钠贮备液于500mL容量瓶中，用新煮沸并冷却的水稀释至刻度，摇匀。此溶液不稳定，必须在临用前新配。

(15)0.5g/L Na_2-EDTA溶液：称取0.25g Na_2-EDTA·$2H_2O$，溶于500mL新煮沸并冷却的水中。使用时现配。

（16）二氧化硫标准溶液：称取 0.20g 亚硫酸钠（Na_2SO_3），溶解于 200mL Na_2-EDTA 溶液中，缓慢摇匀以防充氧，此溶液 1mL 相当于 320~400μg 二氧化硫。放置 2~3h 后用碘量法标定浓度。

标定方法：吸取上述亚硫酸钠溶液 20mL 于 250mL 碘量瓶中，加入 50mL 新煮沸并冷却的水，20mL 碘应用液以及 1mL 冰乙酸，盖塞，摇匀，放置暗处 5min，用硫代硫酸钠标准溶液滴定至淡黄色，加入 2mL 淀粉溶液，继续滴定至蓝色刚刚消失即为终点。记录硫代硫酸钠标准溶液的用量。

另取配制亚硫酸钠溶液所用的 Na_2-EDTA 溶液 20mL，进行空白滴定。

平行滴定 3 次，滴定所用硫代硫酸钠溶液的体积之差不应超过 0.04mL，取其平均值用下式计算二氧化硫的浓度：

$$C(SO_2) = \frac{C(Na_2S_2O_3) \times (V_0 - V_1) \times 32.02}{20} \times 1000$$

式中，$C(SO_2)$ 为二氧化硫标准溶液的浓度，μg/mL；V_1 为标准溶液滴定所用硫代硫酸钠溶液的体积，mL；V_0 为空白滴定所用硫代硫酸钠溶液的体积，mL；$C(Na_2S_2O_3)$ 为硫代硫酸钠标准溶液的浓度，mol/L；20 为亚硫酸钠标准溶液的体积，mL；32.02 为二氧化硫的摩尔质量，g/mol。

标定后，立即用吸收液稀释成 10μg/mL 的二氧化硫标准贮备液，贮存于冰箱中，可保存 3 个月。使用时，再用吸收液稀释为 1μg/mL 二氧化硫的标准应用液，此溶液冰箱保存，可稳定 1 个月。

【实验方法】

1. 采样

根据空气中二氧化硫浓度的高低，用内装 10mL 吸收液的 U 形多孔玻板吸收管，用 0.5L/min 的流量采样，采气 20~40L，记录采样时的气温和气压。

2. 样品处理

将采样后的吸收液放置 20min。然后全部转入 10mL 比色管中，用少量吸收液洗涤吸收管，合并洗液于比色管中，用吸收液稀释至刻度，此为样品液。

3. 测定

按表 3 配制标准系列溶液。

表 3   二氧化硫标准系列

管号	0	1	2	3	4	5	6
SO_2标准应用液（mL）	0	0.50	1.00	2.00	5.00	8.00	10.00
吸收液（mL）	10.00	9.50	9.00	8.00	5.00	2.00	0
SO_2含量（μg）	0	0.50	1.00	2.00	5.00	8.00	10.00

于样品管、标准系列管中各加入 6.0g/L 氨基磺酸钠溶液 0.5mL，混匀，放置 10min。各加入 0.5g/L PRA 溶液 1mL，立即具塞摇匀，放入恒温水浴中显色。

用 570nm 波长，以水为空白，测定吸光度。以标准系列管吸光度值对二氧化硫含量（μg）绘制标准曲线或计算回归方程。将测得样品管吸光度值，查标准曲线或代入回归方程，即得样品溶液中二氧化硫含量(μg)。

【结果计算】

$$C = \frac{a}{V_0}$$

式中，C 为空气中二氧化硫的浓度，mg/m^3；a 为样品管中二氧化硫的含量，μg；V_0 为换算成标准状况下的采样体积，L。

【质量控制】

(1)样品的采集、运输和保存应避光。采样时吸收液的温度应保持在 23~29℃，否则，采样效率会降低。

(2)显色反应需在酸性溶液中进行，故应将样品管和标准系列管倒入 PRA 溶液中(强酸性)。

(3)PRA 纯度对试剂空白液的吸光度影响很大。

(4)六价铬能使化合物的紫红色褪去，使测定结果偏低，故应避免用铬酸洗液洗涤玻璃仪器。

(5)盐酸副玫瑰苯胺不易溶于水，应先研细后，再用盐酸溶解。配制的溶液应放置 3 天，达到稳定状态后使用。

【思考题】

1. 说明气体采样器和多孔玻板吸收管的使用方法。

2. 采样后的吸收液放置 20min、样品管和标准系列管中加入氨基磺酸钠溶液的目的是什么？

实验十七　双硫腙法测定尿铅

【实验目的】

掌握双硫腙法测定尿中铅含量的原理及方法；熟悉测定意义。

【实验原理】

尿液经混合消化液消化后，有机质被破坏，铅以离子形式存在，在 pH8.5~11.0 时，铅离子与二硫腙反应生成可溶于氯仿的红色配合物，于 510nm 波长处测定吸光度。标准比色法定量。本法最低检出限为 0.3μg/mL。

【实验器材】

分光光度计；分液漏斗；10mL 移液管。

【实验试剂】

(1)混合消化液：将优级纯硝酸、硫酸、高氯酸和 5g/L 钼酸铵溶液按 10+2+1+1 的比例混匀。

(2)硝酸溶液(0.1%mL/mL)。

(3)酚红指示剂(0.4g/L)。

(4)氨水(ρ_{20} = 0.9g/mL)。

(5)缓冲液：10g 无水亚硫酸钠、250g 柠檬酸三铵、300mL 氨水和 100mL100g/L 的氰化钾溶液，用水溶解并稀释至 1000mL(氰化钾也可临用时加入)。

（6）二硫腙氯仿贮备液：准确称取经纯化的二硫腙固体 0.016g，于 100mL 容量瓶中溶解定容。在冰箱中保存至少可用 2 个月。二硫腙纯化的方法是：称取一定量二硫腙溶于氯仿中，如有不溶物可过滤。将溶液转入分液漏斗，用 100mL1+9 氨水溶液分四次提取，二硫腙进入氨水中（呈黄色），弃去氯仿层，合并氨水提取液，经脱脂棉过滤于另一分液漏斗中，滴加 1+1 盐酸溶液酸化，直至二硫腙沉淀析出。用氯仿萃取 2~3 次，此时二硫腙进入氯仿层（呈绿色），合并氯仿萃取液，水洗氯仿萃取液二次，弃去水层，水浴加热蒸除氯仿即得纯化的二硫腙固体。

（7）二硫腙氯仿应用液：将上述储备液用氯仿稀释 10 倍，棕色瓶保存，冰箱内可稳定 1 周。以氯仿为参比，510nm 波长，1cm 吸收池测定吸光度约为 40%。

（8）洗除液：将 20g 无水亚硫酸钠、60mL100g/L 的氰化钾溶液和 150mL 氨水溶于水并稀释到 1000mL。

（9）铅标准贮备液：准确称取 105℃ 干燥 2h 的硝酸铅 0.1598g，用水溶解，加 1mL 硝酸，100mL 容量瓶中定容，此溶液中铅离子为 1mg/mL。

（10）铅标准应用液：将铅标准贮备液稀释为 2μg/mL 即可。

【实验方法】

1. 采样

收集一次性尿样于聚乙烯瓶中，测定密度后带回实验室。如需较长时间保存，可按尿样体积的 1% 加硝酸防腐。4℃ 冰箱中可存放两周。

2. 制备标准曲线

取 7 个分液漏斗，分别加入铅标准应用液 0mL、1.00mL、2.00mL、3.00mL、4.00mL、5.00mL、7.50mL，均加 0.1% 硝酸溶液至 20mL。向各分液漏斗中加入一滴酚红指示剂，用氨水调至溶液呈红色。各加 10mL 缓冲液，摇匀，待冷却后，加入 5mL 二硫腙氯仿应用液，振摇 100 次，静置分层。弃去水相。各加 10mL 洗除液，振摇 50 次，静置分层。弃去水相。将氯仿层经脱脂棉过滤到 1cm 吸收池，以氯仿为参比，510nm 波长处测定吸光度，减去试剂空白吸光度，以铅含量为横坐标、吸光度为纵坐标绘制标准曲线。

3. 样品测定

取 25mL 混匀的尿样于锥形瓶中，同时取 25mL 纯水作为空白。各加 7mL 混合消化液，混匀，加热消化至无色透明或仅有白色沉淀物。取下稍冷，趁热加 20mL 硝酸溶液溶解残渣，移入分液漏斗内，以下按制备标准曲线进行操作。测定吸光度，减去试剂空白吸光度，由标准曲线查出铅含量。

【结果计算】

$$C(\mu mol/L) = \frac{m}{V} \times k \times 4.83$$

式中，m 为由标准曲线查出的铅含量；V 为测定时所取尿样体积，mL；k 为尿样换算成标准密度时的校正系数；4.83 为铅 mg/L 与 μmol/L 的换算系数。

【质量控制】

（1）采样时，应严格注意避免来自现场、工作服等铅尘的污染。采样时间无严格限制。

（2）实验表明，该法在配置标准曲线时经消化与不经消化所配置的标准曲线是一致的，故可不经消化直接测定。

（3）二硫腙浓度对铅配合物吸光度值有影响，二硫腙浓度在 6~14mg/L 内时，吸光度随二硫腙浓度增加而增加，在 14~20 mg/L 时，铅配合物吸光度值趋于稳定，且试剂空白也很稳定，本实验中所用二硫腙浓度为 16mg/L，故可用准确称量-稀释法直接配置。

（4）洗除液中无水亚硫酸钠可以防止铅配合物受光、氧化、温度以及放置时间等的影响而变化，增加稳定性。

（5）氨水浓度在 1%~2% 之间时，既能有效除去多余的二硫腙又能减少铅配合物的损失，保证结果重现性。

（6）洗除液用量应合适，既要保证低的空白纸，又要避免显色配合物明显损失，实验中以 8~10mL 洗涤两次较好。

【思考题】

说明测定尿铅的尿样采集方法、保存方法和注意事项。

（王菊香、王　珍、玉王宁）

附　录

附录1　水样采集、保存和容器的洗涤

项目	采样容器	保存剂及用量	保存期	采样量 （mL）①	容器 洗涤
浊度*	G. P.		12h	250	I
色度*	G. P.		12h	250	I
pH*	G. P.		12h	250	I
电导*	G. P.		12h	250	I
悬浮物**	G. P.		14h	500	I
碱度**	G. P.		12h	500	I
酸度**	G. P.		30d	500	I
COD	G.	加 H_2SO_4，pH≤2	2d	500	I
高锰酸盐指数**	G.		2d	500	I
DO*	溶解氧瓶	加入硫酸锰，碱性 KI 叠氮化钠溶液，现场固定	24h	250	I
BOD5**	溶解氧瓶		12h	250	I
TOC	G.	加 H_2SO_4，pH≤2	7d	250	I
氟化物 F^- **	p.		14d	250	I
氯化物 Cl^- **	G. P.		30d	250	I
溴化物 Br^- **	G. P.		14h	250	I
I-碘化物	G. P.	NaOH，pH=12	14h	250	I
SO_4^{2-} **	G. P.		30d	250	I
PO_4^{3-}	G. P.	NaOH，H_2SO_4调 pH=7，$CHCl_3$0.5%	7d	250	IV
总磷	G. P.	HCl，H_2SO_4，pH≤2	24h	250	IV
氨氮	G. P.	H_2SO_4，pH≤2	24h	250	I

续表

项目	采样容器	保存剂及用量	保存期	采样量 (mL)①	容器 洗涤
NO$_2^-$-N *	G.P.		24h	250	I
NO$_3^-$-N **	G.P.		24h	250	I
总氮	G.P.	H$_2$SO$_4$，pH≤2	7d	250	I
硫化物	G.P.	1L 水样加 NaOH 至 pH9，加入 5%抗坏 血酸 5mL，饱和 EDTA3mL，滴加饱和 Zn(AC)$_2$至交替产生，常温蔽光	24h	250	I
总氰	G.P.	NaOH，pH≥9	12h	250	I
Be 铍	G.P.	HNO$_3$，1L 水样中加浓 HNO$_3$10mL	14d	250	III
B 硼	P.	HNO$_3$，1L 水样中加浓 HNO$_3$10mL	14d	250	I
Na 钠	P.	HNO$_3$，1L 水样中加浓 HNO$_3$10mL	14d	250	II
Mg 镁	G.P.	HNO$_3$，1L 水样中加浓 HNO$_3$10mL	14d	250	II
K 钾	P.	HNO$_3$，1L 水样中加浓 HNO$_3$10mL	14d	250	II
Ca 钙	G.P.	HNO$_3$，1L 水样中加浓 HNO$_3$10mL	14d	250	II
Cr(VI) 铬	G.P.	NaOH，pH=8~9	14d	250	III
Mn 锰	G.P.	HNO$_3$，1L 水样中加浓 HNO$_3$10mL	14d	250	III
Fe 铁	G.P.	HNO$_3$，1L 水样中加浓 HNO$_3$10mL	14d	250	III
Ni 镍	G.P.	HNO$_3$，1L 水样中加浓 HNO$_3$10mL	14d	250	III
Cu 铜	P.	HNO$_3$，1L 水样中加浓 HNO$_3$10mL②	14d	250	III
Zn 锌	P.	HNO$_3$，1L 水样中加浓 HNO$_3$10mL②	14d	250	III
As 砷	G.P.	HNO$_3$，1L 水样中加浓 HNO$_3$10mL， DDTC 法，HCl 2mL	14d	250	I
Se 硒	G.P.	HCl，1L 水样中加浓 HCl 2mL	14d	250	III
Ag 银	G.P.	HNO$_3$，1L 水样中加浓 HNO$_3$2mL	14d	250	III
Cd 镉	G.P.	HNO$_3$，1L 水样中加浓 HNO$_3$10mL②	14d	250	II
Sb 锑	G.P.	HCL，0.2%(氢化物法)	14d	250	III
Hg 汞	G.P.	HCl 1%如水样为中性，1L 水样中加浓 HCl 10mL	14d	250	III
Pb 铅	G.P.	HNO$_3$ 1%　如水样为中性，1L 水样中 加浓 HNO$_3$ 10mL②	14d	250	III
油类	G.	加入 HCl 至 pH≤2	7d	250	II

项目	采样容器	保存剂及用量	保存期	采样量 （mL）①	容器 洗涤
农药类 *	G.	加入抗坏血酸 0.01~0.02g 除去残余氯	24h	1000	Ⅰ
除草剂类**	G.	加入抗坏血酸 0.01~0.02g 除去残余氯	24h	1000	Ⅰ
邻苯二甲酸酯类**	G.	加入抗坏血酸 0.01~0.02g 除去残余氯	24h	1000	Ⅰ
挥发性有机物**	G.	用 1+10HCl 调至 pH=2，加入抗坏 血酸 0.01~0.02g 除去残余氯	12h	1000	Ⅰ
甲醛**	G.	加入 0.2~0.5g/L 硫代硫酸钠除去残余氯	24h	250	Ⅰ
酚类**	G.	用 H_3PO_4 调至 pH=2，加入抗坏 血酸 0.01~0.02g 除去残余氯	24h	1000	Ⅰ
阴离子表面活性剂	G. P.		24h	250	Ⅳ
微生物**	G.	加入硫代硫酸钠至 0.2~0.5g/L 除去 残余物，4℃保存	12h	250	Ⅰ
生物**	G. P.	不能再现场测定时用甲醛固定	12h	250	Ⅰ

注：1."＊"表示应尽量做现场测定；"＊＊"表示低温(0~4℃)避光保存。

2."G"表示硬质玻璃瓶；"P"表示聚乙烯瓶(桶)。

3."①"为单项样品的最少采样量；"②"如用溶出伏安法测定，可改用 1L 水样中加 19mL 浓 $HClO_4$。

4. Ⅰ、Ⅱ、Ⅲ、Ⅳ表示四种洗涤方法："Ⅰ"指洗涤剂洗一次，自来水洗三次、蒸馏水洗一次；"Ⅱ"指洗涤剂一次、自来水两次、1+3 HNO_3 荡洗一次，自来水洗三次、蒸馏水洗一次；"Ⅲ"指洗涤剂一次、自来水两次、1+3 HNO_3 荡洗一次，自来水洗三次、去离子水洗一次；"Ⅳ"指铬酸洗液洗一次、自来水洗三次、蒸馏水洗一次。

如果采集污水样品可省去用蒸馏水、去离子水清洗的步骤。

5. 经 160℃ 干热灭菌 2h 的微生物、生物采样器，必须在两周内使用，否则应重新灭菌；经 121℃ 高压蒸汽灭菌 15min 的采样容器不能立即使用，应于 60℃ 将瓶内冷凝水烘干，两周内使用。细菌监测项目采样时不能用水样冲洗采样容器，不能采混合水样，应单独采样后 2h 内送实验室分析。

附录 2　地表水环境质量标准基本项目标准限值

（单位：mg/L）

序号	项目	分类				
		I 类	II 类	III 类	IV 类	V 类
1	水温(℃)	人为造成的环境水温变化应限制在：周平均最大温升≤1 周平均最大温降≤2				
2	pH 值(无量纲)	6~9				
3	溶解氧≥	饱和率90% (或7.5)	6	5	3	2
4	高锰酸盐指数≤	2	4	6	10	15
5	化学需氧量(COD)≤	15	15	20	30	40
6	五日生化需氧量(BOD_5)≤	3	3	4	6	10
7	氨氮(NH_3-N)≤	0.15	0.5	1.0	1.5	2.0
8	总磷(以 P 计)≤	0.02(湖、库0.01)	0.1(湖、库0.025)	0.2(湖、库0.05)	0.3(湖、库0.1)	0.4(湖、库0.2)
9	总氮(湖、库、以 N 计)≤	0.2	0.5	1.0	1.5	2.0
10	铜≤	0.01	1.0	1.0	1.0	1.0
11	锌≤	0.05	1.0	1.0	2.0	2.0
12	氟化物(以 F⁻计)≤	1.0	1.0	1.0	1.5	1.5
13	硒≤	0.01	0.01	0.01	0.02	0.02
14	砷≤	0.05	0.05	0.05	0.1	0.1
15	汞≤	0.00005	0.00005	0.0001	0.001	0.001
16	镉≤	0.001	0.005	0.005	0.005	0.01
17	铬(六价)≤	0.01	0.05	0.05	0.05	0.1
18	铅≤	0.01	0.01	0.05	0.05	0.1
19	氰化物≤	0.005	0.05	0.2	0.2	0.2
20	挥发酚≤	0.002	0.002	0.005	0.01	0.1
21	石油类≤	0.05	0.05	0.05	0.5	1.0
22	阴离子表面活性剂≤	0.2	0.2	0.2	0.3	0.3
23	硫化物≤	0.05	0.1	0.05	0.5	1.0
24	粪大肠菌群(个/L)≤	200	2000	10000	20000	40000

259

附录3　集中式生活饮用水地表水源地特定项目标准限值

（单位：mg/L）

序号	项目	标准值	序号	项目	标准值
1	三氯甲烷	0.06	30	硝基苯	0.017
2	四氯化碳	0.002	31	二硝基苯④	0.5
3	三溴甲烷	0.1	32	2,4-二硝基甲苯	0.0003
4	二氯甲烷	0.02	33	2,4,6-三硝基甲苯	0.5
5	1,2-二氯乙烷	0.03	34	硝基氯苯⑤	0.05
6	环氧氯丙烷	0.02	35	2,4-二硝基氯苯	0.5
7	氯乙烯	0.005	36	2,4-二氯苯酚	0.093
8	1,1-二氯乙烯	0.03	37	2,4,6-三氯苯酚	0.2
9	1,2-二氯乙烯	0.05	38	五氯酚	0.009
10	三氯乙烯	0.07	39	苯胺	0.1
11	四氯乙烯	0.04	40	联苯胺	0.0002
12	氯丁二烯	0.002	41	丙烯酰胺	0.0005
13	六氯丁二烯	0.0006	42	丙烯腈	0.1
14	苯乙烯	0.02	43	邻苯二甲酸二丁酯	0.003
15	甲醛	0.9	44	邻苯二甲酸二(2-乙基己基)酯	0.008
16	乙醛	0.05	45	水合肼	0.01
17	丙烯醛	0.1	46	四乙基铅	0.0001
18	三氯乙醛	0.01	47	吡啶	0.2
19	苯	0.01	48	松节油	0.2
20	甲苯	0.7	49	苦味酸	0.5
21	乙苯	0.3	50	丁基黄原酸	0.005
22	二甲苯①	0.5	51	活性氯	0.01
23	异丙苯	0.25	52	滴滴涕	0.001
24	氯苯	0.3	53	林丹	0.002
25	1,2-二氯苯	1.0	54	环氧七氯	0.0002
26	1,4-二氯苯	0.3	55	对流磷	0.003
27	三氯苯②	0.02	56	甲基对流磷	0.002
28	四氯苯③	0.02	57	马拉硫磷	0.05
29	六氯苯	0.05	58	乐果	0.08

续表

序号	项目	标准值	序号	项目	标准值
59	敌敌畏	0.05	70	黄磷	0.003
60	敌百虫	0.05	71	钼	0.07
61	内吸磷	0.03	72	钴	1.0
62	百菌清	0.01	73	铍	0.002
63	甲萘威	0.05	74	硼	0.5
64	溴清菊酯	0.02	75	锑	0.005
65	阿特拉津	0.003	76	镍	0.02
66	苯并(a)芘	2.8×10^{-6}	77	钡	0.7
67	甲基汞	1.0×10^{-6}	78	钒	0.05
68	多氯联苯⑥	2.0×10^{-5}	79	钛	0.1
69	微囊藻毒素-LR	0.001	80	铊	0.0001

注：① 二甲苯：指对-二甲苯、间-二甲苯、邻-二甲苯。

② 三氯苯：指 1，2，3-三氯苯、1，2，4-三氯苯、1，3，5-三氯苯。

③ 四氯苯：指 1，2，3，4-四氯苯、1，2，3，5-四氯苯、1，2，4，5-四氯苯。

④ 二硝基苯：指对-二硝基苯、间-硝基氯苯、邻-硝基氯苯。

⑤ 多氯联苯：指 PCB-1016、PCB-1221、PCB-1232、PCB-1242、PCB-1248、PCB-1254、PCB-1260

附录 4　集中式生活饮用水地表水源地补充项目标准限值

（单位：mg/L）

序号	项目	标准值
1	硫酸盐(以 SO_4^{2-} 计)	250
2	氯化物(以 Cl^- 计)	250
3	硝酸盐(以 N 计)	10
4	铁	0.3
5	锰	0.1

附录5　生活饮用水水源水质分级标准限值

项目	标准限值	
	一级	二级
色	色度不超过15度，并不得呈现其他异色	不应有明显的其他异色
浑浊度(度)	≤3	
嗅和味	不得有异臭、异味	不应有明显的异臭、异味
pH值	6.5~8.5	6.5~8.5
总硬度(以碳酸钙计)(mg/L)	≤350	≤450
溶解铁(mg/L)	≤0.3	≤0.5
锰(mg/L)	≤0.1	≤0.1
铜(mg/L)	≤1.0	≤1.0
锌(mg/L)	≤1.0	≤1.0
挥发酚(以苯酚计)(mg/L)	≤0.002	≤0.004
阴离子合成洗涤剂(mg/L)	≤0.3	≤0.3
硫酸盐(mg/L)	<250	<250
氯化物(mg/L)	<250	<250
溶解性总固体(mg/L)	<1000	<1000
氟化物(mg/L)	≤1.0	≤1.0
氰化物(mg/L)	≤0.05	≤0.05
砷(mg/L)	≤0.05	≤0.05
硒(mg/L)	≤0.01	≤0.01
汞(mg/L)	≤0.001	≤0.001
镉(mg/L)	≤0.01	≤0.01
铬(六价)(mg/L)	≤0.05	≤0.05
铅(mg/L)	≤0.05	≤0.07
银(mg/L)	≤0.05	≤0.05
铍(mg/L)	≤0.0002	≤0.0002
氨氮(以氮计)(mg/L)	≤0.5	≤1.0
硝酸盐(以氮计)(mg/L)	≤10	≤20
耗氧量($KMnO_4$法)(mg/L)	≤3	≤6
苯并(α)芘(μg/L)	≤0.01	≤0.01
滴滴涕(μg/L)	≤1	≤1
六六六(μg/L)	≤5	≤5
百菌清(mg/L)	≤0.01	≤0.01
总大肠菌群(个/L)	≤1000	≤10000
总α放射性(Bq/L)	≤0.1	≤0.1
总ß放射性(Bq/L)	≤1	≤1

附录6　饮用净水水质标准（CJ94—2005）

项　目		限　值
感官性状	色	5度
	浑浊度	0.5 N TU
	臭和味	无异臭、异味
	肉眼可见物	无
一般化学指标	pH	6.0~8.5
	总硬度（以 CaCO 计）	300 mg/L
	铁	0.20 mg/L
	锰	0.05 mg/L
	铜	1.0 mg/L
	锌	1.0 mg/L
	铝	0.20 mg/L
	挥发性酚类（以苯酚计）	0.002 mg/L
	阴离子合成洗涤剂	0.20 mg/L
	硫酸盐	100 mg/L
	氯化物	100 mg/L
	溶解性总固体	500 mg/L
	耗氧量（COD_{Mn}，以 O_2计）	2.0 mg/L
毒理学指标	氟化物	1.0 mg/L
	硝酸盐氮（以 N 计）	10 mg/L
	砷	0.01 mg/L
	硒	0.01 mg/L
	汞	0.001 mg/L
	镉	0.003 mg/L
	铬（六价）	0.05 mg/L
	铅	0.01 mg/L
	银（采用载银活性炭时测定）	0.05 mg/L
	氯仿	0.03 mg/L
	四氯化碳	0.002 mg/L
	亚氯酸盐（采用 ClO_2消毒时测定）	0.70 mg/L

续表

项　　目		限　　值
毒理学指标	溴酸盐(采用 O_3 消毒时测定)	0.01 mg/L
	甲醛(采用 O_3 消毒时测定)	0.90 mg/L
细菌学指标	细菌总数	50 cfu/mL
	总大肠菌群	每 100mL 水样中不得检出
	粪大肠菌群	每 100mL 水样中不得检出
	余氯	0.01 mg/L(管网末梢水)*
	臭氧(采用 O_3 消毒时测定)	0.01 mg/L(管网末梢水)*
	二氧化氯(采用 ClO_2 消毒时测定)	0.01 mg/L(管网末梢水)* 或余氯 0.01 mg/L(管网末梢水)*

注：表中带"*"的限值为该项目的检出限，实测浓度应不小于检出限。

附录7　食品安全国家标准包装饮用水(GB19298—2014)

1. 感官要求应符合表1的规定。

表1　　　　　　　　　　　　　　　　　感官要求

项目	要求		检验方法
	饮用纯净水	其他饮用水	
色度/度　≤	5	10	GB/T5750
浑浊度/NTU　≤	1	1	
状态	无正常视力可见外来异物	允许有极少量的矿物质沉淀,无正常视力可见外来异物	
滋味、气味	可见外来异物		

2. 理化指标应符合表2的规定。

表2　　　　　　　　　　　　　　　　　理化指标

项目	指标	检验方法
余氯(游离氯)(mg/L)　≤	0.05	GB/T5750
四氯化碳(mg/L)　≤	0.002	
三氯甲烷(mg/L)　≤	0.02	
耗氧量(以 O_2 计)(mg/L)　≤	2.0	
溴酸盐(mg/L)　≤	0.01	
挥发性酚[a](以苯酚计)(mg/L)　≤	0.002	
氰化物(以 CN^- 计)[b](mg/L)　≤	0.05	
阴离子合成洗涤剂[c](mg/L)　≤	0.3	
总 α 放射性[c](Bq/L)　≤	0.5	
总 β 放射性[c](Bq/L)　≤	1	

注：a. 仅限于蒸馏法加工的饮用纯净水、其他饮用水；
　　b. 仅限于蒸馏法加工的饮用纯净水。
　　c. 仅限于以地表水或地下水为生产用源水加工的包装饮用水。

3. 污染物限量
污染物限量应符合 GB2762 的规定。

4. 微生物限量
微生物限量应符合表3的规定。

表3   微生物限量

项目	采样方案 a 及限量			检验方法
	n	c	m	
大肠菌群(CUF/mL)	5	0	0	GB4789.3 平板计数法
铜绿假单胞菌(CUF/250mL)	5	0	0	GB/T8538

注：a. 样品的采样及处理按 GB4789.1 执行。

5. 食品添加剂

食品添加剂的使用应符合 GB2760 的规定。

6. 其他

(1)当包装饮用水中添加食品添加剂时，应在产品名称的邻近位置标示"添加食品添加剂用于调节口味"等类似字样。

(2)包装饮用水名称应当真实、科学，不得以水以外的一种或若干种成分来命名包装饮用水。

附录8　饮用天然矿泉水(GB8537—2008)

分类	项目	要求/指标
感官要求	色度	≤15，并不得呈现其他异色
	浑浊度，NTU	≤5
	臭和味	具有本矿泉水的特征性口味，不得有异臭、异味
	肉眼可见物	允许有极少量的天然矿物盐沉淀，但不得含有其他异物
理化要求	锂(mg/L)	≥0.20
	锶(mg/L)	≥0.20(含量在0.20~0.40范围时，水温必须在25℃以上)
	锌(mg/L)	≥0.20
	溴化物(mg/L)	≥1.0
	碘化物(mg/L)	≥0.20
	偏硅酸(mg/L)	≥25.0(含量在25.0~30.0范围时，水温必须在25℃以上)
	硒(mg/L)	≥0.010
	游离二氧化碳(mg/L)	≥250
	溶解性总固体(mg/L)	≥1000
限量指标	锂(mg/L)	<5.0
	锶(mg/L)	<5.0
	碘化物(mg/L)	<0.50
	锌(mg/L)	<5.0
	铜(mg/L)	<1.0
	钡(mg/L)	<0.70
	镉(mg/L)	<0.010
	铬(mg/L)	<0.050
	铅(mg/L)	<0.010
	汞(mg/L)	<0.0010
	银(mg/L)	<0.050
	硼(mg/L)	<30.0
	硒(mg/L)	<0.050
	砷(mg/L)	<0.050
	氟化物(mg/L)	<2.00

分类	项目	要求/指标
	耗氧量(mg/L)	<3.0
	硝酸盐(mg/L)	<45.0
	镭放射性(Bq/L)	<1.10
污染物指标	挥发性酚(以苯酚计)(mg/L)	<0.002
	氰化物(以 CN-计)(mg/L)	<0.010
	阴离子合成洗涤剂(mg/L)	<0.3
	矿物油(mg/L)	<0.05
	亚硝酸盐(以 NO_2^- 计)	<0.10
	总 β 放射性(Bq/L)	<1.50
微生物指标	大肠菌群(MPN/100mL)	0
	粪链球菌(CFU/250mL)	0
	铜绿假单胞菌(CFU/250mL)	0
	产气荚膜梭菌(CFU/50mL)	0

附录9　生活饮用水卫生规范(2001)常规检验项目

项　目	限　值	说　明
感官性状和一般化学指标		
色	色度不超过15度，并不得呈现其他异色	
浑浊度	不超过1度，特殊情况下不超过5度	
臭和味	不得有异臭、异味	
肉眼可见物	不得含有	
pH	6.5~8.5	
总硬度(以 CaC_3 计)	450(mg/L)	
铝	0.2(mg/L)	
铁	0.3(mp/L)	
锰	0.1(mg/L)	
铜	1.0(mg/L)	
锌	1.0(mg/L)	
挥发酚类(以苯酚计)	0.002(mg/L)	
阴离子合成洗涤剂	0.3(mg/L)	
硫酸盐	250(mg/L)	
氯化物	250(mg/L)	
溶解性总固本	1000(mg/L)	
耗氧量(以 O_2 计)	3(mg/L)，特殊情况下不得超过5mg/L	特殊情况下包括水源限制等情况
毒理学指标		
砷	0.05(mg/L)	
镉	0.005(mg/L)	
铬(六价)	0.05(mg/L)	
氰化物	0.05(mg/L)	
氟化物	1.0(mg/L)	
铅	0.01(mg/L)	
汞	0.001(mg/L)	
硝酸盐(以 N 计)	20(mg/L)	
硒	0.01(mg/L)	
四氯化碳	0.002(mg/L)	

项　目	限　值	说　明
氯仿	0.06(mg/L)	
细菌学指标		
细菌总数	100(CFU/mL)	CFU 为菌落形成单位
总大肠菌群	每 100mL 水样中不得检出	
粪大肠菌群	每 100mL 水样中不得检出	
游离余氯	在与水接触 30 分钟后应不低于 0.3mg/L, 管网末梢水不应低于 0.05mg/L(适用于加氯消毒)	适用于加氯消毒
放射性指标④		放射性指标规定数值不是限值, 而是参考水平。放射性指标超过表 1 中所规定的数值时, 必须进行核素分析和评价, 以决定能否饮用
总 α 放射性	0.5(Bq/L)	
总 β 放射性	1(Bq/L)	

附录10　生活饮用水卫生规范(2001)非常规检验项目

项　目	限　值	说　明
感官性状和一般化学指标		
硫化物	0.02(mg/L)	
钠	200(mg/L)	
毒理学指标		
锑	0.005(mg/L)	
钡	0.7(mg/L)	
铍	0.002(mg/L)	
硼	0.5(mg/L)	
钼	0.07(mg/L)	
镍	0.02(mg/L)	
银	0.05(mg/L)	
铊	0.0001(mg/L)	
二氯甲烷	0.02(mg/L)	
1,2-二氯乙烷	0.03(mg/L)	
1,1,1-三氯乙烷	2(mg/L)	
氯乙烯	0.005(mg/L)	
1,1-二氯乙烯	0.03(mg/L)	
1,2-二氯乙烯	0.05(mg/L)	
三氯乙烯	0.07(mg/L)	
四氯乙烯	0.04(mg/L)	
苯	0.01(mg/L)	
甲苯	0.7(mg/L)	
二甲苯	0.5(mg/L)	
乙苯	0.3(mg/L)	
苯乙烯	0.02(mg/L)	
苯并(a)芘	0.00001(mg/L)	
氯苯	0.3(mg/L)	
1,2-二氯苯	1(mg/L)	
1,4-二氯苯	0.3(mg/L)	
三氯苯(总量)	0.02(mg/L)	
邻苯二甲酸二(2-乙基己基)酯	0.008(mg/L)	
丙烯酰胺	0.0005(mg/L)	

续表

项 目	限 值	说 明
六氯丁二烯	0.0006(mg/L)	
微囊藻毒素-LR	0.001(mg/L)	
甲草胺	0.02(mg/L)	
灭草松	0.3(mg/L)	
叶枯唑	0.5(mg/L)	
百菌清	0.01(mg/L)	
滴滴涕	0.001(mg/L)	
溴氰菊酯	0.02(mg/L)	
内吸磷	0.03(mg/L)(感官限值)	
乐果	0.08(mg/L)(感官限值)	
2,4-滴	0.03(mg/L)	
七氯	0.0004(mg/L)	
七氯环氧化物	0.0002(mg/L)	
六氯苯	0.001(mg/L)	
六六六	0.005(mg/L)	
林丹	0.002(mg/L)	
马拉硫磷	0.25(mg/L)(感官限值)	
对硫磷	0.003(mg/L)(感官限值)	
甲基对硫磷	0.02(mg/L)(感官限值)	
五氯酚	0.009(mg/L)	
亚氯盐酸	0.2(mg/L)(适用于二氧化氯消毒)	
一氯胺	3(mg/L)	
2,4,6 三氯酚	0.2(mg/L)	
甲醛	0.9(mg/L)	
三卤甲烷	该类化合物中每种化合物的实测浓度与其各自限值的比值之和不得超过 1	三卤甲烷包括氯仿、溴仿、二溴一氯甲烷和一溴二氯甲烷共四种化合物
溴仿	0.1(mg/L)	
二溴一氯甲烷	0.1(mg/L)	
一溴二氯甲烷	0.06(mg/L)	
二氯乙酸	0.05(mg/L)	
三氯乙酸	0.1(mg/L)	
三氯乙醛(水合氯醛)	0.01(mg/L)	
氯化氰(以 CN⁻计)	0.07(mg/L)	

附录 11　环境空气质量标准 (GB3095—2012)

污染物名称	取值时间	浓度限值			浓度单位
		一级标准	二级标准	三级标准	
二氧化硫 SO_2	年平均 日平均 1 小时平均	0.02 0.05 0.15	0.06 0.15 0.50	0.10 0.25 0.70	
总悬浮颗粒物 TSP	年平均 日平均	0.08 0.12	0.20 0.30	0.30 0.50	
可吸入颗粒物 PM10	年平均 日平均	0.04 0.05	0.10 0.15	0.15 0.25	
氮氧化物 NO_x	年平均 日平均 1 小时平均	0.05 0.10 0.15	0.05 0.10 0.15	0.10 0.15 0.30	mg/m^3 （标准状态）
二氧化氮 NO_2	年平均 日平均 1 小时平均	0.04 0.08 0.12	0.04 0.08 0.12	0.08 0.12 0.24	
一氧化碳 CO	日平均 1 小时平均	4.00 10.00	4.00 10.00	6.00 20.00	
臭氧 O_3	1 小时平均	0.12	0.16	0.20	
铅 Pb	季平均 年平均		1.50 1.00		
苯并(a)芘 B(a)P	日平均 日平均		0.01 7[1]		$\mu g/m^3$ （标准状态）
氟化物	1 小时平均		20[1]		
F	月平均 植物生长季平均	1.8[2] 1.2[2]		3.0[3] 2.0[3]	$\mu g/(dm^2 \cdot d)$

注：①适用于城市地区；
②适用于牧业区和以牧业为主的半农半牧区，蚕桑区；
③适用于农业和林业区。

附录 12　一些国家和组织的大气质量标准

国家或组织	污染物名称	浓度限值（mg/m³）		
		1h 平均	日平均	年平均
美国	PM10		0.15	0.05
	PM2.5		0.065	0.015
	SO₂		0.365	0.08
	NO₂			0.1
	O₃	0.235	0.157(8h 平均)	
	CO	40	10(8h 平均)	
	PB		0.0015(季度平均)	
WHO	PM10		1.007	1.10
	PM2.5		1.015	1.14
	SO₂		0.125	0.05
	NO₂	0.2		0.04
	O₃		0.120(8h 平均)	
	CO	30	10(8h 平均)	
欧盟	PM10		0.05	0.04
	SO₂	0.35	0.125	
	NO₂	0.2		0.04
	O₃		0.120(8h 平均)	

附录13　工作场所空气中有毒物质容许浓度

序号	中文名 CAS No.	英文名	最高容许浓度（mg/m³）	时间加权平均容许浓度(mg/m³)	*短时间接触容许浓度（mg/m³）
1	安妥 (86-88-4)	Antu	—	0.3	0.9*
2	氨 (7664-41-7)	Ammonia	—	20	30
3	2-氨基吡啶(皮) 504-29-0	2-Aminopyridine(skin)	—	2	5*
4	氨基磺酸铵 7773-06-0	Ammonium sulfamate	—	6	15*
5	氨基氰 420-04-2	Cyanamide	—	2	5*
6	奥克托今 2691-41-0	Octogen	—	2	4
7	巴豆醛 4170-30-3	Crotonaldehyde	12	—	—
8	百菌清 1897-45-6	Chlorothalonile	1	—	—
9	倍硫磷(皮) 55-38-9	Fenthion(skin)	—	0.2	0.3
10	苯(皮) 71-43-2	Benzene(skin)	—	6	10
11	苯胺(皮) 62-53-3	Aniline(skin)	—	3	7.5*
12	苯基醚(二苯醚) 101-84-8	Phenyl ether	—	7	14
13	苯硫磷(皮) 2104-64-5	EPN(skin)	—	0.5	1.5*
14	苯乙烯(皮) 100-42-5	Styene(skin)	—	50	100
15	吡啶 110-86-1	Pyridine	—	4	10*

续表

序号	中文名 CAS No.	英文名	最高容许浓度（mg/m³）	时间加权平均容许浓度(mg/m³)	*短时间接触容许浓度（mg/m³）
16	苄基氯 100-44-7	Benzyl chloride	5	—	—
17	丙醇 71-23-8	Propyl alcohol	—	200	300
18	丙酸 79-09-4	Propionic acid	—	30	60*
19	丙酮 67-64-1	Acetone	—	300	450
20	丙酮氰醇(按 CN 计)(皮) 75-86-5	Acetone cyanohydrin(skin) as CN	3	—	—
21	丙烯醇(皮) 107-18-6	Allyl alcohol(skin)	—	2	3
22	丙烯腈(皮) 107-13-1	Acrylonitrile(skin)	—	1	2
23	丙烯醛 107-02-8	Acrolein	0.3	—	—
24	丙烯酸(皮) 79-10-7	Acrylic acid(skin)	—	6	15*
25	丙烯酸甲酯(皮) 96-33-3	Methyl acrylate(skin)	—	20	40*
26	丙烯酸正丁酯 141-32-2	n-Butyl acrylate	—	25	50*
27	丙烯酰胺(皮) 79-06-1	Acrylamide(skin)	—	0.3	0.9*
28	草酸 144-62-7	Oxalic acid	—	1	2
29	抽余油 60~220℃	Raffinate(60~220℃)	—	300	450*
30	臭氧 10028-15-6	Ozone	0.3	—	—
31	滴滴涕(DDT) 50-29-3	Dichlorodiphenyltrichloroethane(DDT)	—	0.2	0.6*

序号	中文名 CAS No.	英文名	最高容许浓度（mg/m³）	时间加权平均容许浓度(mg/m³)	*短时间接触容许浓度（mg/m³）
32	敌百虫 52-68-6	Trichlorfon	—	0.5	1
33	敌草隆 330-54-1	Diuron	—	10	25*
34	碲化铋（按 Bi2Te3 计） 1304-82-1	Bismuth telluride，as Bi_2Te_3	—	5	12.5*
35	碘 7553-56-2	Iodine	1	—	—
36	碘仿 75-47-8	Iodoform	—	10	25*
37	碘甲烷（皮） 74-88-4	Methyl iodide(skin)	—	10	25*
38	叠氮酸和叠氮化钠 7782-79-8;26628-22-8 叠氮酸蒸气 叠氮化钠	Hydrazoic acid and sodium azide Hydrazoic acid vapor sodium azide	0.2 0.3		
39	丁醇 71-36-3	Butyl alcohol	—	100	200*
40	1,3-丁二烯 106-99-0	1,3-Butadiene	—	5	12.5*
41	丁醛 123-72-8	Butyladehyde	—	5	10
42	丁酮 78-93-3	Methyl ethyl ketone	—	300	600
43	丁烯 25167-67-3	Butylene	—	100	200
44	对苯二甲酸 100-21-0	Terephthalic acid	—	8	15
45	对硫磷（皮） 56-38-2	Parathion(skin)	—	0.05	0.1
46	对特丁基甲苯 98-51-1	p-Tert-butyltoluene	—	6	15*

续表

序号	中文名 CAS No.	英文名	最高容许浓度（mg/m³）	时间加权平均容许浓度(mg/m³)	*短时间接触容许浓度（mg/m³）
47	对硝基苯胺（皮） 100-01-6	p-Nitroaniline（skin）	—	3	7.5*
48	对硝基氯苯/二硝基氯苯（皮） 100-00-5/25567-67-3	p-Nitrochlorobenzene/ Dinitrochlorobenzene（skin）	—	0.6	1.8*
49	多次甲基多苯基多异氰酸酯 57029-46-6	Polymetyhlene polyphenyl isocyanate（PMPPI）	—	0.3	0.5
50	二苯胺 122-39-4	Diphenylamine	—	10	25*
51	二苯基甲烷二异氰酸酯 101-68-8	Diphenylmethane diisocyanate	—	0.05	0.1
52	二丙二醇甲醚（皮） 34590-94-8	Dipropylene glycolmethyl ether（skin）	—	600	900
53	2-N-二丁氨基乙醇（皮） 102-81-8	2-N-Dibutylaminoethanol（skin）	—	4	10*
54	二恶烷（皮） 123-91-1	1,1,4-Dioxane（skin）	—	70	140*
55	二氟氯甲烷 75-45-6	Chlorodifluoromethane	—	3500	5250*
56	二甲胺 124-40-3	Dimethylamine	—	5	10
57	二甲苯（全部异构体） 1330-20-7;95-47-6; 108-38-3	Xylene（all isomers）	—	50	100
58	二甲苯胺（皮） 121-69-7	Dimethylanilne（skin）	—	5	10
59	1,3-二甲基丁基醋酸酯 （仲-乙酸己酯） 108-84-9	1,3-Dimethylbutyl acetate（sec-hexylacetate）	—	300	450*
60	二甲基二氯硅烷 75-78-5	Dimethyl dichlorosilane	2	—	—
61	二甲基甲酰胺（皮） 68-12-2	Dimethylformamide（DMF）（skin）	—	20	40*

续表

序号	中文名 CAS No.	英文名	最高容许浓度（mg/m³）	时间加权平均容许浓度（mg/m³）	*短时间接触容许浓度（mg/m³）
62	3,3-二甲基联苯胺（皮）119-93-7	3,3-Dimethylbenzidine（skin）	0.02	—	—
63	二甲基乙酰胺（皮）127-19-5	Dimethyl acetamide（skin）	—	20	40*
64	二聚环戊二烯 77-73-6	Dicyclopentadiene	—	25	50*
65	二硫化碳（皮）75-15-0	Carbon disulfide（skin）	—	5	10
66	1,1-二氯-1-硝基乙烷 594-72-9	1,1-Dichloro-1-nitroethane	—	12	24*
67	二氯苯 对二氯苯（106-46-7）邻二氯苯（95-50-1）	Dichlorobenzene p-Dichlorobenzene o-Dichlorobenzene	—	30 50	60 100
68	1,3-二氯丙醇（皮）96-23-1	1,3-Dichloropropanol（skin）	—	5	12.5*
69	1,2-二氯丙烷 78-87-5	1,2-Dichloropropane	—	350	500
70	1,3-二氯丙烯（皮）542-75-6	1,3-Dichloropropene（skin）	—	4	10*
71	二氯代乙炔 7572-29-4	Dichloroacetylene	0.4	—	—
72	二氯二氟甲烷 75-71-8	Dichlorodifluoromethane	—	5000	7500*
73	二氯甲烷 75-09-2	Dichloromethane	—	200	300*
74	1,2-二氯乙烷 107-06-2	1,2-Dichloroethane	—	7	15
75	1,2-二氯乙烯 540-59-0	1,2-Dichloroethylene	—	800	1200*
76	二缩水甘油醚 2238-07-5	Diglycidyl ether	—	0.5	1.5*
77	二硝基苯（全部异构体）（皮）582-29-0;99-65-0;100-25-4	Dinitrobenzene（all isomers）（skin）	—	1	2.5*

续表

序号	中文名 CAS No.	英文名	最高容许浓度（mg/m³）	时间加权平均容许浓度（mg/m³）	*短时间接触容许浓度（mg/m³）
78	二硝基甲苯（皮） 25321-14-6	Dinitrotoluene（skin）	—	0.2	0.6*
79	4,6-二硝基邻苯甲酚（皮） 534-52-1	4,6-Dinitro-o-cresol（skin）	—	0.2	0.6*
80	二氧化氮 10102-44-0	Nitrogen dioxide	—	5	10
81	二氧化硫 7446-09-5	Sulfur dioxide	—	5	10
82	二氧化氯 10049-04-4	Chlorine dioxide	—	0.3	0.8
83	二氧化碳 124-38-9	Carbon dioxide	—	9000	18000
84	二氧化锡（按 Sn 计） 1332-29-2	Tin dioxdie,as Sn	—	2	5*
85	2-二乙氨基乙醇（皮） 100-37-8	2-Diethylaminoethanol（skin）	—	50	100*
86	二乙撑三胺（皮） 111-40-0	Diethylene triamine（skin）	—	4	10*
87	二乙基甲酮 96-22-0	Diethyl ketone	—	700	900
88	二乙烯基苯 1321-74-0	Divinyl benzene	—	50	100*
89	二异丁基甲酮 108-83-8	Diisobutyl ketone	—	145	218*
90	二异氰酸甲苯酯（TDI） 584-84-9	Toluene-2,4-diisocyanate（TDI）		0.1	0.2
91	二月桂酸二丁基锡（皮） 77-58-7	Dibutyltin dilaurate（skin）	—	0.1	0.2
92	钒及其化合物（按 V 计） 7440-62-6 五氧化二钒烟尘 钒铁合金尘	Vanadium and compounds, as V Vanadium pentoxide fume dust Ferrovanadium alloy dust	— —	0.05 1	0.15* 2.5*

序号	中文名 CAS No.	英文名	最高容许浓度（mg/m³）	时间加权平均容许浓度(mg/m³)	*短时间接触容许浓度（mg/m³）
93	呋喃 110-00-9	Furan	—	0.5	1.5*
94	氟化氢（按 F 计） 7664-39-3	Hydrogen fluoride,as F	2	—	—
95	氟化物（不含氟化氢） （按 F 计）	Fluorides（except HF）,as F		2	5*
96	锆及其化合物（按 Zr 计） 7440-67-7	Zirconium and compounds, as Zr		5	10
97	镉及其化合物（按 Cd 计） 7440-43-9	Cadmium and compounds, as Cd		0.01	0.02
98	汞（7439-97-6） 金属汞（蒸气） 有机汞化合物（皮） （按 Hg 计）	Mercury Element mercury（vapor） Mercury organic compounds （skin）as Hg	— —	0.02 0.01	0.04 0.03
99	钴及其氧化物（按 Co 计） 7440-48-4	Cobalt and oxides,as Co	—	0.05	0.1
100	光气 75-44-5	Phosgene	0.5	—	—
101	癸硼烷（皮） 17702-41-9	Decaborane（skin）	—	0.25	0.75
102	过氧化苯甲酰 94-36-0	Benzoyl peroxide	—	5	12.5*
103	过氧化氢 7722-84-1	Hydrogen peroxide	—	1.5	3.75*
104	环己胺 108-91-8	Cyclohexylamine	—	10	20
105	环己醇（皮） 108-93-0	Cyclohexanol（skin）	—	100	200*
106	环己酮（皮） 108-94-1	Cyclohexanone（skin）	—	50	100*
107	环己烷 110-82-7	Cyclohexane	—	250	375*

续表

序号	中文名 CAS No.	英文名	最高容许浓度（mg/m³）	时间加权平均容许浓度(mg/m³)	*短时间接触容许浓度（mg/m³）
108	环氧丙烷 75-56-9	Propylene Oxide	—	5	12.5*
109	环氧氯丙烷（皮） 106-89-8	Epichlorohydrin(skin)	—	1	2
110	环氧乙烷 75-21-8	Ethylene oxide	—	2	5*
111	黄磷 7723-14-0	Yellow phosphorus	—	0.05	0.1
112	茴香胺（皮） 邻茴香胺（皮）（90-04-0） 对茴香胺（皮）（104-94-9）	Anisidine(skin) o-Anisidine(skin) p-Anisidine(skin)	— — —	 0.5 0.5	 1.5* 1.5*
113	己二醇 107-41-5	Hexylene glycol	100	—	—
114	1,6-己二异氰酸酯 822-06-0	Hexamethylene diisocyanate	—	0.03	0.15*
115	己内酰胺 105-60-2	Caprolactam	—	5	12.5*
116	2-己酮（皮） 591-78-6	2-Hexanone(skin)	—	20	40
117	甲醇（皮） 67-56-1	Methanol(skin)	—	25	50
118	甲拌磷（皮） 298-02-2	Thimet(skin)	0.01	—	—
119	甲苯（皮） 108-88-3	Toluene(skin)	—	50	100
120	N-甲苯胺（皮） 100-61-8	N-Methyl aniline(skin)	—	2	5*
121	甲酚（皮） 1319-77-3	Cresol(skin)	—	10	25*
122	甲基丙烯腈（皮） 126-98-7	Methylacrylonitrile(skin)	—	3	7.5*
123	甲基丙烯酸 79-41-4	Methacrylic acid	—	70	140*

序号	中文名 CAS No.	英文名	最高容许浓度（mg/m³）	时间加权平均容许浓度(mg/m³)	*短时间接触容许浓度（mg/m³）
124	甲基丙烯酸甲酯 80-62-6	Methyl methacrylate	—	100	200*
125	甲基丙烯酸缩水甘油酯 106-91-2	Glycidyl methacrylate	5	—	—
126	甲基肼(皮) 60-34-4	Methyl hydrazine(skin)	0.08	—	—
127	甲基内吸磷(皮) 8022-00-2	Methyl demeton(skin)	—	0.2	0.6*
128	18-甲基炔诺酮(炔诺孕酮) 6533-00-2	18-Methyl norgestrel	—	0.5	2
129	甲硫醇 74-93-1	Methyl mercaptan	—	1	2.5*
130	甲醛 50-00-0	Formaldehyde	0.5	—	—
131	甲酸 64-18-6	Formic acid	—	10	20
132	甲氧基乙醇(皮) 109-86-4	2-Methoxyethanol(skin)	—	15	30*
133	甲氧氯 72-43-5	Methoxychlor	—	10	25*
134	间苯二酚 108-46-3	Resorcinol	—	20	40*
135	焦炉逸散物(按苯溶物计)	Coke oven emissions,as benzene solube matter	—	0.1	0.3*
136	肼(皮) 302-01-2	Hydrazine(skin)	—	0.06	0.13
137	久效磷(皮) 6923-32-4	Monocrotophos(skin)	—	0.1	0.3*
138	糖醇 98-00-0	Furfuryl alcohol	—	40	60
139	糖醛(皮) 98-01-1	Furfural(skin)	—	5	12.5*

续表

序号	中文名 CAS No.	英文名	最高容许浓度（mg/m³）	时间加权平均容许浓度（mg/m³）	*短时间接触容许浓度（mg/m³）
140	考的松 53-06-5	Cortisone	—	1	2.5*
141	苛性碱 氢氧化钠 1310-73-2 氢氧化钾 1310-58-3	Caustic alkali Sodium hydroxide Potassium hydroxide	2 2	— —	— —
142	枯草杆菌蛋白酶	Subtilisins	—	15ng/m³	30ng/m³
143	苦味酸 88-89-1	Picric acid	—	0.1	0.3*
144	乐果（皮） 60-51-5	Rogor(skin)	—	1	2.5*
145	联苯 92-52-4	Biphenyl	—	1.5	3.75*
146	邻苯二甲酸二丁酯 84-74-2	Dibutyl phthalate	—	2.5	6.25*
147	邻苯二甲酸酐 85-44-9	Phthalic anhydride	1	—	—
148	邻氯苯乙烯 2038-87-47	o-Chlorostyrene	—	250	400
149	邻氯苄叉丙二腈（皮） 2698-41-1	o-Chlorobenzylidene malononitrile(skin)	0.4	—	—
150	邻仲丁基苯酚（皮） 89-72-5	o-sec-Butylphenol(skin)	—	30	60*
151	磷胺（皮） 13171-21-6	Phosphamidon(skin)	—	0.02	0.06*
152	磷化氢 7803-51-2	Phosphine	0.3	—	—
153	磷酸 7664-38-2	Phosphoric acid	—	1	3
154	磷酸二丁基苯酯（皮） 2528-36-1	Dibutyl phenyl phosphate (skin)	—	3.5	8.75*
155	硫化氢 7783-06-4	Hydrogen sulfide	10	—	—

序号	中文名 CAS No.	英文名	最高容许浓度（mg/m³）	时间加权平均容许浓度(mg/m³)	*短时间接触容许浓度（mg/m³）
156	硫酸钡（按 Ba 计） 7727-06-0	Barium sulfate, as Ba	—	10	25*
157	硫酸二甲酯（皮） 77-78-1	Dimethyl sulfate(skin)	—	0.5	1.5*
158	硫酸及三氧化硫 7664-93-9	Sulfuric acid and sulfur trioxide	—	1	2
159	硫酰氟 2699-79-8	Sulfuryl fluoride	—	20	40
160	六氟丙酮（皮） 684-16-2	Hexafluoroacetone(skin)	—	0.5	1.5*
161	六氟丙烯 116-15-4	Hexafluoropropylene	—	4	10*
162	六氟化硫 2551-62-4	Sulfur hexafluoride	—	6000	9000*
163	六六六 608-73-1	Hexachlorocyclohexane	—	0.3	0.5
164	γ-六六六 58-89-9	γ-Hexachlorocyclohexane	—	0.05	0.1
165	六氯丁二烯（皮） 87-68-3	Hexachlorobutadine(skin)	—	0.2	0.6*
166	六氯环戊二烯 77-47-4	Hexachlorocyclopentadiene	—	0.1	0.3*
167	六氯萘（皮） 1335-87-1	Hexachloronaphthalene(skin)	—	0.2	0.6*
168	六氯乙烷（皮） 67-72-1	Hexachloroethane(skin)	—	10	25*
169	氯 7782-50-5	Chlorine	1	—	—
170	氯苯 108-90-7	Chlorobenzene	—	50	100*
171	氯丙酮（皮） 78-95-5	Chloroacetone(skin)	4	—	—

续表

序号	中文名 CAS No.	英文名	最高容许浓度（mg/m³）	时间加权平均容许浓度（mg/m³）	*短时间接触容许浓度（mg/m³）
172	氯丙烯 107-05-1	Allyl chloride	—	2	4
173	氯丁二烯（皮）126-99-8	Chloroprene（skin）	—	4	10*
174	氯化铵烟 12125-02-9	Ammonium chloride fume	—	10	20
175	氯化苦 76-06-2	Chloropicrin	1	—	—
176	氯化氢及盐酸 7647-01-0	Hydrogen chloride and chlorhydric acid	7.5	—	—
177	氯化氰 506-77-4	Cyanogen chloride	0.75	—	—
178	氯化锌烟 7646-85-7	Zinc chloride fume	—	1	2
179	氯甲甲醚 107-30-2	Chloromethyl methyl ether	0.005	—	—
180	氯甲烷 74-87-3	Methyl chloride	—	60	120
181	氯联苯（54%氯）（皮）11097-69-1	Chlorodiphenyl（54%Cl）（skin）	—	0.5	1.5*
182	氯萘（皮）90-13-1	Chloronaphthalene（skin）	—	0.5	1.5*
183	氯乙醇（皮）107-07-3	Ethylene chlorohydrin（skin）	2	—	—
184	氯乙醛 107-20-0	Chloroacetaldehyde	3	—	—
185	氯乙烯 75-01-4	Vinyl chloride	—	10	25*
186	α-氯乙酰苯 532-27-4	α-Chloroacetophenone	—	0.3	0.9*
187	氯乙酰氯（皮）79-04-9	Chloroacetyl chloride（skin）	—	0.2	0.6
188	马拉硫磷（皮）121-75-5	Malathion（skin）	—	2	5*

续表

序号	中文名 CAS No.	英文名	最高容许浓度（mg/m³）	时间加权平均容许浓度(mg/m³)	*短时间接触容许浓度（mg/m³）
189	马来酸酐 108-31-6	Maleic anhydride	—	1	2
190	吗啉（皮）110-91-8	Morpholine（skin）	—	60	120*
191	煤焦油沥青挥发物（按苯溶物计）65996-93-2.	Coal tar pitch volatiles, as Benzene soluble matters	—	0.2	0.6*
192	锰及其无机化合物（按 MnO₂计）7439-96-5	Manganese and inorganic compounds, as MnO₂	—	0.15	0.45*
193	钼及其化合物（Mo 计）7439-98-7 钼，不溶性化合物 可溶性化合物	Molybdeum and compounds, as Mo Molybdeum and insoluble compounds Soluble compounds	— — —	6 4	15* 10
194	内吸磷（皮）8065-48-3	Demeton（skin）	—	0.05	0.15*
195	萘达式 91-20-3	Naphthalene	—	50	75
196	2-萘酚 2814-77-9	2-Naphthol	—	0.25	0.5
197	萘烷 91-17-8	Decalin	—	60	120*
198	尿素 57-13-6	Urea	—	5	10
199	镍及其无机化合物（按 Ni 计）(7440-02-0) 金属镍与难溶性镍化合物 可溶性镍化合物	Nickel and inorganic compounds, as Ni Nickel and isoluble compounds Soluble compounds	— —	1 0.5	2.5* 1.5*
200	铍及其化合物（按 Be 计）7440-41-7	Beryllium and compounds, as Be	—	0.0005	0.001
201	偏二甲基肼（皮）(57-14-7)	Unsymmetric dimethylhyd razine（skin）	—	0.5	1.5*
202	铅及无机化合物（按 Pb 计）7439-92-1 铅尘 铅烟	Lead and inorganic Compounds, as Pb Lead dust Lead fume	— —	0.05 0.03	0.15* 0.09*

续表

序号	中文名 CAS No.	英文名	最高容许浓度（mg/m³）	时间加权平均容许浓度（mg/m³）	*短时间接触容许浓度（mg/m³）
203	氢化锂 7580-67-8	Lithium hydride	—	0.025	0.05
204	氢醌(123-31-9)	Hydroquinone	—	1	2
205	氢氧化铯 21351-79-1	Cesium hydroxide	—	2	5*
206	氰氨化钙 156-62-7	Calcium cyanamide	—	1	3
207	氰化氢(按 CN 计)(皮) 74-90-8	Hydrogen cyanide, as CN(skin)	1	—	—
208	氰化物(按 CN 计)(皮) 460-19-5	Cyanides, as CN(skin)	1	—	—
209	氰戊菊酯(皮) 51630-58-1	Fenvalerate(skin)	—	0.05	0.15*
210	全氟异丁烯 382-21-8	Perfluoroisobutylene	0.08	—	—
211	壬烷 1-84-2	Nonane	—	500	750*
212	溶剂汽油	Solvent gasolines	—	300	450*
213	n-乳酸正丁酯 138-22-7	n-Butyl lactate	—	25	50*
214	三次甲基三硝基胺(黑索今) 121-82-4	Cyclonite(RDX)	—	1.5	3.75*
215	三氟化氯 7790-91-2	Chlorine trifluoride	0.4	—	—
216	三氟化硼 7637-07-2	Boron trifluoride	3	—	—
217	三氟甲基次氟酸酯	Trifluoromethyl hypofluorite	0.2	—	—
218	三甲苯磷酸酯(皮) 1330-78-5	Tricresyl phosphate(skin)	—	0.3	0.9*
219	1,2,3-三氯丙烷(皮) 96-18-4	1,2,3-Trichloropropane(skin)	—	60	120*
220	三氯化磷 7719-12-2	Phosphorus trichloride	—	1	2

序号	中文名 CAS No.	英文名	最高容许浓度（mg/m³）	时间加权平均容许浓度(mg/m³)	*短时间接触容许浓度（mg/m³）
221	三氯甲烷 67-66-3	Trichloromethane	—	20	40*
222	三氯硫磷 3982-91-0	Phosphorous thiochloride	0.5	—	—
223	三氯氢硅 10025-28-2	Trichlorosilane	3	—	—
224	三氯氧磷 10025-87-3	Phosphorus oxychloride	—	0.3	0.6
225	三氯乙醛 75-87-6	Trichloroacetaldehyde	3	—	—
226	1,1,1-三氯乙烷 71-55-6	1,1,1-trichloroethane	—	900	1350*
227	三氯乙烯 79-01-6	Trichloroethylene	—	30	60*
228	三硝基甲苯（皮） 118-96-7	Trinitrotoluene（skin）	—	0.2	0.5
229	三氧化铬、铬酸盐、重铬酸盐（按 Cr 计） 7440-47-3-1	Chromium trioxide、hromate、ichromate,as Cr	—	0.05	0.15*
230	三乙基氯化锡（皮） 994-31-0	Triethyltin chloride（skin）	—	0.05	0.1*
231	杀螟松（皮） 122-14-5	Sumithion（skin）	—	1	2
232	砷化氢（胂） 7784-42-1	Arsine	0.03	—	—
233	砷及其无机化合物（按 As 计 7440-38-2	Arsenic and inoganic compounds,as As	—	0.01	0.02
234	升汞（氯化汞） 7487-94-7	Mercuric chloride	—	0.025	0.075*
235	石蜡烟（8002-74-2）	Paraffin wax fume	—	2	4
236	石油沥青烟（按苯溶物计） 8052-42-4	Asphalt（petroleum）fume, as benzene soluble matter	—	5	12.5*

续表

序号	中文名 CAS No.	英文名	最高容许浓度（mg/m³）	时间加权平均容许浓度(mg/m³)	*短时间接触容许浓度（mg/m³）
237	双(巯基乙酸)二辛基锡 26401-97-8	Bis(marcaptoacetate) dioctyltin	—	0.1	0.2
238	双丙酮醇 123-42-2	Diacetone alcohol	—	240	360*
239	双硫醒 97-77-8	Disulfiram	—	2	5*
240	双氯甲醚 542-88-1	Bis(chloromethyl)ether	0.005	—	—
241	四氯化碳(皮) 56-23-5	Carbon tetrachloride(skin)	—	15	25
242	四氯乙烯 127-18-4	Tetrachloroethylene	—	200	300*
243	四氢呋喃 109-99-9	Tetrahydrofuran	—	300	450*
244	四氢化锗 7782-65-2	Germanium tetrahydride	—	0.6	1.8*
245	四溴化碳 558-13-4	Carbon tetrabromide	—	1.5	4
246	四乙基铅(按 Pb 计)(皮) 78-00-2	Tetraethyl lead, as Pb(skin)	—	0.02	0.06*
247	松节油 8006-64-2	Turpentine	V	300	450*
248	铊及其可溶性化合物 (按 Tl 计)(皮)(7440-28-0)	Thalium and soluble compounds, as Tl(skin) --	—	0.05	0.1
249	钽及其氧化物(按 Ta 计) 7440-25-7	Tantalum and oxide, as Ta	—	5	12.5*
250	碳酸钠(纯碱) 3313-92-6	Sodium carbonate	—	3	6
251	羰基氟 353-50-4	Carbonyl fluoride	—	5	10
252	羰基镍(按 Ni 计) 13463-39-3	Nickel carbonyl, as Ni	0.002	—	—

序号	中文名 CAS No.	英文名	最高容许浓度（mg/m³）	时间加权平均容许浓度（mg/m³）	*短时间接触容许浓度（mg/m³）
253	锑及其化合物（按 Sb 计）7440-36-0	Antimony and compounds, as Sb	—	0.5	1.5*
254	铜（按 Cu 计）（7440-50-8）铜尘 铜烟	Copper, as Cu Copper dust Copper fume	—	1 0.2	2.5* 0.6*
255	钨及其不溶性化合物（按 W 计）（7440-33-7）	Tungsten and insoluble compounds, as W		5	10
256	五氟氯乙烷 76-15-3	Chloropentafluoroethane		5000	7500*
257	五硫化二磷 1314-80-3	Phosphorus pentasulfide		1	3
258	五氯酚及其钠盐（皮）87-86-5	Pentachlorophenol and sodium salts(skin)		0.3	0.9*
259	五羰基铁（按 Fe 计）13463-40-6	Iron pentacarbonyl, as Fe		0.25	0.5
260	五氧化二磷 1314-56-3	Phosphorus pentoxide	1	—	—
261	戊醇 71-41-0	Amyl alcohol	—	100	200*
262	戊烷 109-66-0	Pentane	—	500	1000
263	硒化氢（按 Se 计）7783-07-5	Hydrogen selenide, as Se	—	0.15	0.3
264	硒及其化合物（按 Se 计）（除外六氟化硒、硒化氢）（7782-49-2）	Selenium and compounds, as Se(except hexafluoride, hydrogen selenide)	—	0.1	0.3*
265	纤维素 9004-34-6	Cellulose		10	25*
266	硝化甘油（皮）55-63-0	Nitroglycerine(skin)	1	—	—
267	硝基苯（皮）98-95-3	Nitrobenzene(skin)		2	5*

续表

序号	中文名 CAS No.	英文名	最高容许浓度（mg/m³）	时间加权平均容许浓度(mg/m³)	*短时间接触容许浓度（mg/m³）
268	硝基丙烷 108-03-2	1-Nitropropane	—	90	180*
269	2-硝基丙烷 79-46-9	2-Nitropropane	—	30	60*
270	硝基甲苯（全部异构体）（皮） 88-72-2;99-08-1;99-99-0	Nitrotoluene,(all isomers)（skin）	—	10	25*
271	硝基甲烷 75-52-5	Nitromethane	—	50	100*
272	硝基乙烷 79-24-3	Nitroethane	—	300	450*
273	辛烷 111-65-9	Octane	—	500	750*
274	溴 7726-95-6	Bromine	—	0.6	2
275	溴化氢 10035-10-6	Hydrogen bromide	10	—	—
276	溴甲烷（皮） 74-83-9	Methyl bromide（skin）	—	2	5*
277	溴氰菊酯 52918-63-5	Deltamethrin	—	0.03	0.09*
278	氧化钙 1305-78-8	Calcium oxide	—	2	5*
279	氧化乐果（皮） 1113-02-6	Omethoate（skin）	—	0.15	0.45*
280	氧化镁烟 1309-48-4	Magnesium oxide fume	—	10	25*
281	氧化锌 1314-13-2	Zinc oxide	—	3	5
282	液化石油气 68476-85-7	Liqufied petroleum（L.P.G.）	—	1000	1500
283	一甲胺（甲胺） 74-89-5	Monomethylamine	—	5	10

序号	中文名 CAS No.	英文名	最高容许浓度（mg/m³）	时间加权平均容许浓度(mg/m³)	*短时间接触容许浓度（mg/m³）
284	一氧化氮 10102-43-9	Nitric oxide(Nitrogen monooxide)	—	15	30*
285	一氧化碳(630-08-0) 非高原 高　原 海拔 2000 米~ 海拔>3000 米	Carbon monoxide not in high altitude area in high altitude area 2000m~ >3000m	20 15	20	30
286	乙胺 75-04-7	Ethylamine	—	9	18
287	乙苯 100-41-4	Ethyl benzene	—	100	150
288	乙醇胺 141-43-5	Ethanolamine	—	8	15
289	乙二胺(皮) 107-15-3	Ethylenediamine(skin)	—	4	10
290	乙二醇 107-21-1	Ethylene glycol	—	20	40
291	乙二醇二硝酸酯(皮) 628-96-6	Ethylene glycol dinitrate(skin)	—	0.3	0.9*
292	乙酐 108-24-7	Acetic anhydride	—	16	32*
293	N-乙基吗啉(皮) 100-74-3	N-Ethylmorpholine(skin)	—	25	50*
294	乙基戊基甲酮 541-85-5	Ethyl amyl ketone	—	130	195*
295	乙腈 75-05-8	Acetonitrile	—	10	25*
296	乙硫醇 75-08-1	Ethyl mercaptan	—	1	2.5*
297	乙醚 60-29-7	Ethyl ether	—	300	500
298	乙硼烷 19287-45-7	Diborane	—	0.1	0.3*

续表

序号	中文名 CAS No.	英文名	最高容许浓度（mg/m³）	时间加权平均容许浓度（mg/m³）	*短时间接触容许浓度（mg/m³）
299	乙醛 75-07-0	Acetaldehyde	45	—	—
300	乙酸乙酸(2-甲氧基乙基酯) 64-19-7	Acetic acid	—	10	20
301	乙酸乙酸(2-甲氧基乙基酯)（皮） 110-49-6	2-Methoxyethyl acetate（skin）	—	20	40*
302	乙酸丙酯 109-60-4	Propyl acetate	—	200	300
303	乙酸丁酯 123-86-4	Butyl acetate	—	200	300
304	乙酸甲酯 79-20-9	Methyl acetate	—	100	200
305	乙酸戊酯(全部异构体) 628-63-7	Amyl acetate（all isomers）	—	100	200
306	乙酸乙烯酯 108-05-4	Vinyl acetate	—	10	15
307	乙酸乙酯 141-78-6	Ethyl acetate	—	200	300
308	乙烯酮 463-51-4	Ketene	—	0.8	2.5
309	乙酰甲胺磷（皮） 30560-19-1	Acephate（skin）	—	0.3	0.9*
310	乙酰水杨酸(阿司匹林) 50-78-2	Acetylsalicylic acid（aspirin）	—	5	12.5*
311	3-乙氧基乙醇（皮） 4-110-80-5	2-Ethoxyethanol（skin）	—	18	36
312	2-乙氧基乙基乙酸酯（皮） 111-15-9	2-Ethoxyethyl acetate（skin）	—	30	60*
313	钇及其化合物(按 Y 计) 7440-65-5	Yttrium and compounds（as Y）	—	1	2.5*
314	异丙铵 75-31-0	Isopropylamine	—	12	24

序号	中文名 CAS No.	英文名	最高容许浓度（mg/m³）	时间加权平均容许浓度(mg/m³)	* 短时间接触容许浓度（mg/m³）
315	异丙醇 67-63-0	Isopropyl alcohol（IPA）	—	350	700
316	N-异丙基苯胺（皮） 768-52-5	N-Isopropylaniline（skin）	—	10	25*
317	异稻瘟净（皮） 26087-47-8	Kitazine o-p（skin）	—	2	5
318	异佛尔酮 78-59-1	Isophorone	30	—	—
319	异佛尔酮二异氰酸酯 4098-71-9	Isophorone diisocyante（IPDI）	—	0.05	0.1
320	异氰酸甲酯（皮） 624-83-9	Methyl isocyanate（skin）	—	0.05	0.08
321	异亚丙基丙酮 141-79-7	Mesityl oxide	—	60	100
322	铟及其化合物（按 In 计） 7440-74-6	Indium and compounds, as In	—	0.1	0.3
323	茚 95-13-6	Indene	—	50	100*
324	正丁胺（皮） 109-73-9	n-butylamine	15	—	—
325	正丁基硫醇 109-79-5	n-butyl mercaptan	—	2	5*
326	正丁基缩水甘油醚 2426-08-6	n-butyl glycidyl ether	—	60	120*
327	正庚烷 142-82-5	n-Heptane	—	500	1000
328	正己烷（皮） 110-54-3	n-Hexane（skin）	—	100	180
329	重氮甲烷 334-88-3	Diazomethane	—	0.35	0.7
330	酚（皮）108-95-2	Phenol（skin）	—	10	25*

注：* 数值是根据"超限系数"推算的。

附录 14　工作场所空气中粉尘容许浓度

序号	中文名(CAS No.)	英文名	TWA	*STEL
1	白云石粉尘 总尘 呼尘	Dolomite dust Total dust Respirable dust	 8 4	 10 8
2	玻璃钢粉尘(总尘)	Fiberglass reinforced plastic dust(total)	3	6
3	茶尘(总尘)	Tea dust(total)	2	3
4	沉淀 SiO_2(白炭黑)(112926-00-8) (总尘)	Precipitated silica dust (total)	5	10
5	大理石粉尘(1317-65-3) 总尘 呼尘	Marble dust Total dust Respirable dust	 8 4	 10 8
6	电焊烟尘(总尘)	Welding fume(total)	4	6
7	二氧化钛粉尘(13463-67-7)(总尘)	Titanium dioxide dust(total)	8	10
8	沸石粉尘(总尘)	Zeolite dust(total)	5	10
9	酚醛树脂粉尘(总尘)	Phenolic aldehyde resin dust(total)	6	10
10	谷物粉尘(游离 SiO_2 含量<10%)(总尘)	Grain dust(free SiO_2<10%)(total)	4	8
11	硅灰石粉尘(13983-17-0)(总尘)	Wollastonite dust(total)	5	10
12	硅藻土粉尘 61790-53-2 游离 SiO_2 含量<10%(总尘)	Diatomite dust free SiO_2<10%(total)	6	10
13	滑石粉尘(游离 SiO_2 含量<10%) 14807-96-6 总尘 呼尘	Talc dust(free SiO_2<10%) Total dust Respirable dust	 3 1	 4 2
14	活性炭粉尘(64365-11-3)(总尘)	Active carbon dust(total)	5	10
15	聚丙烯粉尘(总尘)	Polypropylene dust(total)	5	10
16	聚丙烯腈纤维粉尘(总尘)	Polyacryonitrile fiber dust(total)	2	4
17	聚氯乙烯粉尘(9002-86-2)(总尘)	Polyvinyl chloride(PVC)dust(total)	5	10
18	聚乙烯粉尘(9002-88-4)(总尘)	Polyethylene dust(total)	5	10
19	铝、氧化铝、铝合金粉尘 7429-90-5 铝、铝合金(总尘) 氧化铝(总尘)	Dust of aluminium,aluminium oxide and aluminium alloys Aluminium,aluminium alloys(total) Aluminium oxide(total)	 3 4	 4 6

续表

序号	中文名（CAS No.）	英文名	TWA	*STEL
20	麻尘（亚麻、黄麻和苎麻） （游离 SiO$_2$ 含量 <10%）（总尘）	Flax, jute and remine dusts （free SiO$_2$<10%）（total）		
	亚麻	Flax	1.5	3
	黄麻	Jute	2	4
	苎麻	Ramie	3	6
21	煤尘（游离 SiO$_2$ 含量<10%）	Coal dust（free SiO$_2$<10%）		
	总尘	Total dust	4	6
	呼尘	Respirable dust	2.5	3.5
22	棉尘（总尘）	Cotton dust（total）	1	3
23	木粉尘（总尘）	Wood dust（total）	3	5
24	凝聚 SiO$_2$ 粉尘	Condensed silica dust		
	总尘	Total dust	1.5	3
	呼尘	Respirable dust	0.5	1
25	膨润土粉尘（1302-78-9）（总尘）	Bentonite dust（total）	6	6
26	皮毛粉尘（总尘）	Fur dust（total）	8	10
27	人造玻璃质纤维	Man-made vitrious fiber		
	玻璃棉棉粉尘（总尘）	Fibrous glass dust（total）	3	5
	矿渣棉粉尘（总尘）	Slag wool dust（total）	3	5
	岩棉粉法（总尘）	Rock wool dust（total）	3	5
28	桑蚕丝尘（总尘）	Mulberry silk dust（total）	8	10
29	砂轮磨尘（总尘）	Grinding wheel dust（total）	8	10
30	石膏粉尘（10101-41-4）	Gypsum dust		
	总尘	Total dust	8	10
	呼尘	Respirable dust	4	8
31	石灰石粉尘（1317-65-3）	Limestone dust		
	总尘	Total dust	8	10
	呼尘	Respirable dust	4	8
32	石棉纤维及含有 10%以上石棉的粉尘 （1332-21-4）	Asbestos fibre and dusts containing>10% asbestos		
	总尘	Total dust	0.8	1.5
	纤维	Asbestos fibre	0.8f/mL	1.5f/mL
33	石墨粉尘（7782-42-5）	Graphite dust		
	总尘	Total dust	4	6
	呼尘	Respirable dust	2	3
34	水泥粉尘（游离 SiO$_2$ 含量<10%）	Cement dust（free SiO$_2$<10%）		
	总尘	Total dust	4	6
	呼尘	Respirable dust	1.5	2

续表

序号	中文名（CAS No.）	英文名	TWA	*STEL
35	炭黑粉尘（1333-86-4）（总尘）	Carbon black dust(total)	4	8
36	碳化硅粉尘（409-21-2） 总尘 呼尘	Silicon carbide dust Total dust Respirable dust	 8 4	 10 8
37	碳纤维粉尘（总尘）	Carbon fiber dust(total)	3	6
38	矽尘（14808-60-7） 总尘 含 10%~50%游离 SiO₂ 的粉尘 含 10%~80%游离 SiO₂ 粉尘 含 80%以上游离 SiO₂ 粉尘 呼尘 含 10%~50%游离 SiO₂ 含 50%~80%游离 SiO₂ 含 80%以上游离 SiO₂	Silica dust Total dust Containing 10%~50% free SiO₂ Containing 50%~80% free SiO₂ Containing >80% free SiO₂ Respirable dust Containing 10%~50% free SiO₂ Containing 50%~80% free SiO₂ Containing >80% free SiO₂	 1 0.7 0.5 0.7 0.3 0.2	 2 1.5 1.0 1.0 0.5 0.3
39	稀土粉尘（游离 SiO₂含量 <10%）（总尘）	Rare-earth dust(free SiO₂<10%)(total)	2.5	5
40	洗衣粉混合尘	Detergent mixed dust	1	2
41	烟草尘（总尘）	Tobacco dust(total)	2	3
42	萤石混合性粉尘（总尘）	Fluorspar mixed dust(total)	1	2
43	云母粉尘（12001-26-2） 总尘 呼尘	Mica dust Total dust Respirable dust	 2 1.5	 4 3
44	珍珠岩粉尘（93763-70-3） 总尘 呼尘	Perlite dust Total dust Respirable dust	 8 4	 10 8
45	蛭石粉尘（总尘）	Vermiculite dust(total)	3	5
46	重晶石粉尘（7727-43-7）（总尘）	Barite dust(total)	5	10
47	**其他粉尘	Particles not otherwise regulated	8	10

注：*指该粉尘时间加权平均容许浓度的接触上限值。

**指不含有石棉且游离 SiO₂含量低于 10%，不含有毒物质，尚未制订专项卫生标准的粉尘。

注：（1）总粉尘（Total dust）简称"总尘"，指用直径为 40mm 滤膜，按标准粉尘测定方法采样所得到的粉尘；

（2）呼吸性粉尘（Respirable dust）简称"呼尘"。指按呼吸性粉尘标准测定方法所采集的可进入肺泡的粉尘粒子，其空气动力学直径均在 7.07μm 以下，空气动力学直径 5μm 粉尘粒子的采样效率为 50%。

附录 15　室内空气质量标准

序号	参数类别	参数	单位	标准值	备注
1	物理性	温度	℃	22~28 16~24	夏季空调 冬季采暖
2		相对温度	%	40~80 30~60	夏季空调 冬季采暖
3		空气流速	m/s	0.3 0.2	夏季空调 冬季采暖
4		新风量	$m^3/(h \cdot 人)$	30^a	
5	化学性	二氧化硫 SO_2	mg/m^3	0.50	1h 均值
6		二氧化氮 NO_2	mg/m^3	0.24	1h 均值
7		一氧化碳 CO	mg/m^3	10	1h 均值
8		二氧化碳 CO_2	%	0.10	1h 均值
9		氨 NH_3	mg/m^3	0.20	1h 均值
10		臭氧 O_3	mg/m^3	0.16	1h 均值
11		甲醛 HCHO	mg/m^3	0.10	1h 均值
12		苯 C_6H_6	mg/m^3	0.11	1h 均值
13		甲苯 C_7H_8	mg/m^3	0.20	1h 均值
14		二甲苯 C_8H_{10}	mg/m^3	0.20	1h 均值
15		苯并[a]芘 B(a)P	ng/m^3	1.0	1h 均值
16		可吸入颗粒物 PM10	mg/m^3	0.15	1h 均值
17		总发挥性有机物 TVOC	mg/m^3	0.60	8h 均值
18	生物性	菌落总数	cfu/m^3	2500	依据仪器定
19	放射性	氡^{222}Rn	Bq/m^3	400	年平均值 （行动水平^b）

注：a. 新风量要求不小于标准值，除温度、相对湿度外的其他参数要求不大于标准值。

　　b. 到达此水平建议采取干预行动以降低室内氡浓度。

附录16 正常人尿液中常见元素正常参考值范围

（单位：μg/g）

元素	参考值范围	元素	参考值范围
As	2.3~110	Mo	~100
Cd	0.4~70	Ni	0.06~8
Co	0.2~135	Pb	12~30
Cr	0.04~50	Se	2~16
Cu	42~50	Si	2900~12000
F	300~1000	Sn	~14
Fe	~170	Ti	0.02~8.9
Hg	0~24	V	0.2~10
Mn	0.12~20	Zn	270~850

附录17　我国生物监测指标和职业接触生物限值

接触化学物质	生物监测指标	职业接触生物限值	采样时间	标准代号与编号
甲苯	尿马尿酸	1 mol/mol 肌酐（1.5g/g 肌酐）或 11 mmol/L(2.0g/L)	工作班末（停止接触后）	WS/T 110—1999
	终末呼出气甲苯	20 mg/m³	工作班末（停止接触后 15~30min）	
		5 mg/m³	工作班前	
三氯乙烯	尿中三氯乙酸	0.3 mmol/L(50 mg/L)	工作周末的班末尿	WS/T 111—1999
铅及其化合物	血铅	2.0 μmol/L(400 μg/L)	接触三周后的任意时间	WS/T 112—1999
镉及其化合物	尿镉 血镉	5 μmol/mol 肌酐 45 nmol/L(5 μg/L)	不作严格规定 不作严格规定	WS/T 113—1999
一氧化碳	血中碳氧血红蛋白（HbCO）	5%Hb	工作班末	WS/T 114—1999
有机磷农药	全血胆碱酯酶活性 全血胆碱酯酶活性	原基础值或参考值70% 原基础值或参考值50%	接触起始后三个月内任意时间 接触起始后三个月后任意时间	WS/T 115—1999
二硫化碳	尿中 2-硫代噻唑烷-4-羧酸	1.5 mmol/mol 肌酐（2.2 mg/g 肌酐）	工作班末或接触末	WS/T239—2004
氟及其元机化合物	尿氟	42 mmol/mol 肌酐（7 mg/g 肌酐）24 mmol/mol 肌酐（4 mg/g 肌酐）	工作班后 工作班前	WS/T240—2004
苯乙烯	尿中苯乙醇酸加苯乙醛酸	295 mmol/mol 肌酐（400 mg/g 肌酐）120 mmol/mol 肌酐（160mg/g 肌酐）	下一个工作班前	
三硝基甲苯	血中 4-氨基-2，6 二硝基甲苯-血红蛋白加合物	200ng/g　Hb	接触4个月后任意时间	WS/T242—2004
正己烷	尿 2，5-己二酮	35.0 μmol/L(4.0mg/L)	工作班后	WS/T243—2004

附录 18　人发中常见元素含量参考值范围

（单位：μg/g）

元素	参考值范围	元素	参考值范围
As	0.03~25	Mo	0.03~2.16
B	0.88~0.98	Ni	0.002~4.05
Cd	0.04~5.3	Pb	0.004~95
Co	0.07~1.7	Se	0.002~6.6
Cr	0.08~2.50	Sn	1.7~860
Cu	6.0~293	Ti	0.13~12
Fe	10~900	V	0.04~160
Hg	0.3~12.2	Zn	53.7~327
I	0.03~4.2		

附录 19　人血液中常见元素含量参考值

（单位：μg/g）

元素	全血	血浆	血清
As	1.7	2.4	3.0
B	130	120	—
Cd	5.2	2.6	2.8
Co	0.2~40	0.07~12	0.2~62
Cr	0.6~410	26~160	2~20
Cu	1100	1120	1190
F	500	1200	27
Fe	4.47×10^5	1100	1090
Hg	7.8	6.5	120
I	57	6.9	6
Mn	1.6~750	6~68	5.4~61
Mo	1	13	6
Pb	210	130	16~130
Zn	3800~7900	—	720~1780

附录 20 "人工模拟尿"的配方

试剂	重量(g)	试剂	重量(g)
氯化钠	12.5	尿素	25.0
磷酸氢二钠	4.05	肌酐	1.20
硫酸钾	1.74		

注：将上述试剂溶于 500mL 水中，用浓硝酸调 pH 值至 5~7，再加入一定量被测元素标准溶液，用水稀释至 1000mL。

参 考 文 献

1. 张克荣．水质理化检验[M]．北京：人民卫生出版社，2006.
2. 中华人民共和国国家标准 GB/T5750—2006，《生活饮用水卫生标准检验方法》.
3. 中华人民共和国国家标准 GB 5749—2006，《生活饮用水卫生标准》.
4. 中华人民共和国国家标准 GB/T5009.1—2003，《食品卫生检验方法　理化部分》.
5. 孙长颢．营养与食品卫生学[M]．北京：人民卫生出版社，2017.
6. 黎源倩．食品理化检验[M]．北京：人民卫生出版社，2006.
7. 中华人民共和国国家标准 GB3095—2012，《环境空气质量标准》.
8. 吕昌银，毋福海．空气理化检验[M]．北京：人民卫生出版社，2006.
9. 杨克敌．环境卫生学[M]．北京：人民卫生出版社，2003.
10. 孙成钧．生物材料检验[M]．北京：人民卫生出版社，2006.
11. 中华人民共和国国家标准 GB/T7917—1987，《化妆品卫生学标准检验方法》.